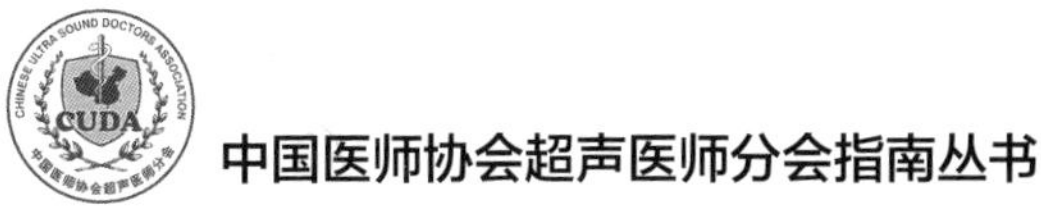

中国医师协会超声医师分会指南丛书

中国浅表器官超声检查指南

中国医师协会超声医师分会　编著

人民卫生出版社

图书在版编目（CIP）数据

中国浅表器官超声检查指南/中国医师协会超声医师分会编著.—北京：人民卫生出版社，2017

ISBN 978-7-117-24253-0

Ⅰ.①中… Ⅱ.①中… Ⅲ.①人体组织学－超声波诊断－指南 Ⅳ.①R445.1-62

中国版本图书馆CIP数据核字（2017）第046086号

中国浅表器官超声检查指南

编　　著：中国医师协会超声医师分会
出版发行：人民卫生出版社（中继线 010-59780011）
地　　址：北京市朝阳区潘家园南里 19 号
邮　　编：100021
E - mail：pmph @ pmph.com
购书热线：010-59787592　010-59787584　010-65264830
印　　刷：北京盛通印刷股份有限公司
经　　销：新华书店
开　　本：889×1194　1/32　　印张：9
字　　数：232 千字
版　　次：2017 年 4 月第 1 版　2023 年 11 月第 1 版第 8 次印刷
标准书号：ISBN 978-7-117-24253-0/R·24254
定　　价：49.00 元

《中国浅表器官超声检查指南》编写委员会

组　长

詹维伟　上海交通大学医学院附属瑞金医院

副组长

朱　强　首都医科大学附属北京同仁医院

李建初　中国医学科学院北京协和医院

组　员（按姓氏汉语拼音排序）

陈　琴　四川省医学科学院四川省人民医院

郭发金　北京医院

黄品同　浙江大学医学院附属第二医院

姜玉新　中国医学科学院北京协和医院

李建初　中国医学科学院北京协和医院

李俊来　中国人民解放军总医院

罗渝昆　中国人民解放军总医院

彭玉兰　四川大学华西医院

唐　杰　中国人民解放军总医院

王　怡　复旦大学附属华山医院

薛恩生　福建医科大学附属协和医院

詹维伟　上海交通大学医学院附属瑞金医院

张　巍　广西医科大学第三附属医院
周　琦　西安交通大学第二附属医院
周建桥　上海交通大学医学院附属瑞金医院
朱　强　首都医科大学附属北京同仁医院

内容提要

2015年底,在中国医师协会超声医师分会的领导和组织下,《中国浅表器官超声检查指南》编写工作启动。来自全国各地在浅表器官超声诊断领域颇有建树的专家共同努力,几易其稿,为广大超声医学工作者献上了一本目前国内最为全面、详尽和先进的浅表器官超声检查指南。本指南制定了眼眶及眼球、涎腺、甲状腺、甲状旁腺、乳腺、阴囊、浅表淋巴结、浅表软组织和腹外疝等器官和组织的灰阶超声和多普勒超声等常规超声检查规范,部分章节还融入了超声弹性成像、超声造影和超声引导下细针活检等内容。本书为各个层次的超声医学工作者提供了较为全面的浅表器官超声检查指南,可作为浅表器官超声检查的规范性指导用书。

前　　言

中国医师协会超声医师分会自2007年成立以来，认真贯彻“监督、管理、自律、维权、服务、协调”的宗旨，积极推进超声规范化工作，前后出版了《血管和浅表器官超声检查指南》(2011年)、《产前超声和超声造影检查指南》(2013年3月)、《腹部超声检查指南》(2013年8月)、《介入性超声检查指南》(2014年4月)、《超声心动图检查指南》(2016年1月)。

近年来，超声医学广泛应用于临床，发挥着越来越重要的作用，尤其是甲状腺、乳腺等浅表器官超声检查发展迅速。中国医师协会超声医师分会早在2012年就出版了《血管和浅表器官超声检查指南》，随着超声医学的发展，指南丛书也需要进行进一步的完善和充实。应广大超声医师要求，我分会于2015年组织成立了《中国浅表器官超声检查指南》编写委员会，并于2015年11月在上海正式启动《中国浅表器官超声检查指南》的修订和编写。编写委员会由16位浅表器官超声界的知名专家组成，詹维伟教授担任组长。

在编写《中国浅表器官超声检查指南》的过程中，编写委员会做了大量的细致的工作，广泛征求意见，结合国内外相关指南和文献，在前一版的基础上，通过电子邮件、微信和视频会议多次交流沟通，对指南进行了反复的讨论和修改，形成了指南的初稿。在2016年10月召开了《中国浅表器官超声检查指南》修订研讨会，由超声医师分会领导班子及编写委员会对初稿进行了讨论定稿，并提出修改意见，会后编写委员会根据专家提出的意见，并根据相关专家的建议，又再次进行了修改。

历经一年多时间,《中国浅表器官超声检查指南》终于面世,这是中国医师协会超声医师分会在推动中国超声事业发展过程中的又一贡献,相信本指南的推出一定会为广大超声医师规范浅表器官超声检查,提高诊疗水平作出贡献。在此,我代表中国医师协会超声医师分会向以詹维伟教授为组长的编写委员会表示感谢,同时也向积极支持指南编写的超声界老专家、老前辈及各位同仁表示衷心的感谢。

由于时间仓促,书中难免存在着问题或某些表述有不同观点,欢迎广大超声医师提出宝贵意见,以便于今后再版或修订。

中国医师协会超声医师分会

何 文 唐杰

2017 年 2 月

目　录

第一章　眼眶及眼球超声检查

一、检 查 目 的

1. 眼球生物学测量。

2. 屈光间质混浊,明确病因。

3. 不明原因视力减退,明确病因。

4. 眼球内实性占位性病变,明确病变的性质以及病变的大小,结合病史和图像表现可推测临床或病理等诊断。

5. 单侧或双侧的眼球突出,是否为肿瘤、炎症、血管畸形等原因所致。

6. 持续性低眼压或高眼压的情况下,可行超声生物显微镜检查,除外房角和睫状体病变。

7. 眼局部缺血性疾病,可行彩色多普勒超声检查,检测眼动脉、视网膜中央动脉,睫状后短动脉。

8. 判断眼内异物的位置、性质。

二、超声在眼球及眼眶影像学中的价值及局限性

1. 眼眶影像诊断主要包括超声、核素扫描、CT、MRI及PET-CT。

2. 高频超声分辨率高,对眼内病变的显示优于CT及MRI。

3. 超声操作简单，无创，无辐射，可多次反复检查，判断预后及评估治疗效果。

4. 眼部活体生物学测量中，眼科专用A超准确性很高，准确度达到0.01mm。

5. 高频线阵超声可实时动态观察眼球及眼眶病变的大小、形态、回声，与周围组织关系，病变的血流状况等信息，对于经验丰富的超声医生可鉴别诊断肿块的良恶性，甚至可达到组织学诊断。

6. 彩色多普勒超声可观察肿块内血供，判断肿块有无滋养动脉，从而预测术中出血的情况，为手术方案的制订提供依据。

7. 彩色多普勒超声对眼眶血管性病变诊断优于CT。

8. 超声难以观察眶尖、眶骨及眼眶周围结构的改变，确定病灶的空间位置不如CT及MRI。

9. 超声图像常常异病同像，同像异病，有经验的超声医生定位及定性诊断准确性可达到90%左右。

10. MRI成像参数多，软组织分辨率高。非金属性异物及眼眶壁内的异物，超声检查有局限性，应考虑采用CT或MRI检查，但MRI不适合金属眼异物检查，因射频脉冲干扰可造成异物移位。此时超声检查应作为首选。

三、适 应 证

（一）有以下眼球及眼眶病变相关的症状或体征者

1. 病理性眼球突出
2. 搏动性眼球突出
3. 间隙性眼球突出
4. 眼球移位
5. 视力减退
6. 飞蚊症
7. 疼痛

8. 流泪

(二) 辅助检查发现眼球及眼眶异常

影像学检查提示眼球及眼眶异常，如 CT、MRI 发现眼球及眼眶内异常密度灶。

(三) 眼球及眼眶病变外科、药物治疗术前、术后评估

1. 术前评估　眼球及眼眶结节的数目、位置及大小，结节与周围眶壁的关系。

2. 术后评估　术后早期可了解局部血肿及水肿状况。肿瘤局部复发和淋巴结转移状况。

(四) 眼球及眼眶病变的随访

1. 眼眶炎性病变药物治疗及淋巴瘤化疗及放疗的疗效判断。

2. 眼球及眼眶交界性肿瘤及恶性肿瘤术后的定期随访。

四、禁忌证及注意事项

1. 眼部急性炎症，若必须进行 B 型超声检查，应用消毒的耦合剂或眼膏。

2. 眼球穿孔伤伤口未缝合前，应避免因探头加压造成眼内容物脱出。

3. 眼球有开放性伤口者，应在伤口基本愈合后再进行 UBM 检查；具有传染性的眼部感染者、恶性肿瘤患者(以防种植)均不宜做 UBM 检查。

五、检查前准备

(一) 掌握眼眶超声应用解剖及周围结构

眼眶包括骨壁及眶内容。眼眶呈梨形，底向前，尖向后，前为眶缘，后为眶尖，有管、裂与颅腔相通，为血管及神经的通道。眼眶由 7 块颅骨构成，包括额骨、蝶骨、颧骨、上颌骨、颚骨、泪骨和筛骨，骨之间的孔及裂以便血管神经通过。

1. 眼眶的孔及裂

(1) 视神经管

(2) 眶上裂

(3) 眶下裂

(4) 鼻泪管

2. 眼外肌 有4条直肌及2条斜肌,超声可见4条直肌,而两条斜肌超声不易探及。

3. 眶内间隙

(1) 中央间隙:为圆锥形间隙,又名肌肉间隙(简称肌锥)。视神经、眼球运动神经、感觉神经、自主神经、血管均位于此间隙,是眶内病的好发部位。海绵状血管瘤、视神经肿瘤多好发于或仅限于此间隙,表现为轴性眼球突出、视力下降。

(2) 周围间隙:位于中央间隙与骨膜之间,呈环形带状,内含脂肪体,并有神经、血管通过,泪腺、眼神经分支位于此间隙。泪腺的炎症、肿瘤导致眼球向内下方移位。

(3) 骨膜下间隙:为眶骨膜与骨壁间的潜在间隙,皮样囊肿好发于此。

(4) 巩膜表面间隙:进入及离开眼球的血管及神经均经过此间隙。

4. 脂肪体 眶内脂肪充填于中央间隙及周围间隙。眶脂肪是蜂窝织炎、炎性假瘤、脂肪瘤好发部位。

5. 泪腺 分为主泪腺及副泪腺。主泪腺位于眶上壁前外端的泪腺窝内,按其位置分为睑部泪腺及眶部泪腺。睑部泪腺较小,超声可探有,眶部泪腺因颧骨遮挡而显示不清。泪腺是眼眶病的好发部位,病因常见炎症、肿瘤、淋巴样增生病。副泪腺约60个,分布于上、下穹窿结膜下分泌泪液。

6. 血管

(1) 眼动脉

(2) 视网膜中央动脉

(3) 泪腺动脉

(4) 睫状后动脉

(5) 涡静脉

(6) 眼上及眼下静脉:正常状态下眼上、下静脉超声均不易探及,在病理状态下扩张后才能探及。

7. 视神经　自视神经乳头至视交叉,全长约 50mm,分为 4 段:球内段、眶内段、管内段、颅内段。超声可清楚地显示眶内段视神经。

(二) 医师的准备

在进行检查前,超声医师应尽可能了解受检者的相关病史,其他影像学资料,必要时还应对检查部位进行相关检查,以便鉴别诊断。

(三) 患者的准备

为了便于全面检查眼球及眼眶及颈部淋巴结,需尽量暴露眼部及颈部,摘除眼镜。儿童检查不配合时应用镇静剂。

六、检查技术

(一) 仪器设备

1. 眼科专用 A 型超声探头频率为 10MHz。

2. 眼科专用 B 型超声探头为扇形扫描,常用的频率为 10MHz 及 20MHz。扫描线呈扇形运动,所显示的图像形状有一定改变。扇形扫描对眼内病变显示好,特别是对视网膜病变显示的最好,而对眼前结构成像不佳。

3. 彩色多普勒超声一般选用中、高档彩色多普勒超声诊断仪。具备线阵 B 型超声及彩色多普勒超声功能。用于眼超声的浅表线阵探头频率为 5~18MHz。线阵扫描线与声束平行,可如实地反映被探查物的形状及大小。对于极浅表的小病灶,病灶前方可放置水囊或超声检查垫。

(二) 仪器调节

1. 灰阶超声　调节灰阶超声成像频率、增益、TGC 曲线、焦点和成像深度等使其达到最佳成像效果。

2. 彩色 / 能量多普勒超声　调节彩色 / 能量多普勒超声

的取样框大小。调节速度标尺、彩色增益和壁滤波至最佳水平，以不出现噪声的前提下显示最多的彩色血流信号为佳。

3. 脉冲多普勒超声 调节取样容积、声束 - 血流夹角、脉冲重复频率、基线、脉冲多普勒增益、壁滤波和频谱速度，以获得最佳的多普勒频谱显示效果。

（三）体位

1. 患者取仰卧位，如有眼镜需摘除眼镜。

2. 某些疾病需鉴别诊断时，需患者低头 10°~15° 后再检查。

（四）检查方法

1. 患者无需准备，仰卧位，嘱患者平静呼吸，轻闭双眼，眼睑皮肤涂超声耦合剂，检查过程中患者按照医生的要求转动眼球。B 型超声检查一般采用直接接触法。

2. 眼眶检查方法 专用 B 型眼超声为扇形扫描，探头方向指向鼻侧。当超声声束沿眼轴及视神经传播时，即显示轴位 B 型超声图。

3. 眼球检查方法

(1) 轴位扫查：患者以第一眼位注视，探头位于角膜的中央，声束自晶状体中央穿过，此切面晶状体、视神经显示在超声图像的中央，主要用于后极部病变的显示。

(2) 横向扫查：将探头置于角膜平行位置，探头方向指向后方，从角膜缘至穹窿部，探查对侧眼底。水平横向扫查（探头置于 6 点或 12 点钟处）探头方向指向鼻侧，垂直横向扫查（探头置于 3 点或 9 点钟处）。横向扫查不显示晶状体。

(3) 纵向扫查：探头方向与横向扫查垂直，探头指向角膜中央。

(4) 当眼球后病灶较大时，可使用梯形成像、宽景成像技术，也可使用凸阵探头，后者具有更佳的穿透力，使球后病变显示更为清楚。

4. 彩色多普勒超声

(1) 灰阶超声：为线阵扫描，一般采用直接接触法，当观察眼睑、泪腺、泪道等浅表病变时可采用间接扫查法(眼睑上放超声垫,探头放在超声垫上)。

(2) 彩色多普勒超声:仪器条件选择小器官模式或眼超声模式,取样容积小于 1mm,超声波声束方向与血管走行方向平行,角度小于 15°。

(五) 眼眶及眼球检查的特殊试验

1. 低头试验　当考虑为静脉性血管瘤或颈动脉海绵窦瘘时可低头 10°~15°后再检查观察肿块是否增大。

2. 运动试验　玻璃体内发现异常条带状回声后,嘱患者行左右及上下眼球运动,观察玻璃体病变的运动情况,从而判定玻璃体病变与眼球壁间的附着关系。判定标准:运动试验阳性是指玻璃体病变随眼球运动而同时运动;运动试验阴性是指眼球运动时玻璃体内病变无运动。

3. 后运动试验　运动试验阳性者,嘱患者眼球停止运动,观察玻璃体内病变的运动情况。判定标准:后运动试验阳性是指眼球停止运动后,玻璃体病变仍然继续运动,后运动试验阴性是指眼球停止运动后,玻璃体病变亦停止运动,运动及后运动试验反映了病变与眼球壁的关系:当运动试验(-)提示病变与球壁紧密附着;当运动试验(+)、后运动试验(-)时提示病变与球壁附着,但不紧密;当运动试验(+),后运动试验(+)时提示病变不与球壁相附着。

(六) 测量方法及图像记录

1. A 型超声　测量角膜厚度、前房深度、晶状体厚度、玻璃体腔深度及眼轴长度。

2. 扇形 B 超观察内容　①玻璃体透声性的改变;②有无视网膜脱离;③有无脉络膜脱离;④视神经有无增粗、水肿;⑤眼眶内有无异常回声、有无肿块(肿块的位置、大小、形态、内部回声);⑥眼外肌有无水肿增厚或变薄等。

3. 彩色多普勒超声应观察的内容　①前房是否清亮;②晶状体是否在位、晶体前后囊膜回声是否正常、晶体厚度及晶体内有无异常回声;③玻璃体透声性的改变;④有无视网膜脱离;⑤有无脉络膜脱离;⑥视神经有无增粗、水肿;⑦眼眶内有无异常回声、有无肿块(肿块的位置、大小、形态、内部回声,血流状况);⑧眼外肌有无水肿增厚或变薄等;⑨球后肌锥内的血流信号,观察眼动脉、睫后动脉、视网膜中央动、静脉血流方向,血流频谱形态,有无异常扩张的静脉。

七、正常眼球及眼眶超声表现

(一) A 型超声

1. 前房深度 2.5~3mm。
2. 晶体厚度 4~5mm。
3. 眼前后轴径 23~25mm。

(二) B 型超声

1. 专用B型眼超声 图像左侧强回声区为盲区,是探头、接触剂和皮肤界面的回声,强回声区右侧大片无回声是玻璃体回声,玻璃体周边的弧形强回声为眼球壁。球壁右侧的大片高回声为球后脂肪垫,轴位扫查时其中央的带状低回声为视神经。转动探头时球后脂肪垫上下条带状低回声为眼直肌。

2. 线阵灰阶超声 图像上方(近场)的强回声区为探头、接触剂和皮肤界面的回声。眼睑皮肤后方依次为角膜、晶状体、虹膜、睫状体,同时可清楚显示玻璃体、眼底视网膜等结构(图 1-1)。

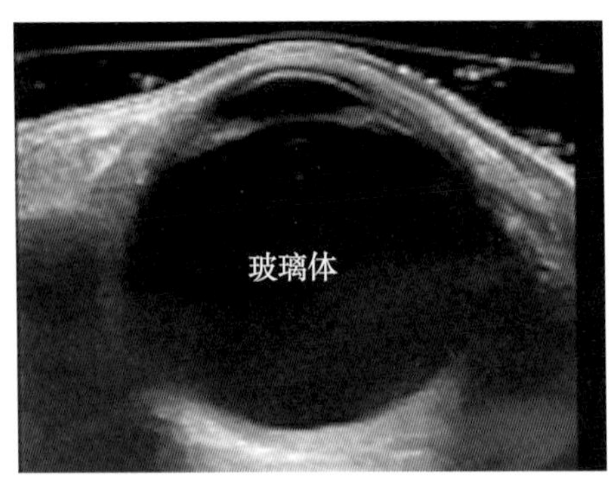

图 1-1 线阵超声显示正常眼球

(三) 彩色多普勒超声

1. 灰阶超声 为线阵扫描,一般采用直接接触法。

2. 彩色多普勒超声 显示球后视神经回声(球后条状暗区),然后叠加血流信号,此时在视神经暗区内显示长条状红蓝相间的血流信号,为视网膜中央动脉及静脉,测量血流一般选择眼球后壁 10mm 以内。在球后壁 10~15mm 视神经两侧可探及多条红色血流信号,为睫状后动脉;接近眼球、围绕视神经周围的红色血流为睫状后短动脉。在球后 20mm、视神经鼻侧探及长条形红色血流信号,即为眼动脉。由于睫状后长动脉、眼上静脉、涡静脉的解剖位置变异较大,故不作为常规超声检查项目。

(四) 眼超声正常声像图(线阵超声所见)

1. 角膜 灰阶超声显示角膜为线状或弧状较强回声,紧贴于眼睑后,高频超声也可显示角膜。UBM 显示角膜为两高一低的弧形回声,角膜上皮层与前弹力层为强回声,实质层与后弹力层为弱回声,内皮质为强回声(图 1-2~ 图 1-10)。

2. 前房 为清亮的无回声,正常前房深度约为:2.93 ± 0.37mm。

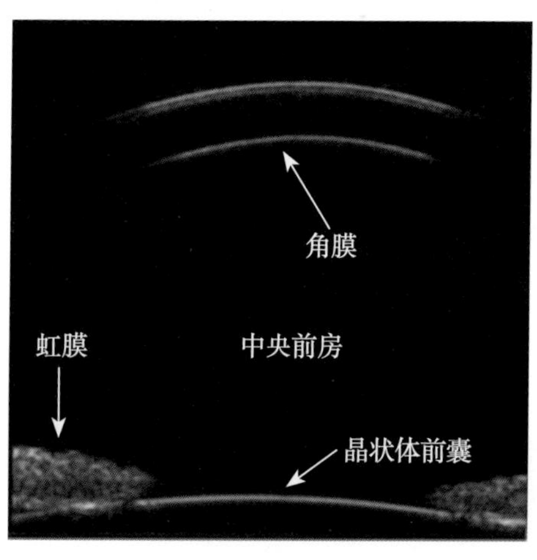

图 1-2 UBM 显示角膜、中央前房、晶状体前囊膜

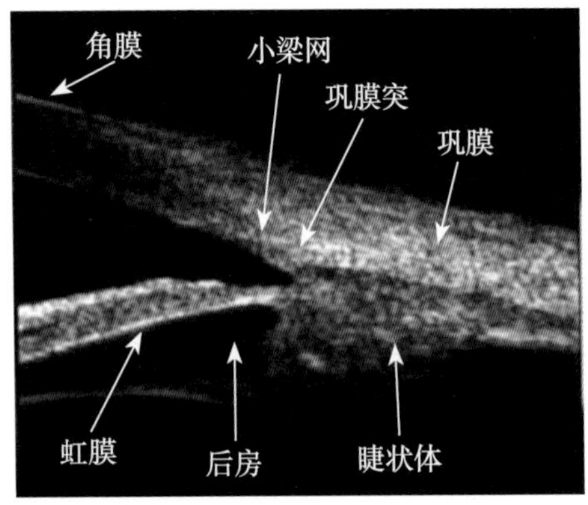

图 1-3 UBM 显示后房、虹膜、小梁网、睫状体等

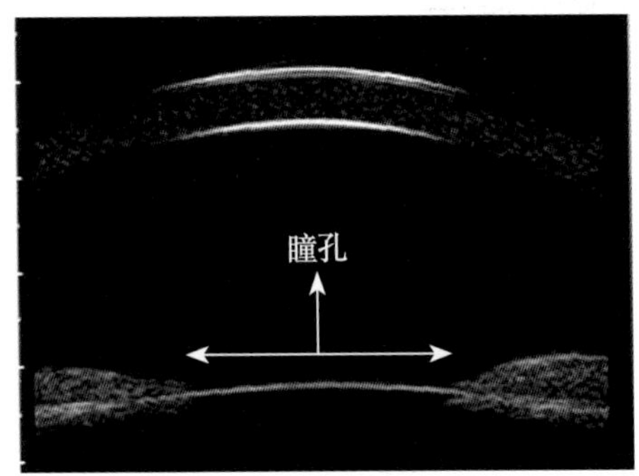

图 1-4 UBM 显示瞳孔图

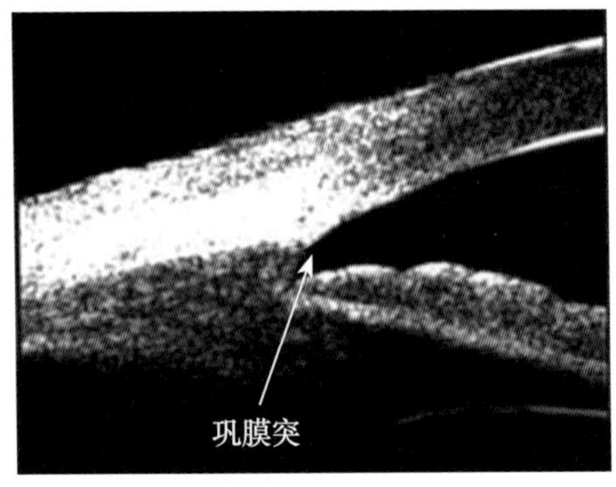

图 1-5 UBM 显示巩膜突

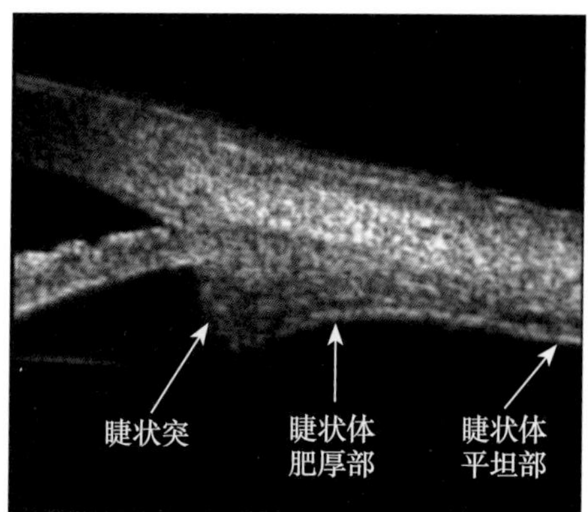

图 1-6　UBM 显示睫状体

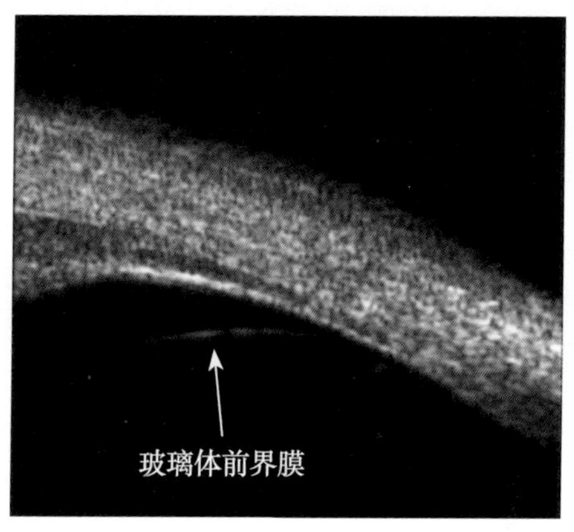

图 1-7　UBM 显示玻璃体前界膜

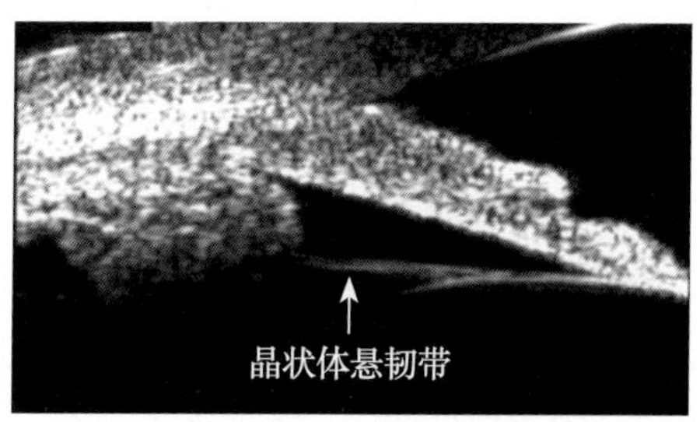

图 1-8　UBM 显示晶状体悬韧带

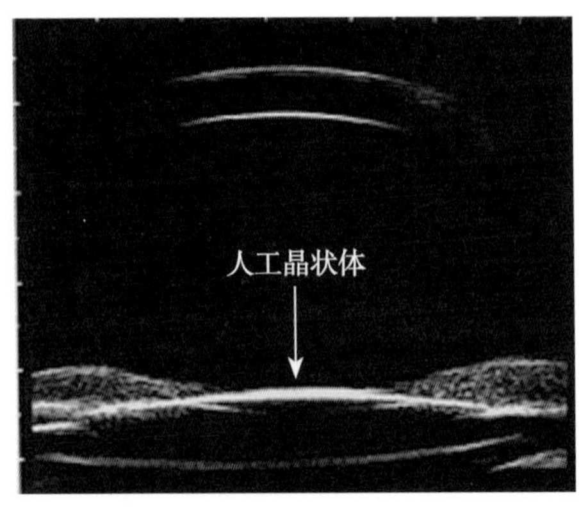

图 1-9 UBM 显示人工晶状体

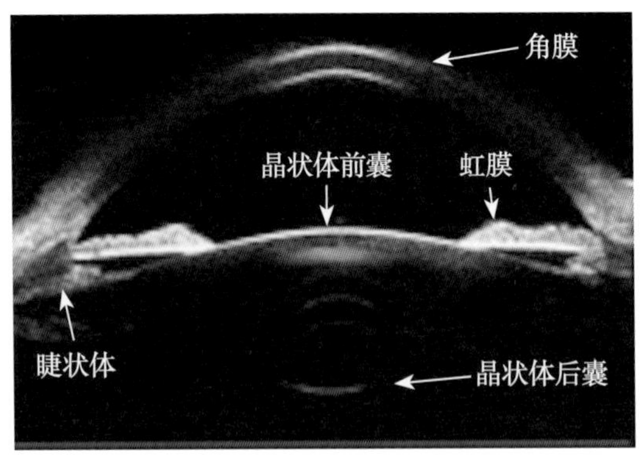

图 1-10 UBM 显示正常眼前段结构

3. 虹膜 10MHz 以上的高频超声可显示虹膜形态，轴位扫查时为一短条形实性结构，横切及纵切时均在瞳孔两侧对称分布，位于瞳孔四周，若做横向扫查时，虹膜显示呈圆盘状(图 1-11，图 1-12)。

4. 睫状体 正常睫状体纵切面呈三角形，与巩膜、虹膜及玻璃体之间界限清晰，正常睫状体平坦部旁可见玻璃体前界膜。

5. 脉络膜 脉络膜很薄，一般情况下，超声尚不能将其与视网膜及巩膜分开，故不能单独清晰显示。但在有病变的

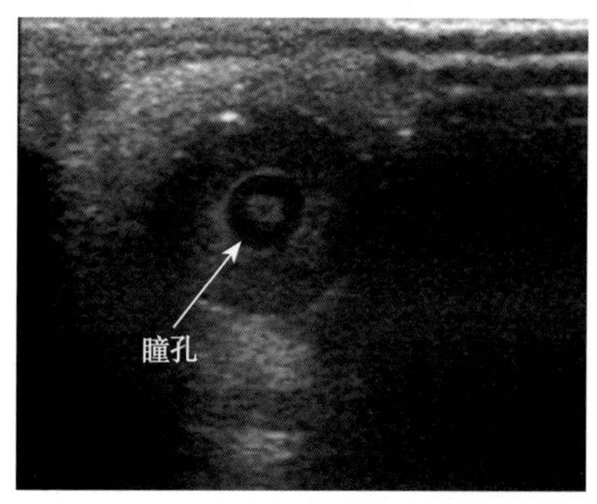

图 1-11　线阵超声显示正常虹膜(瞳孔收缩时)

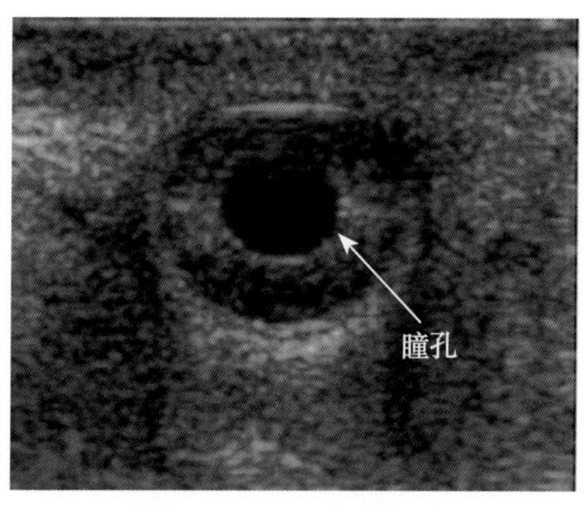

图 1-12　线阵超声显示正常虹膜(瞳孔开放时)

情况下,如占位性病变、水肿导致脉络膜厚度发生改变时,超声可明确扫查到。

6. 前房及后房　正常情况下,超声检查前房及后房均为无回声,但 12MHz 以下的高频探头显示后房不佳,UBM 可清楚显示后房。

7. 晶状体　超声检查晶状体前后囊膜表现为月牙形回声,内部为无回声,混浊的晶状体表现为椭圆形环状回声,内容为点线及片状高回声。当晶状体位置发生异常,晶状体混浊导致屈光间质混浊不能窥清眼底时,都是申请超声检查的适应证。彩色多普勒检测晶状体内无血流信号。

8. 玻璃体 正常状态下,超声检查玻璃体为无回声区,透声性极佳。而其相邻的组织如晶状体、视网膜等均有一定回声强度。因此,一旦玻璃体内出现透声改变,表明眼内出现病理性改变。彩色多普勒检测玻璃体内无血流信号。

9. 眼睑 高频超声可显示眼睑,为近场的强回声。

10. 泪腺 探头置于眼球外上泪腺窝处可探查睑部泪腺,正常泪腺呈均匀的中低回声,双侧对称,彩色多普勒检查,泪腺内部血供不丰富。

11. 眼外肌 超声纵向扫查时可显示四条眼直肌,为带状低回声,厚度约2~7mm。眼外肌的厚度个体间存在差异,在无病变的情况下,双侧对称(图1-13~图1-16)。

12. 眼眶脂肪 眼球后方(图像远场)的欠规则形中强回声,受探头穿透力的影响一般只能显示眼球后20~30mm范围(图1-17)。

13. 眼部血管 眼动脉、睫状后短动脉、视网膜中央动脉均呈三峰两谷型动脉血流频谱,视网膜中央静脉为连续性频谱(图1-18~图1-24)。

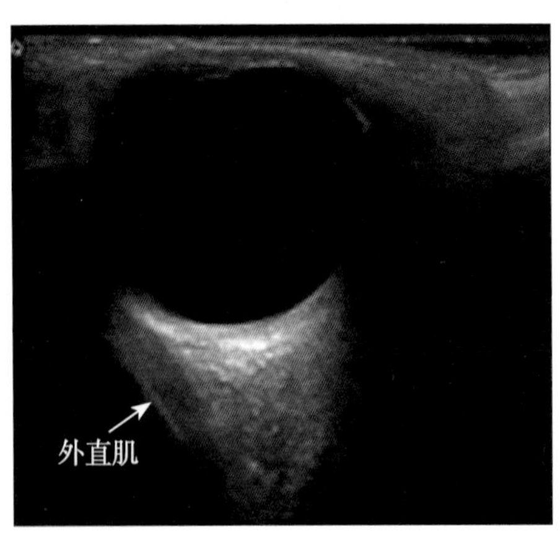

图1-13 线阵超声显示右眼球后正常外直肌

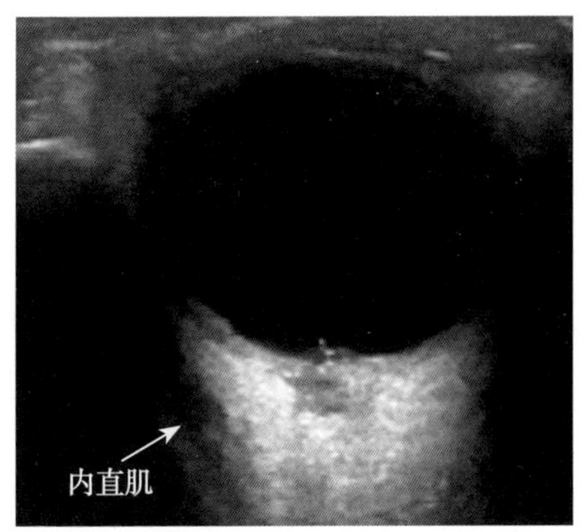

图 1-14　线阵超声显示左眼球后正常内直肌

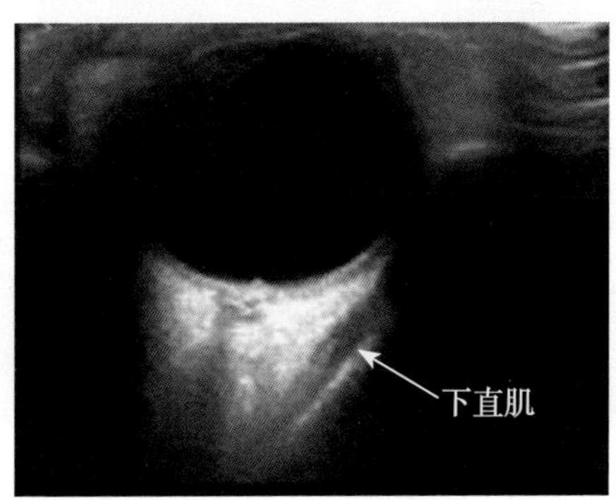

图 1-15　线阵超声显示眼球后正常下直肌

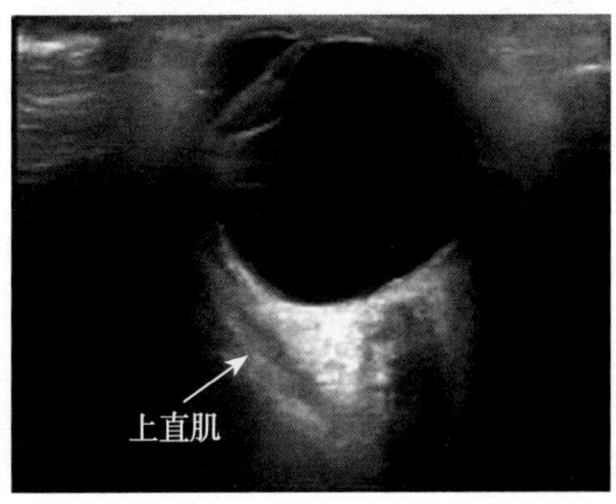

图 1-16　线阵超声显示眼球后正常上直肌

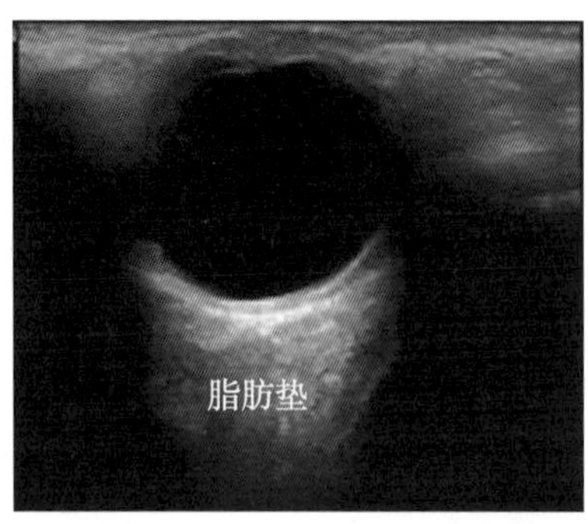

图 1-17 线阵超声显示正常眼球后肌锥内脂肪垫

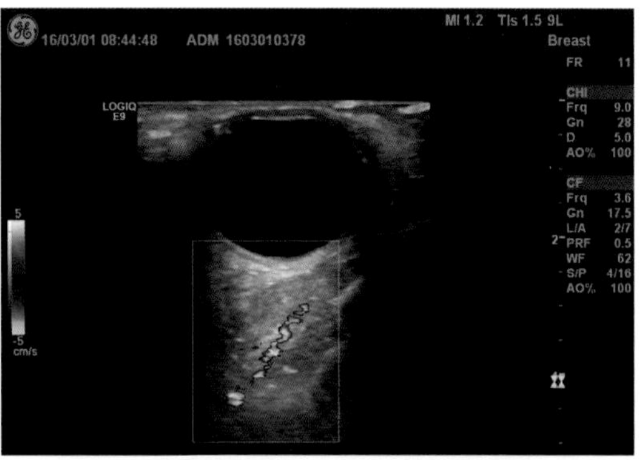

图 1-18 线阵超声显示眼球后正常眼动脉

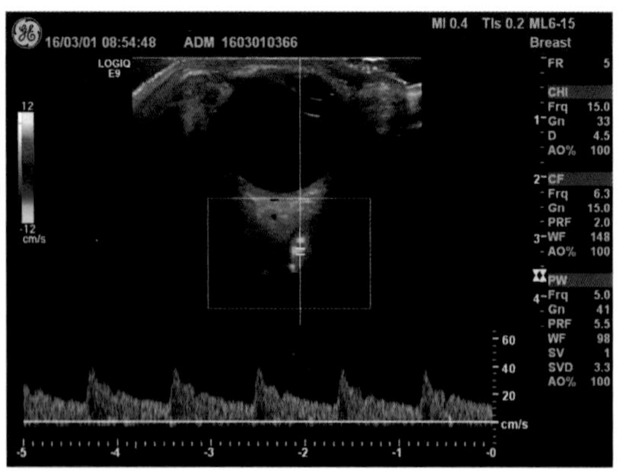

图 1-19 线阵超声显示眼球后正常眼动脉血流频谱

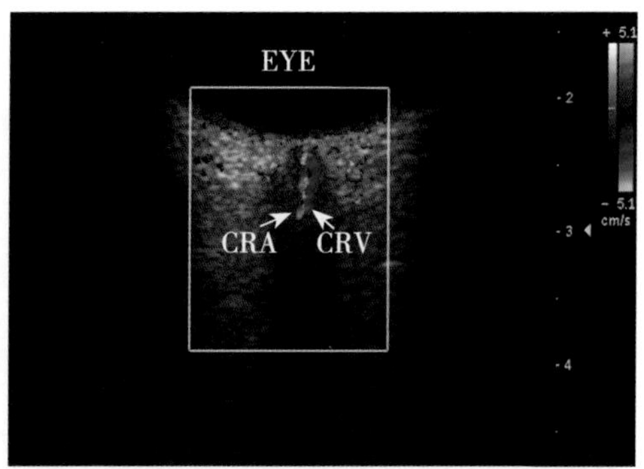

图 1-20　线阵超声显示眼球后正常视网膜中央动、静脉

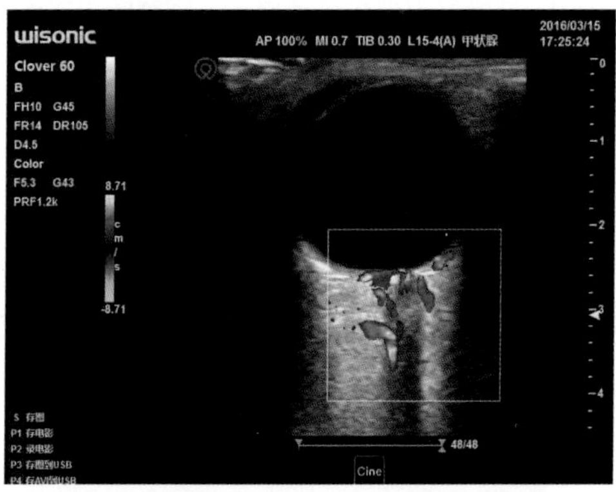

图 1-21　线阵超声显示眼球后正常睫后动脉

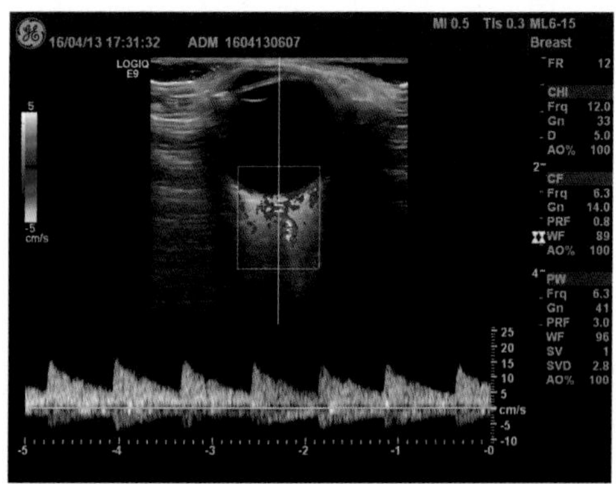

图 1-22　线阵超声显示眼球后正常睫后动脉频谱

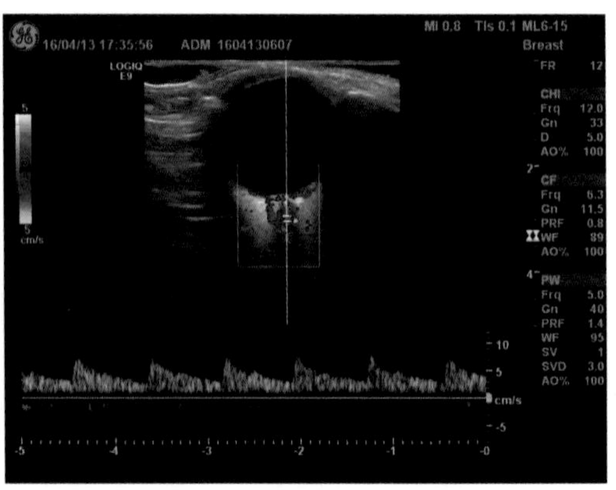

图 1-23　线阵超声显示眼球后正常视网膜中央动脉频谱

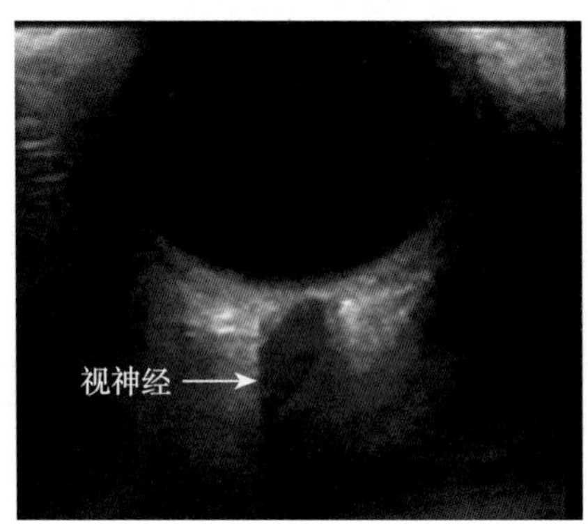

图 1-24　线阵超声显示肌锥内正常视神经

八、眼球及眼眶疾病的超声描述

(一) 灰阶超声

1. 部位　肿块部位定义为:眶内上方、眶外上方泪腺区,玻璃体、视网膜、脉络膜、球后肌锥内、眼直肌、视神经、周围间隙、骨膜下间隙。

2. 数目　分单发和多发。

3. 大小　肿块大小在横切及纵断面进行测量,若周边出现声晕,测量时应该包括声晕厚度。

4. 形态 肿块形态可分为椭圆形、类圆形、不规则形。

5. 边界 分清晰和模糊。

6. 肿块内部结构 分实性、实性为主、囊性为主和囊性肿块。

7. 肿块回声均匀性 分均匀和不均匀。

8. 肿块钙化 根据钙化的大小、形态可将钙化分为微钙化、粗钙化。超声上微钙化和粗钙化目前尚没有统一的标准来界定微钙化的大小,常以 2mm 作为标准来区分。

9. 后方回声 分增强、无变化、衰减。

10. 肿块压缩性 探头加压后肿块缩小,常见良性肿块,内部组织疏松或含液性成分较多的肿瘤。

11. 运动试验及后运动试验 主要用于判定玻璃体病变与眼球壁间的附着关系。

(二) 多普勒超声

1. 彩色 / 能量多普勒超声 病灶内血流分为无血流、血流丰富、血流稀少。

2. 脉冲多普勒超声 PI(搏动指数)和 RI(阻力指数)是评估肿块内血流的多普勒参数,多次测量后应以最高值为标准。

九、眼眶及眼球疾病的超声鉴别诊断思路

(一) 掌握眼眶病的分类(表 1-1)

1. 先天和发育异常 小眼球合并眼眶囊肿、脑膜脑膨出、视神经发育不良。

2. 眼眶炎症 急性炎症:蜂窝织炎、脓肿;特发性炎症:炎性假瘤、Tolosa-Hunt 综合征;慢性炎症 Wegener 肉芽肿、异物性肉芽肿。以炎性假瘤最为多见。

3. 眼眶囊肿 分为先天性及获得性两大类。先天性囊肿以皮样囊肿及表皮样囊肿最为多见,获得性囊肿以黏液囊

肿多见。此外还有单纯性囊肿、泪腺囊肿、皮脂腺囊肿、血肿、寄生虫囊肿、蛛网膜囊肿、畸胎瘤。

4. 脉管瘤　包括血管瘤、淋巴管瘤及脉管瘤，最多见的是海绵状血管瘤、静脉性血管瘤、毛细血管瘤。少见的肿瘤有血管内皮肉瘤、良、恶性血管外皮瘤及骨内血管瘤。

5. 肌源性肿瘤　包括横纹肌肉瘤、平滑肌瘤、平滑肌肉瘤、眼外肌内纤维血管瘤。

6. 纤维、脂肪、骨、软骨和间叶肿瘤　包括纤维瘤、纤维肉瘤、隆突纤维肉瘤、纤维组织细胞瘤、恶性纤维组织细胞瘤、脂肪瘤、脂肪肉瘤、骨瘤、骨肉瘤、骨巨细胞瘤、软骨瘤、软骨肉瘤、皮样脂肪瘤、骨纤维异常增殖症、动脉瘤样骨囊肿、黏液瘤、尤文瘤、骨内血管瘤、骨内迷芽瘤、恶性骨细胞瘤。

7. 神经源性肿瘤　包括视神经胶质瘤、视神经脑膜瘤、视神经髓上皮瘤、神经鞘瘤、恶性神经鞘瘤、神经纤维瘤病、孤立性神经纤维瘤、腺泡状软组织肉瘤、神经母细胞瘤、神经节细胞瘤、恶性神经上皮瘤、黑色素瘤。

8. 泪腺肿瘤　包括多形性腺瘤、恶性多形性腺瘤、腺样囊性癌、腺癌、黏液表皮样癌、未分化癌、肌上皮瘤。

9. 泪囊肿瘤　常见黏液肿瘤、鳞癌。

10. 继发性肿瘤　肿瘤来源于眼球、鼻窦、结膜。

11. 转移性肿瘤　其他部位肿瘤经血行转移至眼眶。

12. 淋巴造血系统肿瘤　淋巴瘤、绿色瘤、黄色瘤病、嗜酸性肉芽肿。

13. 血管畸形　包括静脉曲张、颈动脉海绵窦瘘、动静脉血管畸形、动脉瘤。

14. 甲状腺相关性眼病　是造成眼球突出最常见的病因。

15. 眼球肿瘤　常见视网膜母细胞瘤、脉络膜黑色素瘤、脉络膜血管瘤、脉络膜转移癌。

16. 眼内异常病理膜状回声　常见视网膜脱离、脉络膜脱离、玻璃体后脱离、玻璃体积血、机化。

表 1-1　临床几种最常见的眼眶病

甲状腺相关性眼病	皮样囊肿及表皮样囊肿
海绵状血管瘤	泪腺多形性腺瘤
炎性假瘤	神经鞘瘤
淋巴瘤	视神经脑膜瘤
静脉性血管瘤	静脉曲张
爆裂性骨折	颈动脉海绵窦瘘

（二）定位鉴别诊断

眼眶结构复杂，不同的部位及来源的病变提示不同的疾病。

（三）病因鉴别诊断

鉴别是先天性疾病还是后天获得性疾病，为炎性病变还是肿瘤性病变。

（四）定性鉴别诊断

1. 鉴别肿块是良性还是恶性。

2. 最大可能的诊断病变的病理类型。有的良性肿瘤需明确病理亚型，如血管瘤需区分是海绵状血管瘤还是静脉性血管瘤，因两者的术前准备、手术方式及预后均不同。

3. 如眼眶及眼球为恶性肿瘤，应鉴别颈部有无异常淋巴结以及淋巴结的良恶性。

十、眼球玻璃体病理膜常见疾病的超声评估

（一）视网膜脱离

1. 灰阶超声

(1) 部分性视网膜脱离：玻璃体暗区内出现弧形带状强回声，后端连于视神经乳头，前端始于锯齿缘，脱离的视网膜与视神经乳头之间呈 15°~30°角，称为视神经乳头斜入现象（图 1-25）。

(2) 完全性视网膜脱离：带状强回声呈“V”或为“Y”形，

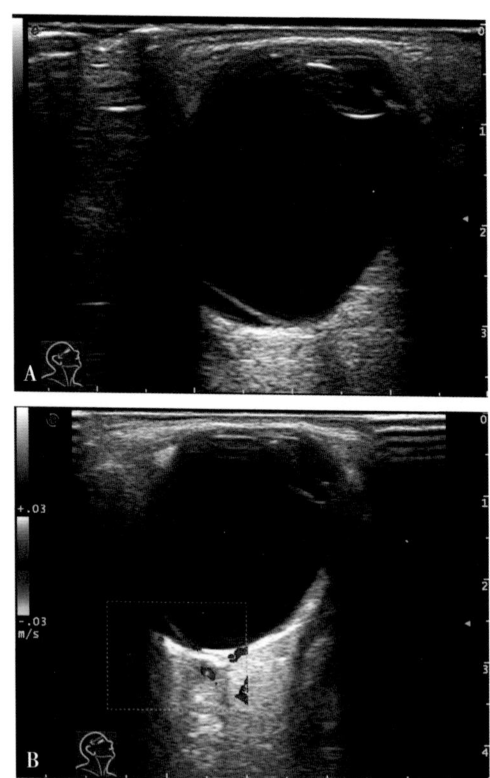

图 1-25 不完全性视网膜脱离

玻璃体内一条带状回声，与视神经乳头及周边球壁相连；其上见血流信号

"V"或"Y"形两个肢条飘浮于玻璃体内，或与周边部球壁相连，其尖端与视神经乳头回声相连。条状回声的形态、长度可不相同，可以是两条弧形如同海鸥的两条翅膀，称为"海鸥征"(图 1-26)。

(3) 新鲜的视网膜脱离，强回声带光滑、菲薄，凹面朝向玻璃体腔。陈旧性视网膜脱离由于视网膜各层神经细胞萎缩变性以及视网膜内的 Muller 细胞及胶质细胞增生，还有色素上皮细胞增生，强回声带增厚，边缘毛糙不光滑。

(4) 运动试验阳性，后运动试验阴性。

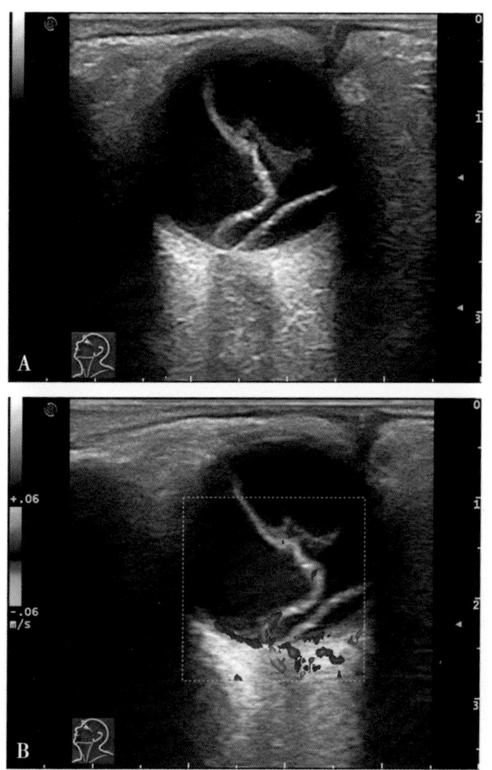

图 1-26 完全性视网膜脱离

玻璃体内见条状回声，呈“V”形，尖端与视神经乳头相连；其上见血流信号，与视网膜中央动静脉相延续

2. 多普勒超声

(1) 多普勒超声：强回声带上可见点状及条状血流信号，且与视网膜中央动脉血流信号相连续，此点有助于与玻璃体内的其他带状回声相鉴别。

(2) 脉冲多普勒显示为与视网膜中央动、静脉相同的血流频谱。

3. 诊断评价　当眼底不能窥视，无论哪种类型的视网膜脱离，超声检查均为首选。超声二维声像图特征及彩色血流检测特点可以明确诊断。

（二）脉络膜脱离

1. 灰阶超声 轴位切面上可以探及至少两个条带状回声，呈半环状，条带状回声较厚（与视网膜脱离的条带状回声比较，因为脉络膜脱离时内层的视网膜也随之脱离）一般位于眼球的周边部，与眼球赤道附近的球壁回声相连，不超过赤道部，两条带状回声凸面相对，凹面向玻璃体内，其下为无回声区。脉络膜全脱离两条带状回声呈“X”形，中部相吻合。冠状切面扫查时可探及多个弧形带状回声，有多个点与眼球壁相连，形态如“花瓣”状（图 1-27）。

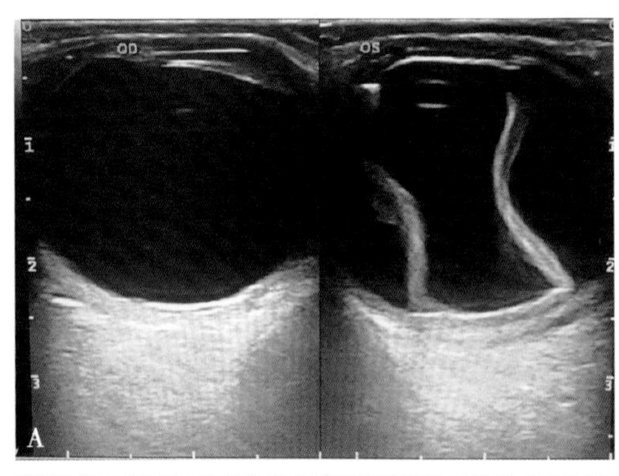

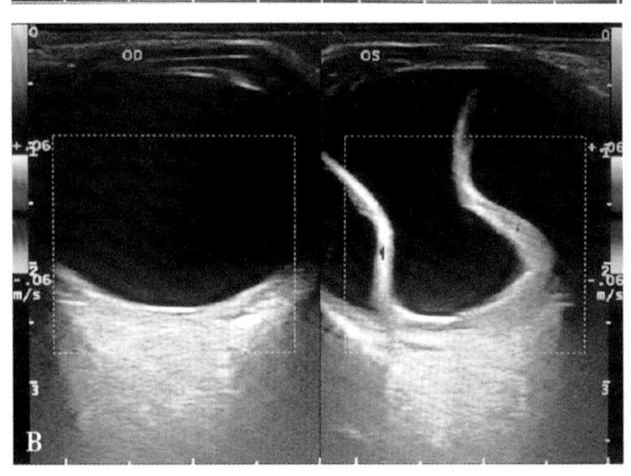

图 1-27 左眼脉络膜脱离

玻璃体内见弧形相对的条带状回声，带状回声较厚，其上可见点状血流信号

2. 多普勒检测　隆起的带状回声上可见血流信号，血流频谱呈低速动脉型血流频谱，与睫后短动脉的血流频谱特征相同。

3. 诊断评价　脉络膜脱离常继发于眼外伤及眼内手术之后，且患者没有显著的视力障碍，易被忽视。外伤造成屈光间质混浊或大量出血眼底无法进行检查时，超声检查因有其特殊的形态学改变，结合多普勒血流检测，可以明确诊断。脉络膜脱离一般不需特殊治疗，卧床休息后通常 1~2 周可自愈。

(三) 玻璃体后脱离

1. 灰阶超声　根据玻璃体后界膜与球壁回声之间的关系将玻璃体后脱离分为完全型与不完全型

(1) 完全型：玻璃体连续条带状回声不与后极部眼球壁相连，运动试验及后运动试验均阳性，且自眼球一侧向另一侧呈波浪状运动。在后极部可见玻璃体后界膜回声局限性增强，为 Weiss 环回声，此点是诊断玻璃体后脱离的重要特征之一(图 1-28)。

(2) 不完全型：由于玻璃体后界膜与视神经乳头、黄斑等结构紧密连接，故超声所见玻璃体后界膜与视神经乳头、黄斑或其他后极部的球壁回声相连。运动时后界膜随眼球运动方向摆动，而非波浪状运动，与视网膜与脉络膜脱离鉴别点为带状回声纤细，回声低(图 1-29)。

2. 多普勒检测　带状回声上无血流信号。

3. 诊断评价　玻璃体后脱离好发于 60 岁以上老年人，单纯的玻璃体后脱离无临床意义，但玻璃体后脱离合并玻璃体积血及视网膜脱离时，超声检查时应明确，以便临床医生选择治疗方案。

(四) 玻璃体内积血机化条

1. 灰阶超声

(1) 较早期的积血呈片絮状稍高回声或弱点状回声，运动及后运动试验均阳性。

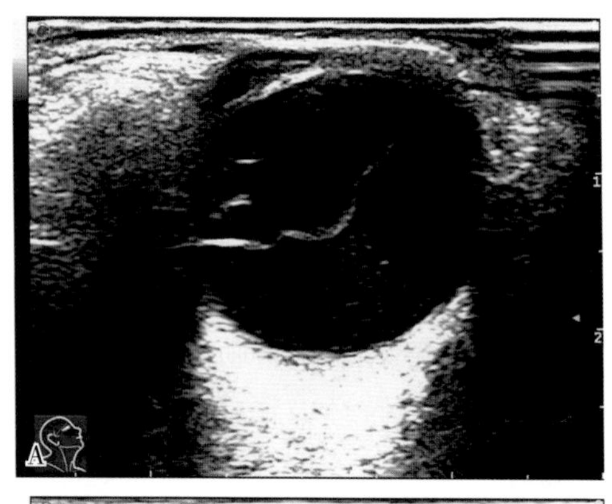

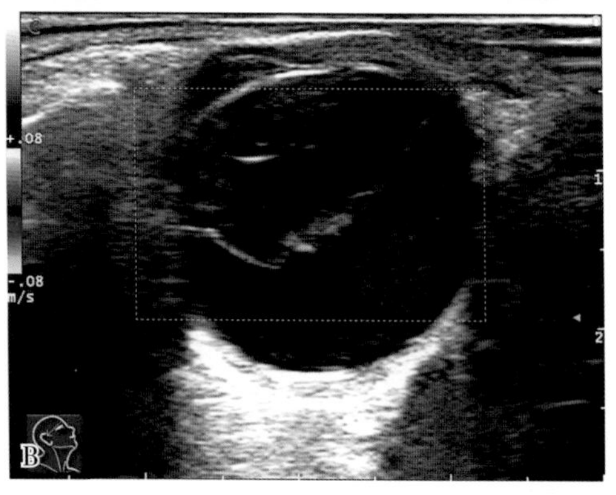

图 1-28 完全性玻璃体后脱离

玻璃内见条带状回声，不与视神经乳头及周边球壁相连；条带状回声上未见血流信号

(2) 出血量增多及时间久后呈团状、块状、条状，粗细不均、长短不等、杂乱无序的高回声，陈旧性积血可伴发网脱、玻璃体脱离。

2. 多普勒检测 块状、条状、团状回声均无血流信号

3. 诊断评价 少量积血可自行吸收，出血量多不能吸收时因可继发视网膜脱离、青光眼等病变而需手术治疗。

(五) 永存玻璃体动脉

胚胎发育 8 个月左右，原始玻璃体动脉应退化消失，如果不退化或退化不全，则形成永存玻璃体动脉，血管周围包绕胶

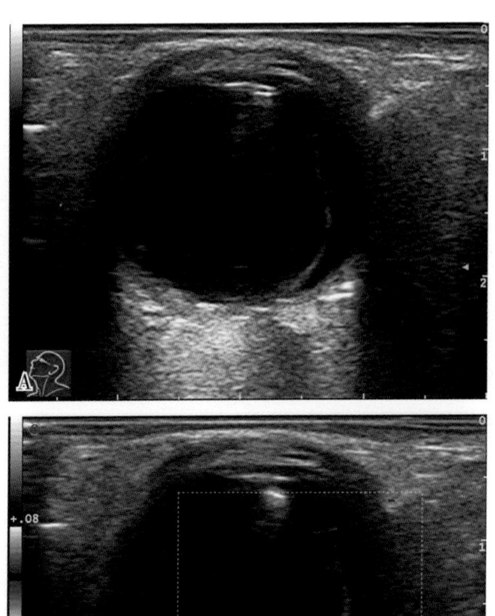

图 1-29　不完全性玻璃体后脱离

眼球内见条带状回声,与视神经乳头及周边球壁相连;条带状回声上未见血流信号

质纤维及中胚叶组织,动脉可完全闭塞,也可含有血流。常合并白内障可分为完全型及不完全型两种

1. 灰阶超声

(1) 完全型:残存的玻璃体动脉从视神经乳头延续至晶状体后方,表现为玻璃体内条带状回声(图 1-30)。

(2) 从视神经乳头至晶状体后方。

(3) 不完全型:分为三种类型:①残存的玻璃体动脉附着在晶状体后方,表现为晶体后方见团块或条状强回声,与晶体后囊相连;②残存的玻璃体动脉在视神经乳头前,表现为视神

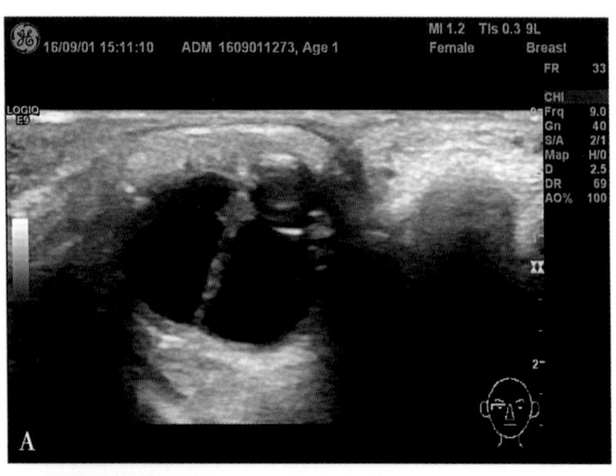

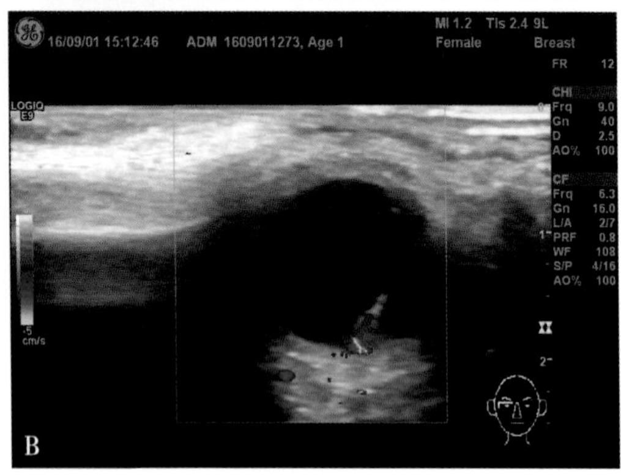

图 1-30 完全型永存玻璃体动脉

左玻璃体内见粗细不均的条带状回声，从视神经乳头延续至晶体后方，其上可见血流信号

经乳头前方团块或条状强回声，与视神经乳头相连；③残存的玻璃体动脉漂浮在玻璃体中，表现为玻璃体中央团块或条状强回声。

2. 多普勒检测　玻璃体内条带状强回声或团块强回声可见或未见血流信号。

3. 诊断评价　永存玻璃体动脉残留可表现为白瞳，超声应与儿童常见的视网膜母细胞瘤鉴别。而两者的声像图是不同的，行超声检查可明确诊断。

（六）永存原始玻璃体增生症

其病因为原始玻璃体和玻璃体血管发育障碍。晶状体后面的原始玻璃体发生增殖性改变，形成膜样结缔组织，并导致晶状体混浊。90% 为单眼发病且伴小眼球，见于婴幼儿，临床表现为白瞳（图 1-31）。

1. 灰阶超声　表现为前部型或后部型。

（1）前部型：晶体后的增生纤维血管与晶体后囊紧贴，导致晶体后囊膜缺失，超声表现为白内障；混浊膨胀的晶体导致

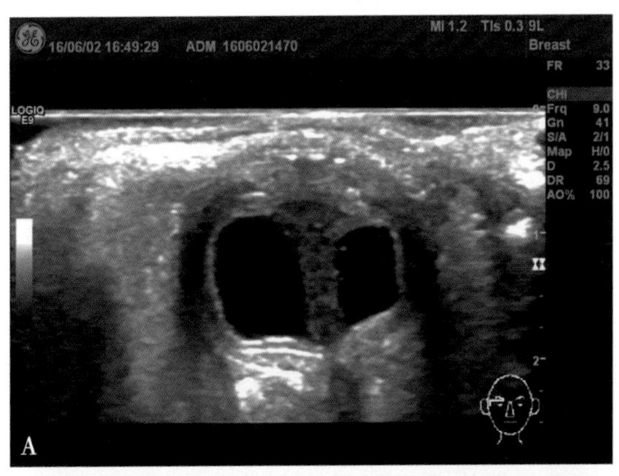

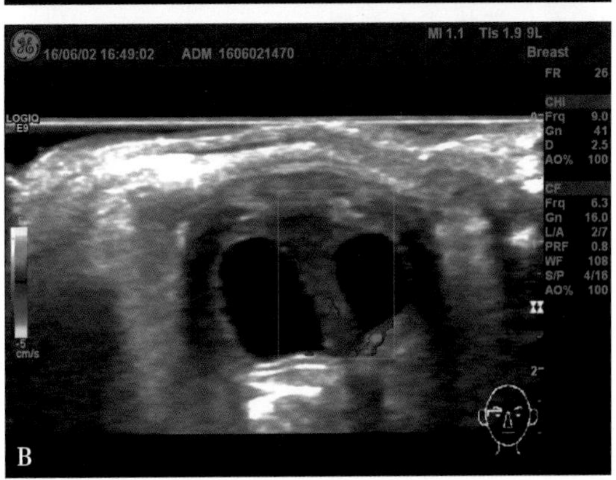

图 1-31　永存原始玻璃体增生症

右眼轴短，未见晶状体回声，右玻璃体内见条带状回声，从视神经乳头延续至眼前节，其上可见血流信号

前房变浅，睫状突变长(散瞳后)，为该症的特征性表现；玻璃体内“T”形高回声，前端包绕晶体，后端与视神经乳头相连，运动试验阴性。

(2) 后部型：病变位于在玻璃体后部，可单独发生，或伴有前部型。

2. 多普勒检测 玻璃体异常回声内可探与 CRA、CRV 相似的血流。

3. 诊断评价 先天性白内障合并原始玻璃体增生，如超声术前明确诊断，临床医生的手术方式将不同于单纯性白内障，术后的效果也不一样(表 1-2)。

表 1-2 玻璃体病理膜鉴别诊断

病种	形状	与眼球壁连接点	后运动	血流信号
视网膜脱离	“V”或“Y”或单条带状回声，凹面向前	视神经乳头，不超过锯齿缘	与眼球壁垂直	有
脉络膜脱离	半环状，“C”形，凸面向前	眼赤道之前，越过锯齿缘	无	有
玻璃体内积血机化	带状或不规则团状，块状	无或不定	有	无
玻璃体后脱离	纤细带状，弯曲	无或不定	活跃	无
原始玻璃体增生	喇叭形、漏头状或弹头形	视神经乳头	无	有

十一、眼球肿块常见疾病的超声评估

(一) 脉络膜黑色素瘤

1. 灰阶超声 肿块呈半球形或蕈状(弥漫型表现为脉络膜较大范围弥漫性增厚)；肿块回声常低于球后脂肪回声；肿块前缘回声增强(因黑色素瘤的边缘血管呈窦样扩张)，而肿块内部回声逐渐减少，接近球壁成无回声区，即挖空征阳性，当肿瘤所在部位的脉络膜被瘤细胞浸润，形成局部脉络膜无回声，为脉络膜凹陷征阳性。可伴发视网膜脱离（图 1-32，图 1-33）。

2. 多普勒检测　肿块内可见丰富血流信号。

3. 诊断评价　超声检查可明确病变的大小、范围，以及病变与周围组织的关系，为手术治疗提供依据。

（二）脉络膜血管瘤

1. 灰阶超声　孤立性脉络膜血管瘤超声表现为：后极部

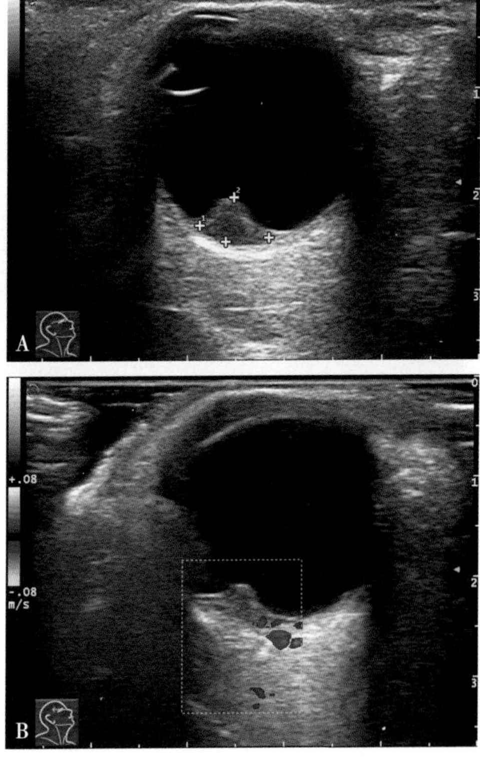

图 1-32　脉络膜黑色素瘤

右眼视神经乳头颞侧见蕈状实性肿块，肿块回声低于球后脂肪垫，肿块内可见短条状血流信号

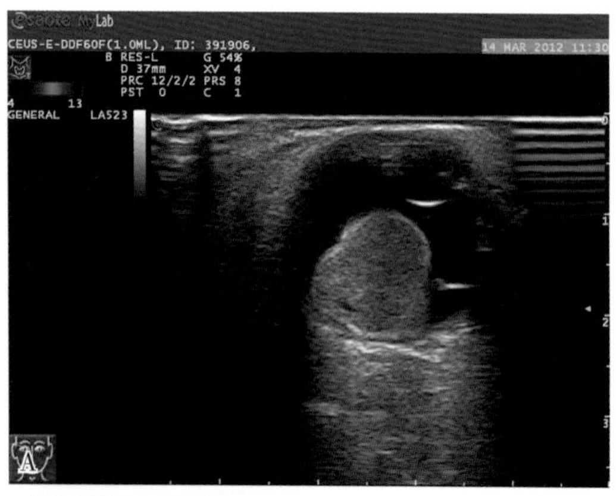

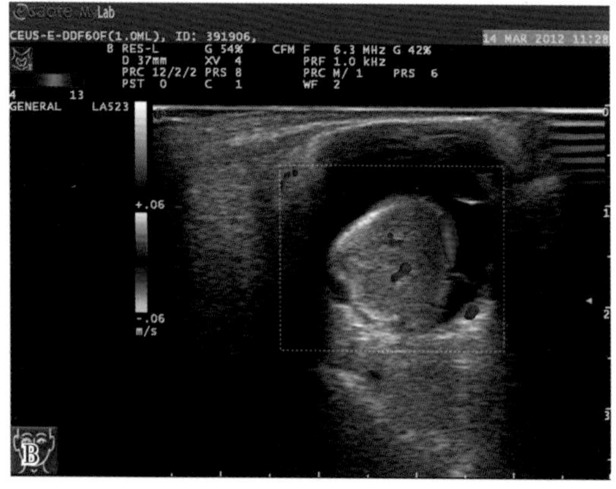

图 1-33 脉络膜黑色素瘤

玻璃体内见圆锥形实性肿块,肿块前缘回声较强,内部呈低回声,即挖空征(+)无脉络膜凹陷征,肿块内可见短条状血流

或视神经乳头附近球壁扁平或半球形实性隆起,突向玻璃体腔;内部回声增强(常与球后脂肪回声相同)、均匀;肿块无“挖空”征及声衰减,可伴发视网膜脱离(图 1-34)。

弥漫性脉络膜血管瘤超声表现:球壁广泛不均匀性增厚。

2. 多普勒检测 瘤体内见斑点状血流信号,在瘤的基底部可探及粗大的血管,也可发现“血管池”改变。

3. 诊断评价 脉络膜血管瘤可采用激光、冷冻、放射等

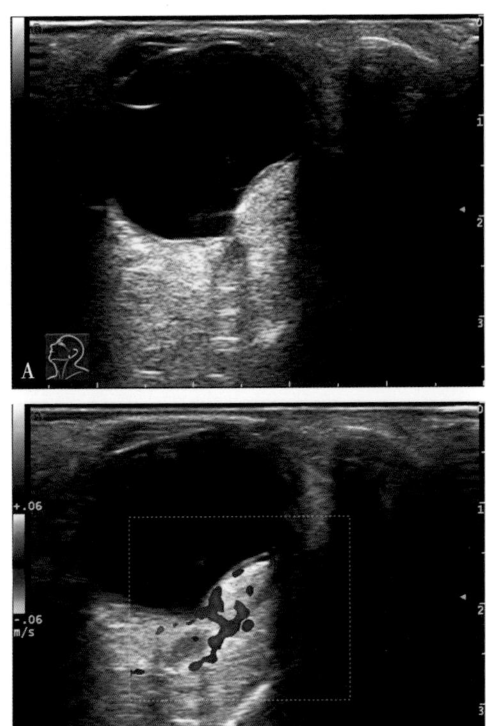

图 1-34　脉络膜血管瘤

左眼球后极部半球形实性肿块，肿块回声与球后脂肪垫回声相同，肿块内可见丰富血流信号呈“血池状”

方法治疗。超声可明确测量肿块的大小、部位，彩色多普勒可提供血流信息，两者结合可观察治疗效果，判断预后。

（三）脉络膜转移癌

1. 灰阶超声　眼球后极部实性肿块，肿块边界清晰但不光滑，表面呈波浪状或有切迹；肿块内回声常低而均匀，肿块内部也可表现为高回声，大多数病例伴视网膜脱离（图 1-35）。

2. 多普勒检测　肿块内血流信号丰富。

3. 诊断评价　典型的脉络膜转移癌超声表现较特殊，可

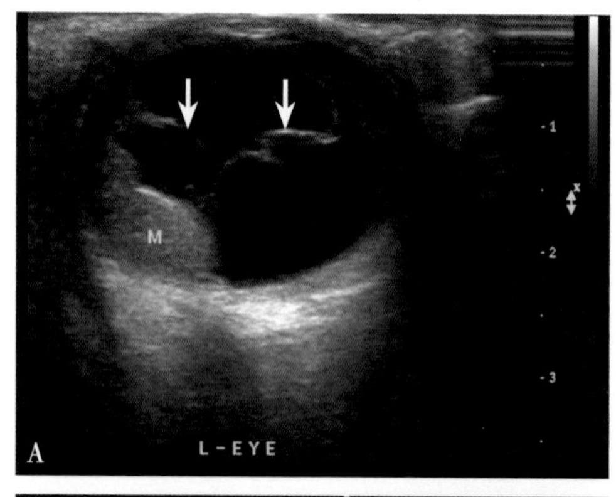

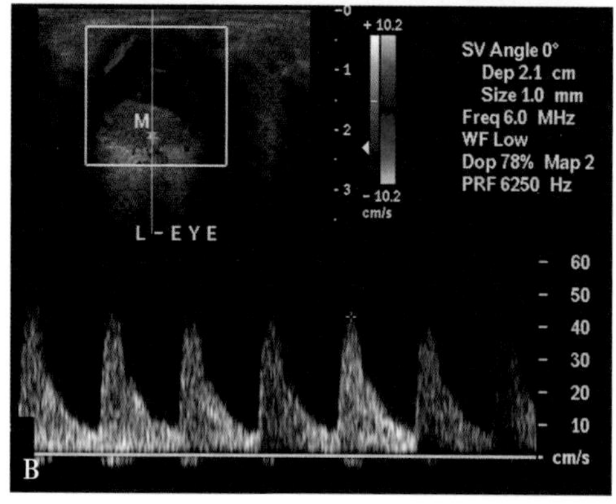

图 1-35 肺癌脉络膜转移合并视网膜脱离

眼球后极实性肿块呈分叶状，肿块表面见带状强回声，肿块内血流信号丰富，探及高速高阻的动脉血流

以明确的诊断，不典型者需与脉络膜血管瘤鉴别诊断。尤其是首先发现眼部转移病灶而尚未发现原发病灶时，可根据相关临床症状重点检查相应器官，发现原发肿瘤。转移性肿瘤的预后较差，平均存活时间为 18 个月。超声检查可对病情的变化予以动态观察，评估治疗效果。

(四) 视网膜母细胞瘤

常见婴幼儿，偶见成年人，恶性程度高，临床表现为白瞳。

1. 灰阶超声　玻璃体内实性肿块(圆形、半圆形或形态不规则)，团块回声不均，常有多数大小不等的钙化灶，可伴发视网膜脱离(图 1-36)。

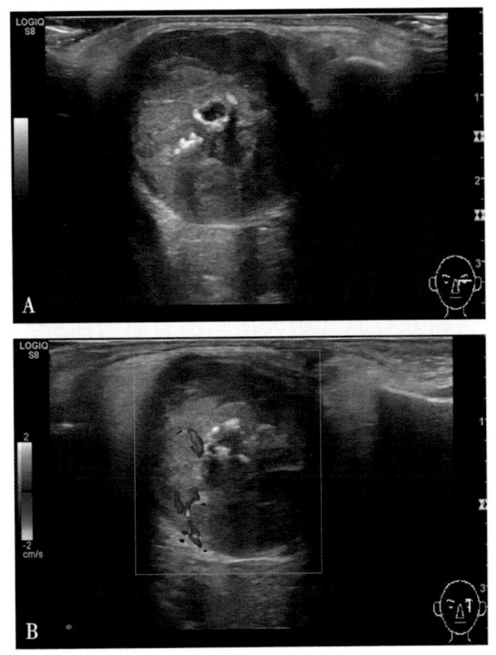

图 1-36　视网膜母细胞瘤

4 岁患儿，超声可见左眼球内实性肿块，占据整个眼球，内见多处钙化；肿块内血流信号较丰富

2. 多普勒检测　肿瘤内可见较丰富的血流信号。

3. 诊断评价　很多疾病均可表现为白瞳，超声发现肿块且有“钙斑”是诊断视网膜母细胞瘤的基本条件，结合血流改变可以及时明确的诊断，以便及时治疗。视网膜母细胞瘤可采用手术、放射、冷冻、化疗、激光等多种治疗方法，应用超声检查可以及时了解肿瘤的体积、明确有无视神经侵犯及眼外播散，脉络膜有无侵犯，判断预后，并了解治疗后肿瘤消退、复发或转移，了解肿瘤的大小、形态、血流变化等影像信息，为观察治疗效果提供依据。

十二、眼眶肿块常见疾病的超声评估

（一）甲状腺相关性免疫眼眶病

甲状腺相关性免疫眼眶病又称 Graves 眼病，是引起成人单眼和双眼眼球突出的最常见原因。主要是眼外肌及上睑肌病变所致，早期肥大水肿，细胞浸润，晚期发生变性及纤维化，限制眼球运动。

1. 灰阶超声　眼外肌肥大，以肌腹为主，呈梭形肿大呈肿块样改变，但肌腱不受累。最易受累肌肉依次为下直肌、内直肌、上直肌和外直肌。肥大增粗的直肌因肌纤维的炎症及水肿而回声较强。

2. 多普勒检测　肥大的眼外肌血流信号不丰富。

3. 诊断评价　超声可确定是哪条眼外直肌受损，并可判断疾病的病程。动态观察眼外直肌的厚度、回声，可评估治疗效果。

（二）表皮囊肿及皮样囊肿

表皮囊肿及皮样囊肿在眼眶肿瘤中比较常见，约占眼眶肿瘤的 7.4%。位于眶缘的皮样囊肿多发生于眶缘外上侧的泪腺区，出现类似于泪腺肿瘤的症状及体征，如眼球突出并向下移位。查体见眼眶缘外侧局部性隆起，皮肤色泽无改变，可触及半圆形或圆形囊性肿物，边界清楚，略有弹性，无压痛，可推动，与皮肤无粘连。囊肿可自发破裂形成窦管，感染后可引起蜂窝织炎。

1. 灰阶超声　肿块呈圆形或椭圆形，少数呈哑铃形；囊肿内容物不同而内部回声不同，可呈低回声或呈囊性回声或呈囊实混合回声；病变后界回声增强呈波浪状（为典型的眼眶皮样囊肿超声表现，因病变起自骨膜下，造成骨壁破坏不平）（图 1-37，图 1-38）。

2. 多普勒检测　肿块内无血流信号，囊壁可见血流信号。

3. 诊断评价　由于表皮囊肿及皮样囊肿超声表现有典

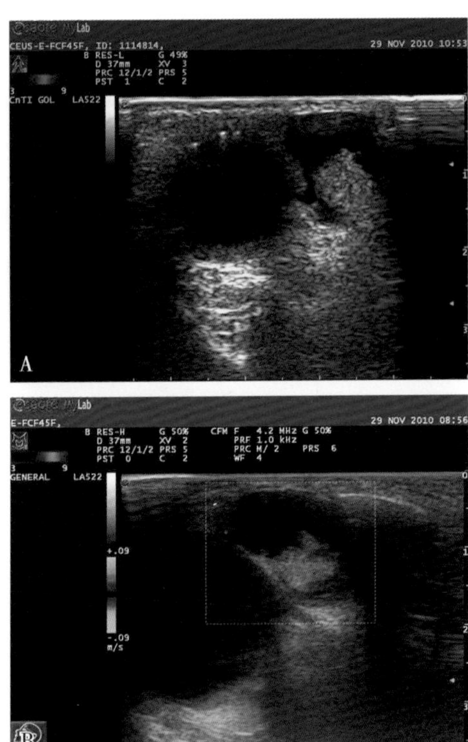

图 1-37　左眼眶外侧表皮囊肿

女性，45 岁。左眼眶外侧混合性肿块，边界清楚，内部无血流信号

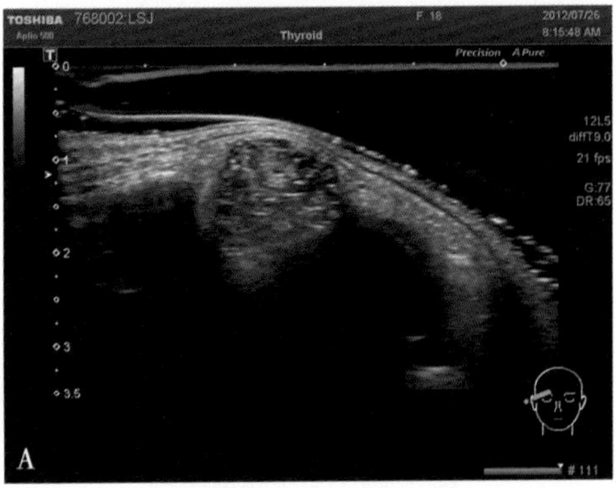

图 1-38　右眼眶外侧皮样囊肿

女性，18 岁。肿块呈低回声，边界较清，无血流信号

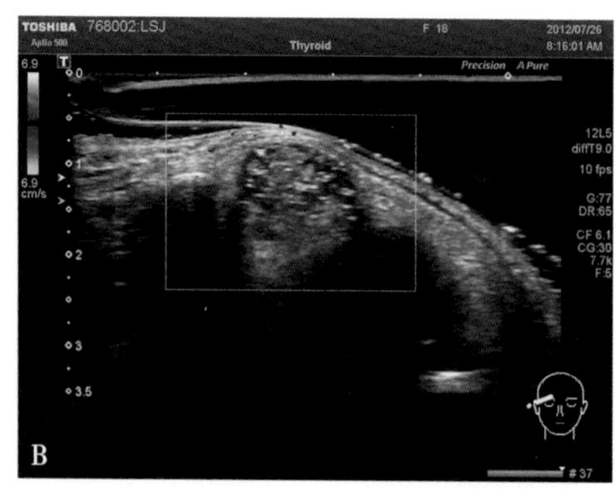

图 1-38(续)

型的特征,故超声检查多可明确诊断。

（三）黏液囊肿

常因慢性鼻窦炎所致,多数来源于额窦、筛窦、上颌窦,故眼眶上方或鼻侧的任何囊性病变均要考虑是黏液囊肿的可能。而先天性黏液囊肿可发生于泪囊区,与鼻窦不相关。

1. 灰阶超声　肿块常见于眼眶内上方或内侧,肿块呈圆形或椭圆形或不规则形,为囊性或为低回声(图 1-39,图 1-40)。

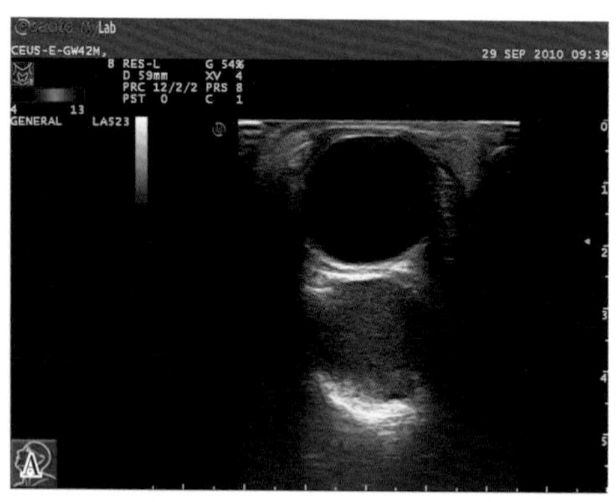

图 1-39　左上颌窦囊肿

男性,42 岁。左眼球后低回声肿块,后方声增强,其内及周边无血流信号

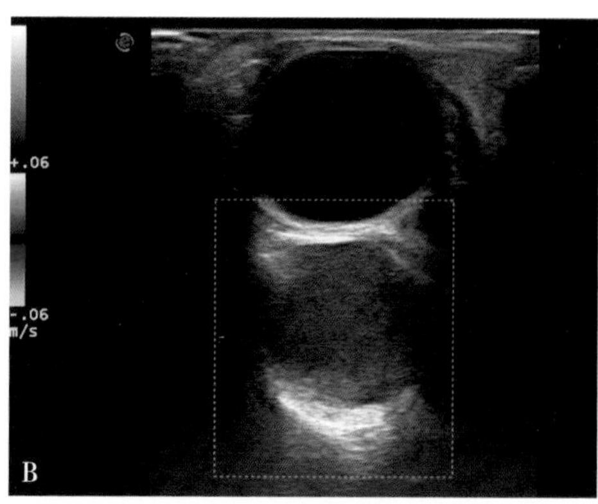

图 1-39(续)

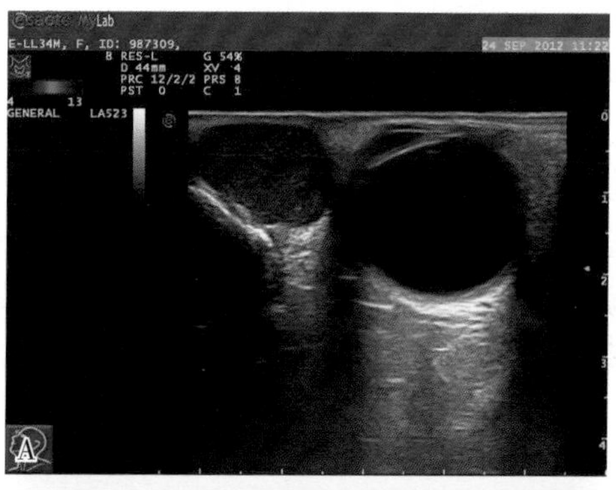

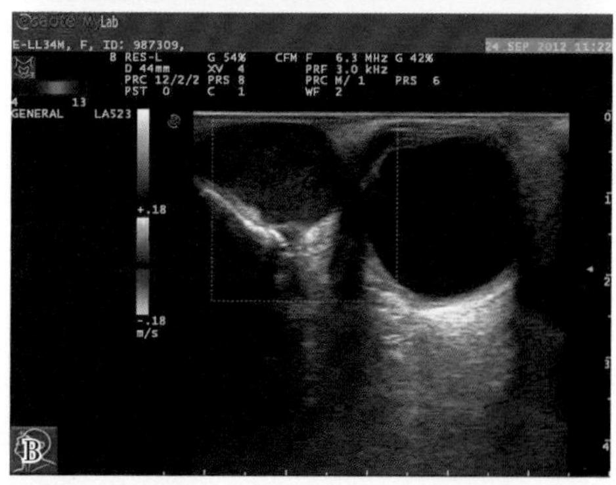

图 1-40　左侧筛窦囊肿

男性,34 岁。左眼眶内上方见一囊性团块,囊液欠清亮,囊壁上见点状血流信号

2. 多普勒检测　肿块无血流信号，肿块周边可见血流信号。

3. 诊断评价　根据病史、部位及超声表现，可明确诊断。CT、MRI 更能显示病变与眼眶的关系，同时显示鼻窦病变，此点优于超声。

(四) 海绵状血管瘤

是成人眼眶内最常见的肿瘤，占眼眶肿瘤的 10%~20%，多位于眼球后肌锥内及眶前区，肿瘤由血管窦及纤维间隔组成，管壁内有平滑肌细胞，纤维间隔至表面形成完整的包膜。因肿块有包膜故术中易完整切除，术后不易复发。

1. 灰阶超声　肿块呈类圆形或椭圆形，边界清楚，周边可见强回声包膜，内回声多而均匀(超声特有征象)，位于眶前区的肿块探头加压可压瘪(图 1-41，图 1-42)。

2. 多普勒检测　肿块内血流稀少呈点状或无血流显示，多普勒血流显像压迫试验(+)(即探头加压后肿块血流减少，探头放松瞬间肿块内血流增多，且血流方向与加压前血流方向相反，此点为海绵状血管瘤特有的多普勒超声征象)。

部分肿块后方及周边有滋养动脉，术前超声应仔细判断。

3. 诊断评价　术前明确诊断为海绵状血管瘤提示手术

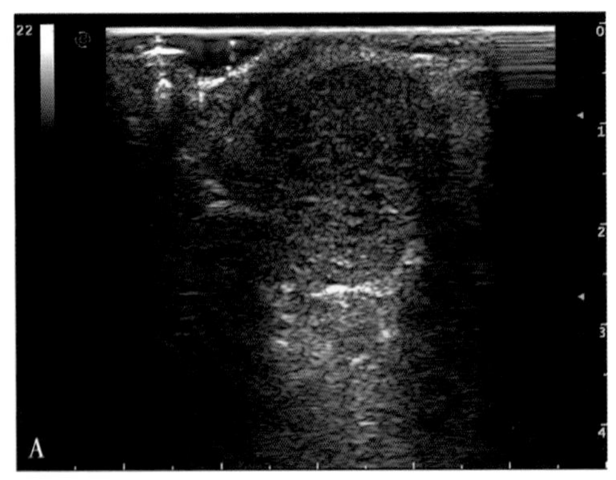

图 1-41　眼眶外侧海绵状血管瘤

男性，43 岁。肿块呈实性低回声，内部呈筛网状、无血流信号

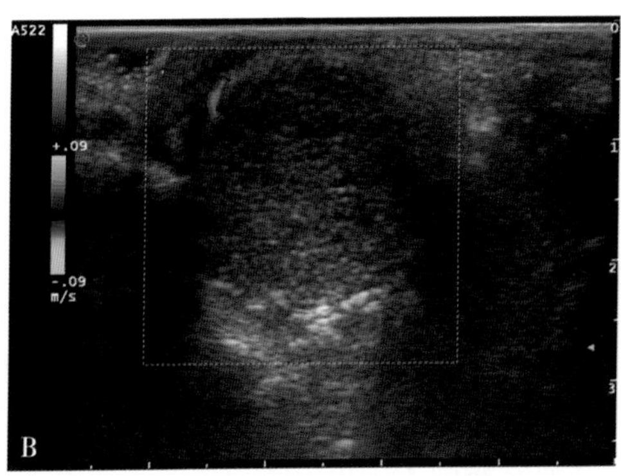

图 1-41(续)

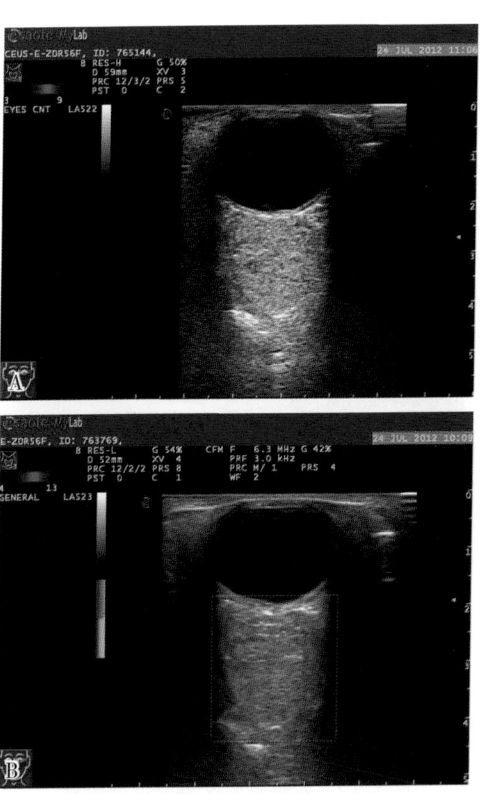

图 1-42　球后肌锥内海绵状血管瘤

女性,47 岁。肿块呈稍低回声,边界较清,内部回声多而强,未见血流信号

治疗效果好。术前超声明确诊断并判断是否有滋养动脉可决定手术方式。

（五）静脉性血管瘤

多发于幼年及青年，肿块由管壁厚薄不一、中等至较大的静脉血管及成片的纤维组织组成，可伴有毛细血管及发育异常的动脉血管，缺乏包膜，与周围组织分界不清，肿块内血流缓慢，易发生血栓。静脉性血管瘤常与淋巴管瘤伴发，称为脉管瘤。临床表现为一侧性眼球突出、低头时加重。肿块可反复出血。静脉性血管瘤因术中可能大出血而需要术中备血，因肿块边界不清无包膜，故术中不易完整切除，术后也易复发。

1. 灰阶超声 肿块形态不规则，边界不清，内部可见多个管状或片状无回声；肿块内可见单个或多个静脉石（图 1-43）。

2. 多普勒检测 肿块血流丰富或血流较少，可测及低速静脉血流及动脉血流。

3. 诊断评价 静脉性血管瘤术中准备、手术方式、预后与海绵状血管瘤均不同，故术前明确诊断很重要。

（六）泪腺混合瘤

泪腺多形性腺瘤是最常见的泪腺上皮性良性肿瘤，约占

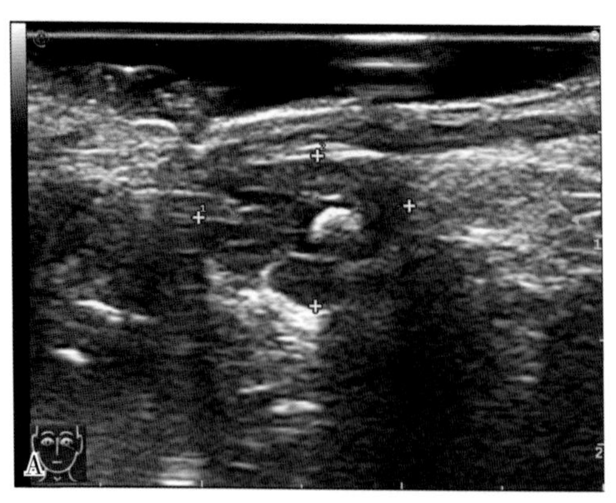

图 1-43 左眼眶前区静脉性血管瘤

女性，24 岁。左眼眶前区近内眦部不规则肿块，内可见强回声静脉石；肿块内可见点状血流信号

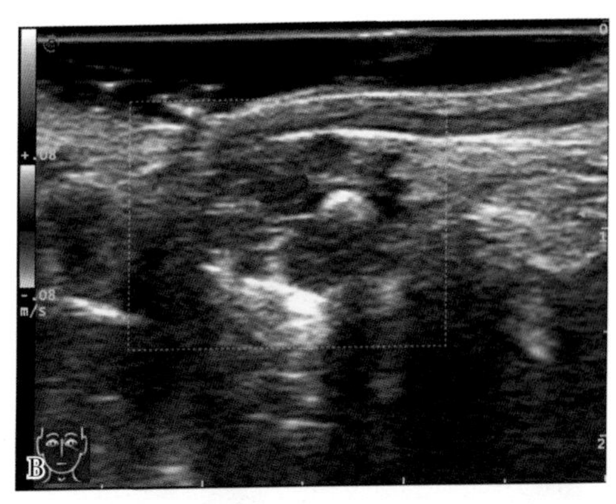

图 1-43(续)

50%,由上皮和间质成分构成,又称之为多形性腺瘤。成年好发,单眼发病。临床表现为单眼缓慢性进行性眼球突出,无疼痛,眶外上方可扪及硬性肿块,位置固定。

1. 灰阶超声 眼眶外上方圆形或类圆形肿块,肿块呈中等回声,均匀或不均匀(内部见液性暗区),周边可见完整或不完整的强回声包膜,肿块无可压缩性(此点与海绵状血管瘤鉴别)(图 1-44,图 1-45)。

2. 多普勒检测 肿块内血流少,周边可见弧形血流信号。

3. 诊断评价 超声可明确肿块的大小,以便术中完整切除,预防复发。

(七) 泪腺腺样囊性癌

泪腺腺样囊性癌是原发性泪腺上皮性肿瘤中最常见且恶性程度最高的肿瘤,易转移,多见于女性。常单眼发病,表现为眼球突出伴自发性疼痛,病情发展快,病程短。泪腺区常可触及硬性肿块,界限不清,有压痛,与眼眶壁粘连。肿块常侵犯骨壁,可见眼眶外上方明显隆起。

1. 灰阶超声 泪腺部位实性病变,呈扁平形或形态不规则形,可沿眼眶壁伸向眼眶深部,肿瘤边界不清楚,边缘不整齐,肿瘤内回声不均匀,可有斑块状中等回声及强回声,肿块后方可有较明显的声衰减,不能压缩。肿瘤囊性变时内部可

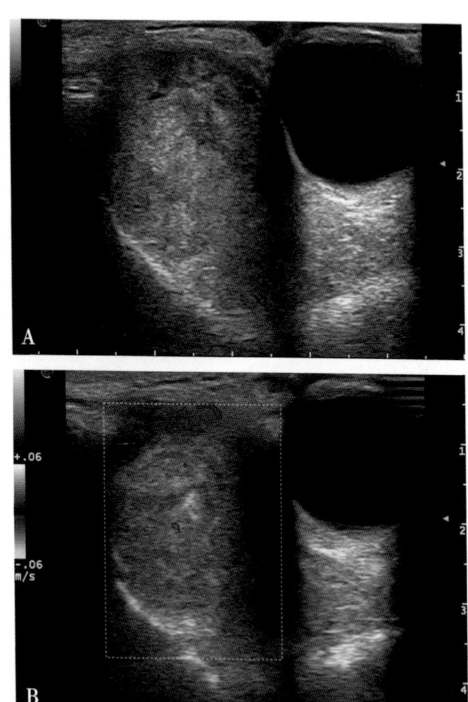

图 1-44 42F,左侧泪腺良性多形性腺瘤

女性,42 岁。左眼眶外上方实性肿块,呈椭圆形,边界清楚;肿块内见点状血流信号

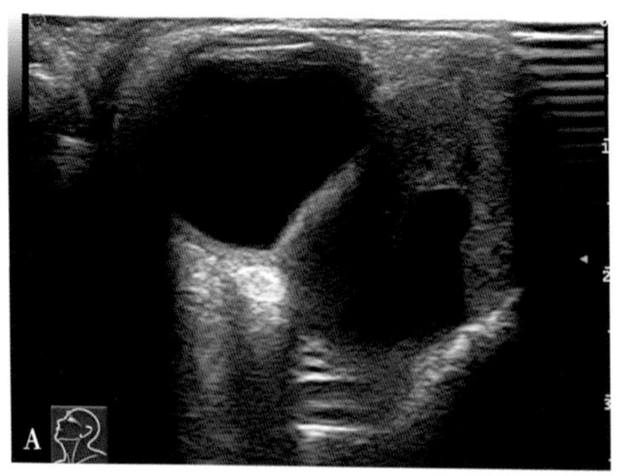

图 1-45 左侧泪腺多形性腺瘤

女性,25 岁。左眼眶外上方囊实混合回声肿块,呈椭圆形;肿块边缘见血流信号

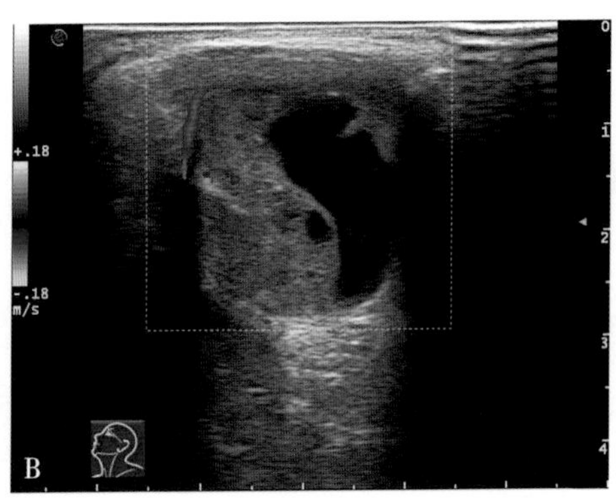

图 1-45（续）

见不规则的液性暗区（图 1-46）。

2. 多普勒超声　肿块内血流信号较丰富，可见粗大及走行紊乱的血管。

3. 诊断评价　对于来源于泪腺的实性肿块均应警惕是否为腺样囊性癌，超声早期明确诊断，及时治疗预后较好。

（八）炎性假瘤

病因不明确，可侵犯一侧或两侧眼眶的任何部位。主要改变为淋巴细胞增生，另外有少量纤维结缔组织及血管增生、组织水肿。根据细胞成分的不同，可分为三个类型：淋巴细胞增生型、纤维硬化型和混合型。临床表现为眼球突出和移位、结膜充血水肿、眼球运动障碍及复视、视力下降、眼眶内触及肿块、眼眶疼痛。

1. 灰阶超声　根据病变发生部位不同，超声表现可分：①泪腺炎型：病变主要位于泪腺区，可以累及单侧泪腺也可累及双侧泪腺，表现为泪腺肿大，内回声不均匀。②肿块型：病变主要累及泪腺及眼外肌，可累及 1 条或多条肌肉，表现为泪腺区低回声肿块及眼外肌肿大呈梭形或球形，内部回声少或缺乏。③视神经周围炎型：病变累及视神经及其周围组织，超声显示视神经增粗，内回声增多且回声分布不均匀，常可发现眼球筋膜囊水肿，水肿的眼球筋膜囊与增宽的视神经形成

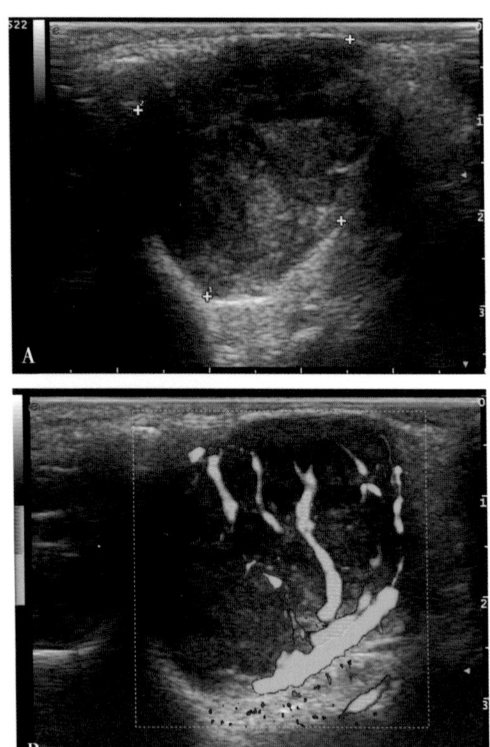

图 1-46 泪腺腺样囊性癌

男性，21 岁。右眼眶外上侧见一边界不清实性肿块；血流信号丰富，血管粗大

"T"形症。有的可见视神经乳头水肿向球内突出。④混合型：上述任两型混合存在（图 1-47，图 1-48）。

2. 多普勒检测 病变内血流信号丰富或不丰富。

3. 诊断评价 眼眶炎性假瘤具有炎症性疾病和肿瘤性疾病的特征，故临床表现多样，需在影像检查的支持下方能确诊，少数病例需组织病理学检查才能确诊。

不同类型的炎性假瘤对不同的治疗方法效果明显不同。弥漫性淋巴细胞浸润型肌炎型和泪腺炎型对糖皮质激素治疗有显著效果。泪腺肿块型炎性假瘤药物治疗效果不明显者可

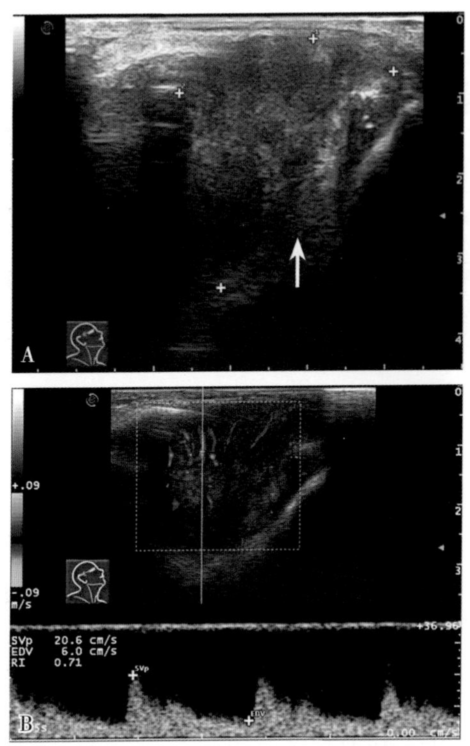

图 1-47　右侧眼眶炎性假瘤（泪腺炎型）

男性，22 岁。左眼泪腺肿大，内部回声欠均匀，血流丰富，为动脉频谱

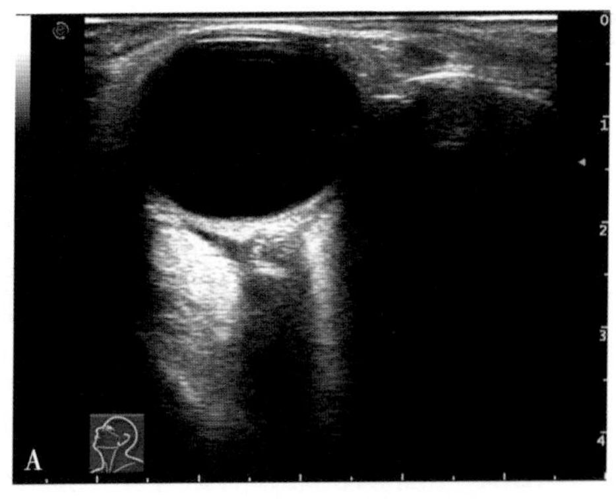

图 1-48　炎性假瘤（混合型）

女性，48 岁。左眼球后可见“T”形征，眼外肌明显增宽，边界模糊，增厚的眼外肌血流信号增多

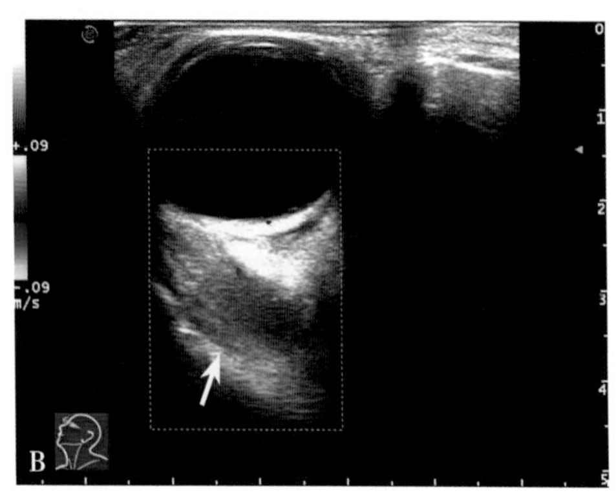

图 1-48(续)

以手术切除;肌炎型炎性假瘤当肿大的眼外肌稳定半年以上眼位偏斜复视不能矫正时可手术矫正眼位。

(九) 淋巴瘤

正常眼眶无淋巴结,淋巴瘤发生于眼眶结外组织是特别令人困惑的。眼眶原发性恶性淋巴瘤少见,占眼眶肿瘤的0.8%~1.8%,多数为预后良好的黏膜相关性淋巴瘤,其次为弥漫大B细胞淋巴瘤,绝大多数发生于中老年人,发病年龄平均60岁。病因不明,感染、EB病毒、免疫抑制剂等。可发生于结膜、泪腺或球后。有眼部症状而无发热、出汗等全身系统症状,表现为缓慢生长的无痛性突眼、眼部软组织肿胀、水肿,触及硬结,常无视力损害。

1. 灰阶超声 单侧或双侧软组织肿块,常发生于眼睑及泪腺区、呈不规则形或长条状肿块,回声低弱,内部见点线状稍强回声,无钙化及液性暗区,常沿肌锥后间隙向后延伸生长,故肿块的后缘呈锐角而不是圆钝的;病变也可见于眼球后脂肪,表现为眼球后形状不规则的实性肿块,内回声均匀,无包膜。有的表现为肿瘤包绕眼球壁生长,眼球壁厚度增加;有的肿块呈浸润状沿眼球壁、眼外肌、泪腺等蔓延生长,形状不规则,肿块内部回声少,分布不均匀,可见散在分布的条索状强回声或小片状高回声,但无钙化及液性暗区(图 1-49,图 1-50)。

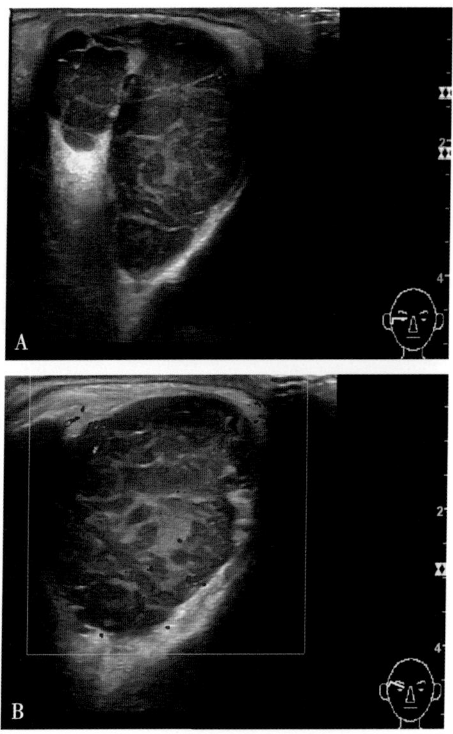

图 1-49 右侧眼眶淋巴瘤

男性,56 岁。右侧眼眶外上方实性肿块,内部可见片状及线状高回声,可见点状血流信号

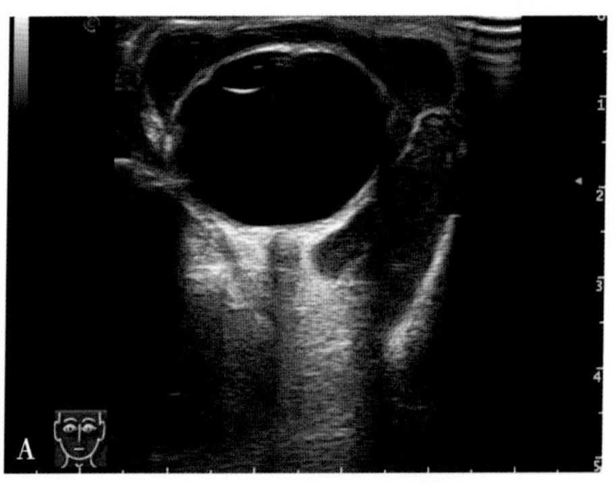

图 1-50 左眼眶淋巴瘤

男性,71 岁。左眼眶前区及外侧见实性肿块,形态不规则,肿块内血流信号较丰富

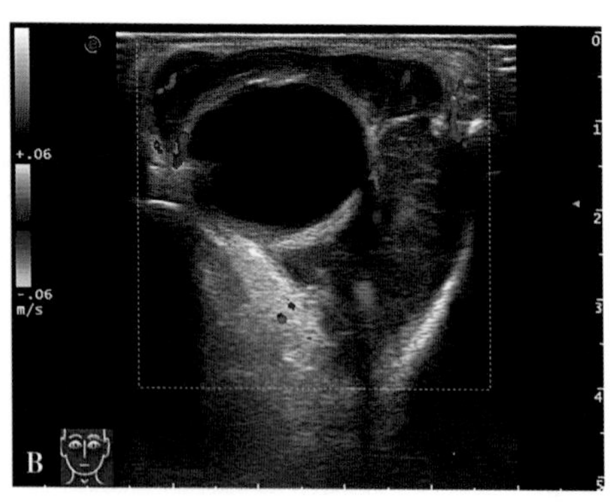

图 1-50(续)

2. 多普勒检测　多数肿块血流非常丰富,团块后方常见粗大动脉血管,进入肿块后呈树枝状分布。少部分肿块仅见点状血流。频谱多普勒常为高速低阻动脉血流。

3. 诊断评价　明确诊断后指导治疗方案。淋巴瘤化疗效果好,而不宜手术治疗。

(十) 泪腺淋巴上皮病

为局限在泪腺、涎腺的自身免疫性病变,累及双侧泪腺窝处泪腺,不累及睑部泪腺,故眼干症状不明显。

1. 灰阶超声　一侧或双侧泪腺区低回声肿块,边界欠清,形态不规则,内部回声不均匀,可见条索状强回声,无液化及钙化,周围眶骨无破坏(图 1-51)。

2. 多普勒超声　肿块血流非常丰富,团块后方常见粗大动脉血管,进入肿块后呈树枝状分布。频谱多普勒常为高速低阻动脉血流。

3. 诊断评价　淋巴上皮病与眼眶淋巴瘤声像图相同,两者难以鉴别,明确诊断需结合病史及年龄。若是年轻及中年女性,合并口干且涎腺回声改变或涎腺发现肿块,则考虑为淋巴上皮病,同时需排除 IgG4 相关性疾病。若为中老年人,无口干病史,则首先考虑为淋巴瘤。实际工作中,两者确实难以鉴别,需免疫组化甚至基因检测方可确诊。

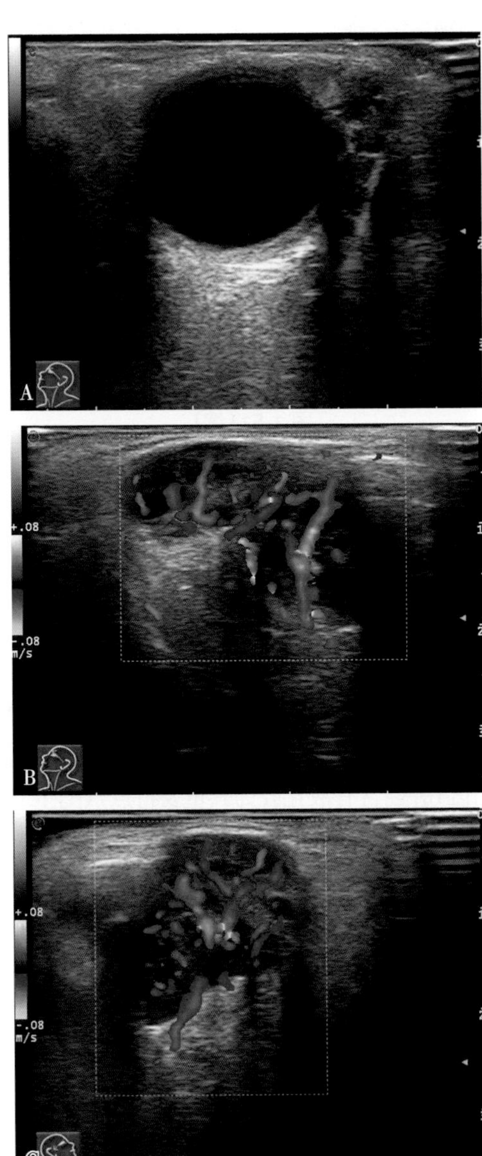

图 1-51　双眼眶良性淋巴上皮病

女性，24 岁。双眼眶外上方见实性肿块，形态不规则，肿块内血流信号丰富，为低阻动脉血流

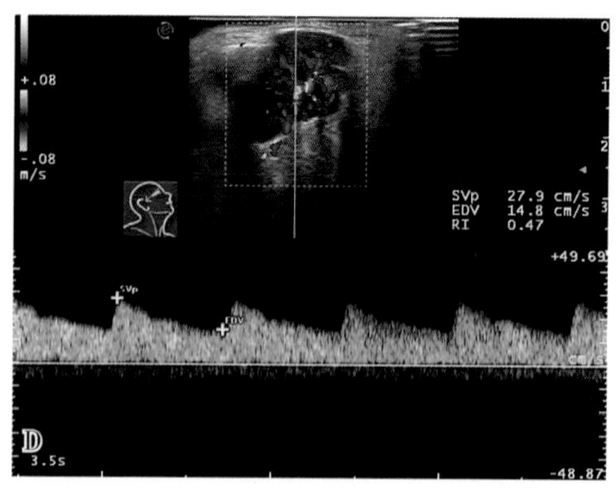

图 1-51(续)

(十一) 神经鞘瘤

来源于眼眶周围神经鞘细胞,可位于肌锥内及肌锥外。可发生于任何年龄。临床表现为慢性进展性眼球突出,可有自发疼痛及扪诊时触痛。

1. 灰阶超声　肿块呈或沿眼眶长轴生长多呈长椭圆形,也可为圆形及哑铃形或分叶状,边界清楚,周边可见强回声包膜,有时可见一侧有增粗的神经干。肿块内部呈中等回声或低回声,可见多处液性暗区(肿瘤含有液化腔为其重要特点)(图 1-52,图 1-53)。

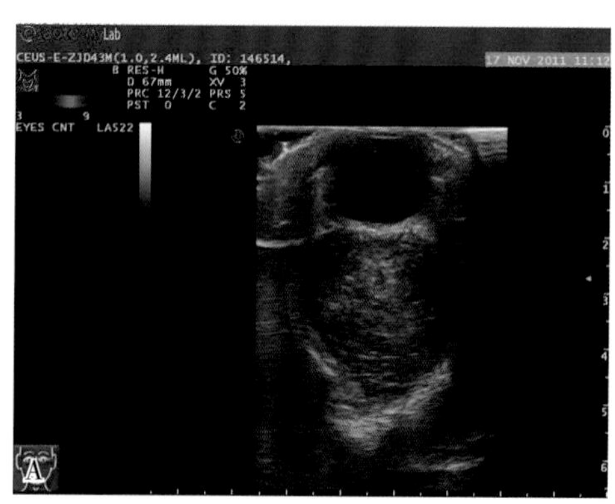

图 1-52　球后神经鞘瘤

男性,43 岁。球后实性低回声肿块,边界较清,周边见强回声包膜,可见点状及短线状血流信号

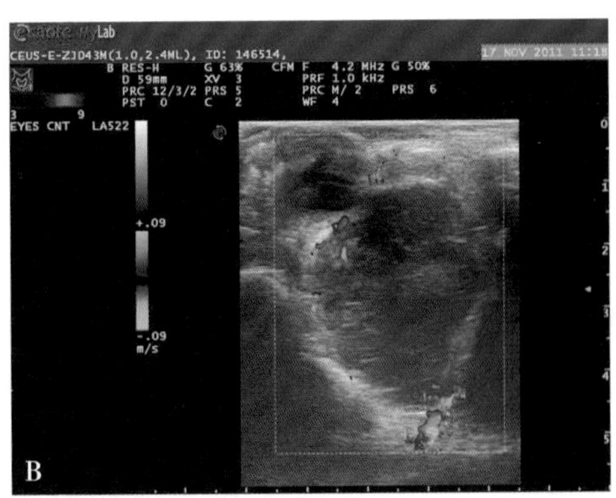

图 1-52(续)

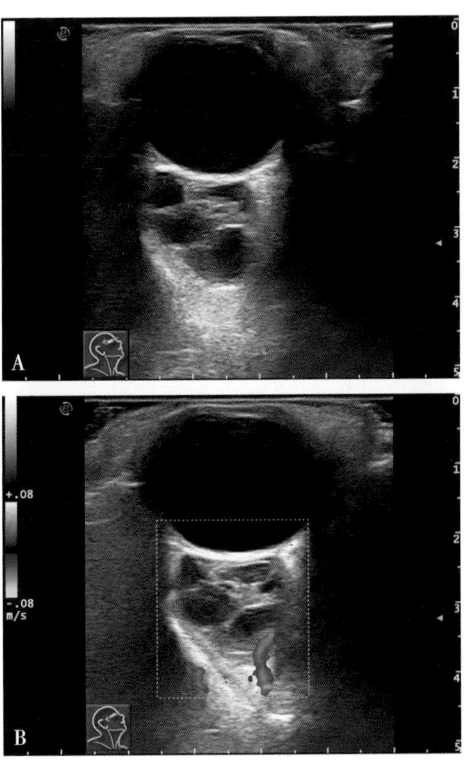

图 1-53 球后神经鞘瘤

女性,57 岁。右眼球后肌锥内见囊实混合回声团块,边界清楚,形态规则,内部无血流信号

2. 多普勒超声　肿块内血流丰富或不丰富。

3. 诊断评价

（十二）脑膜瘤

分为原发于眶内组织的脑膜瘤和由颅内或鼻窦蔓延至眶内的继发性脑膜瘤，来源于视神经鞘或蝶骨骨膜，视神经鞘脑膜瘤临床表现为：视力减退、眼球突出、眼球运动受限，视神经乳头水肿或萎缩、眶区疼痛、眼睑和结膜水肿。多见于成年女性。

1. 灰阶超声　视神经鞘脑膜瘤灰阶超声显示视神经增粗呈梭形或锥形，边界清楚或不清，内回声较少，偶见钙化灶。

2. 多普勒超声　肿块内血流丰富。

3. 诊断评价　视神经鞘脑膜瘤可有多种临床表现，凡成年女性不明原因眼睑慢性水肿及眶区疼痛者均应做相关影像学检查排除视神经脑膜瘤。肿瘤向颅内蔓延时，CT 及 MRI 检查更有优势。

（十三）横纹肌肉瘤

眼眶横纹肌肉瘤自出生至成年人均可发生，但多见于 10 岁以下的儿童，是儿童时期最常见的眶内恶性肿瘤。

发生、发展迅速的眼球突出和眶部肿物是该病最显著的特征。肿瘤位于肌锥内者，常发生眼球轴性突出伴眼睑充血水肿。

1. 灰阶超声　二维超声检查显示肿瘤多位于眼眶上部，形态不规则，形状不定，或呈锥形、类圆形，也可呈扁平形，边界清晰或不清晰。肿瘤呈低回声，肿瘤内如有出血及坏死，则内部可见液性暗区。肿块声衰减不显著，无压缩性。由于病变发展较快，常压迫眼球致眼球变形或视神经移位（图 1-54）。

2. 多普勒超声　显示肿瘤内有丰富的动脉血流信号，多为动脉血流。

3. 诊断评价　眼眶横纹肌肉瘤如不及时诊断及治疗，死

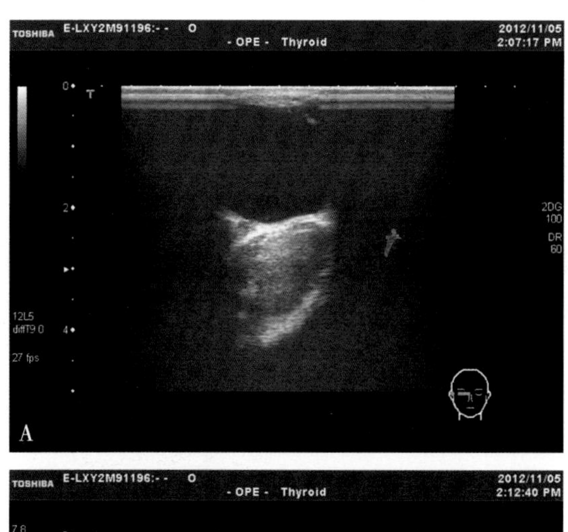

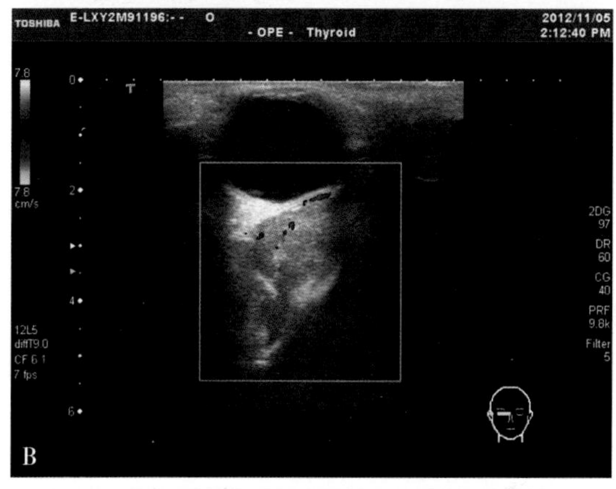

图 1-54　右眼横纹肌肉瘤

女性,8 岁。右眼球后肌锥内实性低回声团块,边界部分清楚,可见点状血流信号

亡率很高。超声发现儿童眼眶上的低回声肿块,应首先考虑此病。

十三、眼眶常见血管性畸形超声评估

颈动脉海绵窦瘘

颈内动脉海绵窦瘘,是指颅内海绵窦段的颈内动脉本身或其在海绵窦段内的分支发生破裂，与海绵窦之间形成异常的动、静脉交通，导致海绵窦内的压力增高而出现一系列临床表现。因外伤引起者占75%以上，其他病因可发生自发性颈内动脉海绵窦瘘，如动脉瘤破裂、动脉炎、动脉粥样硬化、妊娠期间自发性颈内动脉海绵窦瘘。

典型的临床表现如下：①搏动性突眼；②震颤与杂音；③球结膜水肿和充血；④眼球运动受限（因第Ⅵ脑神经位于海绵窦内，海绵窦扩张压迫了Ⅵ脑神经，造成眼球各方向运动不同程度受限）；⑤视力减退。

1. 灰阶超声　眼上静脉扩张是本病的特征性表现，严重时可扩张至1cm以上。扩张的眼上静脉位于视神经与上直肌之间，呈腊肠样无回声区或迂曲、扩张的管状结构。部分病例可同时有眼下静脉扩张。

扩张的眼上静脉与心脏同步搏动，用探头加压后眼上静脉管径变小。若眼上静脉不能压缩，可能为眼上静脉或海绵窦血栓。若扩张的眼上静脉既无搏动也不能压缩，应怀疑眶内占位性病变。

眼外肌均有不同程度肿大同时伴脂肪垫扩大（提示眼眶内充血水肿）（图1-55）。

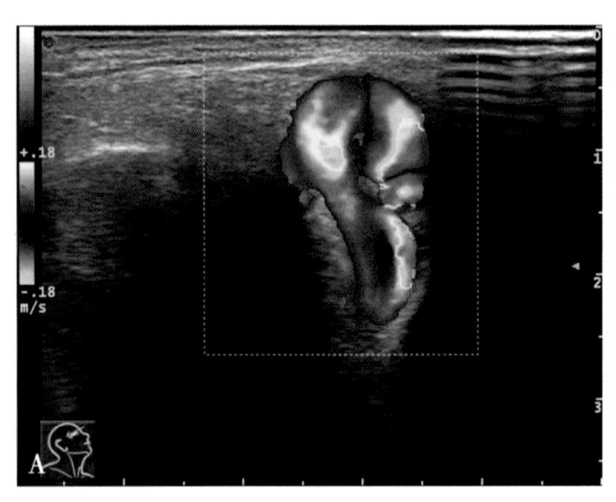

图1-55　右侧颈动脉海绵窦瘘

女性，46岁。右眼上静脉明显扩张，频谱显示为动脉化血流

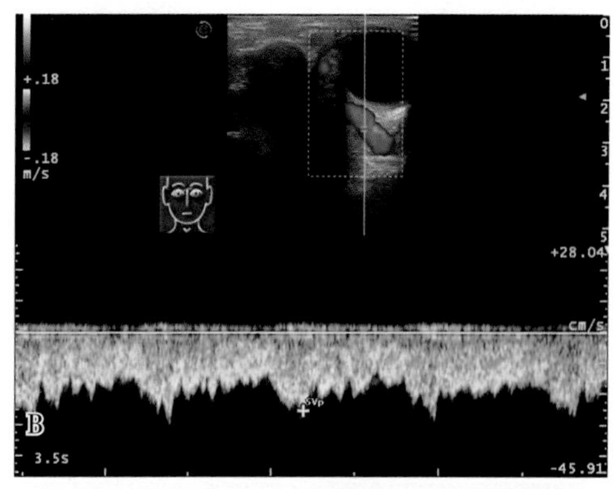

图 1-55(续)

2. 多普勒超声　眼上静脉内见明显搏动性血流信号,频谱显示为动静脉瘘血流或为高速低阻的动脉血流。

3. 诊断评价　彩色多普勒超声可明确诊断此病,而且可根据眼上静脉动脉化血流的参数变化,用于随访观察,判断治疗效果。

十四、眼睑肿块常见疾病的超声评估

(一) 睑板腺癌

是眼附属器高度恶性肿瘤,好发于老年女性,可发生于上下睑板腺,多发生于上睑,可单独发生,也可多中心起源。早期可表现为囊性结节(类似于霰粒肿),病变进一步发展病灶呈菜花状。

1. 灰阶超声　眼睑处实性低回声结节,边界清楚或不清楚,周边无包膜回声(图 1-56)。

2. 多普勒超声　结节内部及周缘血流信号较丰富或不丰富。

3. 诊断评价　超声检查出来源于眼睑的实性结节,结合病史可考虑此病,但需与眼睑基底细胞癌、眼睑鳞状细胞癌鉴

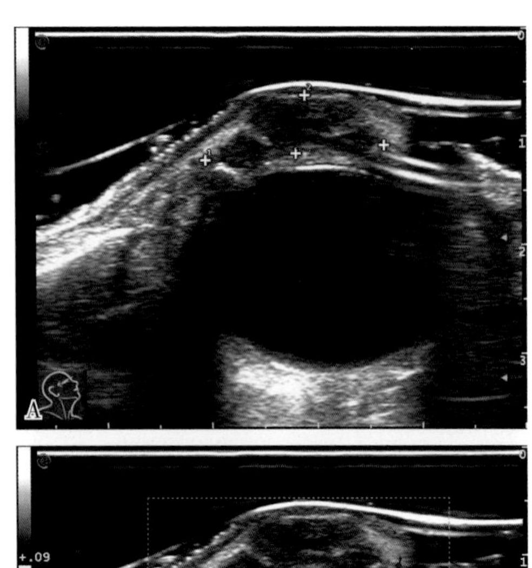

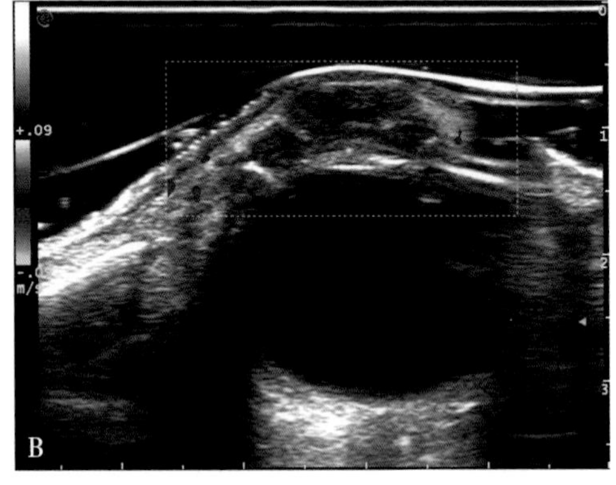

图 1-56 右眼上睑中分化睑板腺癌

男性，69 岁。右上睑结节突出于皮下，边界不清，形态欠规则，见点状血流信号

别，明确诊断需病理检查。

（二）眼睑基底细胞癌

基底细胞癌是眼睑恶性肿瘤中发病率最高的恶性肿瘤，为 85%~95%。本病是一种低度恶性肿瘤，病程缓慢，极少转移。病因不明，多见于老年人，男性比女性多。

好发于下睑及内眦部，病变初期为较小的局部稍隆起的半透明结节，表面毛细血管扩张。随着结节逐渐长大，呈灰白色硬性斑块。

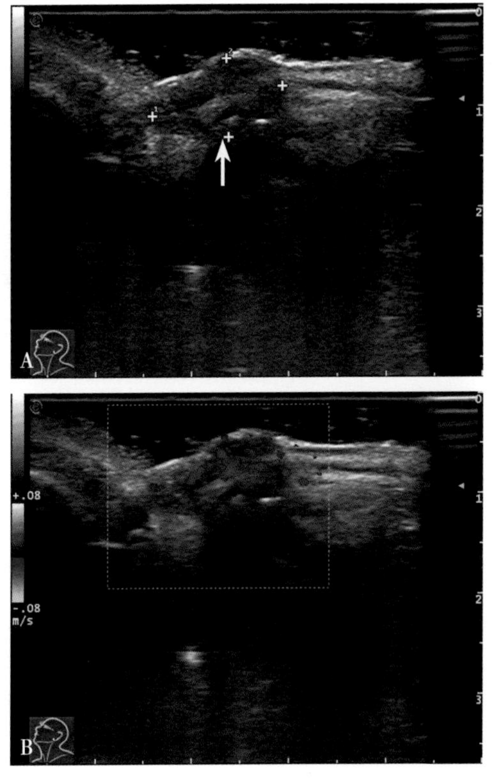

图 1-57　左下睑基底细胞癌

女性，61 岁。左下睑内眦处实性低回声结节，边界不清，结节内血流丰富

1. 灰阶超声　因病灶表浅，且病灶较小，建议在病灶前方放置水囊检查。常在下睑内眦部睑缘移行处探及低回声结节，边界不清，形态不规则，内部回声不均匀，结节前方睑缘不连续（图 1-57）。

2. 多普勒超声　结节内血流信号丰富。

3. 诊断评价　超声检查所见结合病史可考虑此病，若能早期明确诊断，治疗效果较好，但需与眼睑睑板腺癌、眼睑鳞状细胞癌鉴别，明确诊断需病理检查。

十五、眼眶及眼球恶性肿瘤患者颈部淋巴结

眼眶及眼球恶性肿瘤常转移至颈侧部Ⅰ、Ⅱ、Ⅲ区淋巴结。淋巴结皮质明显增厚，呈低回声，髓质移位或消失。多普勒检测，淋巴结血流增多，紊乱，周边可见血流穿入中心。多普勒检测，为高速高阻动脉血流。

十六、眼眶及眼球病变的随访

1. 良性肿瘤不造成视力减退且不愿手术患者可随访肿瘤大小的改变。

2. 良恶性肿瘤术后或治疗后可随访肿瘤是否有复发（如静脉性血管瘤、多形性腺瘤术后随访，淋巴瘤化疗后随访）。

3. 恶性肿瘤术后可随访颈部淋巴结，观察是否有转移淋巴结出现。

4. 非肿瘤性病变的治疗后随访（包括：炎症假瘤、良性淋巴上皮病）。

十七、检查报告书写规范

眼超声报告包括超声图像和文字两部分。目前大多数医院为电脑打印报告，故下文以电脑报告模式进行叙述。

（一）眼超声报告图像部分

阳性结果及阴性结果均应有超声图片。可在超声工作站或 PACS 留取病变不同切面的超声图片，包括动态影像。图像中应有体表标记。

（二）眼超声报告文字部分

眼报告文字部分包括三部分内容：一般项目、超声描述部分、超声诊断意见和落款。

1. 一般项目　一般项目包括受检者的姓名、性别、年龄、

申请科室、检查部位、超声仪器及型号、探头型号或频率等，门诊患者应有超声检查号，住院患者要有住院号、床号、超声检查号。

2. 超声描述部分　描述部分应仔细、简练、全面、客观。

正常报告应描述以下内容：①眼轴长度正常；②前房深度正常，清亮；③晶状体厚度正常，位置、形态、回声未见异常；④虹膜、睫状体未见异常；⑤玻璃体呈无回声，未见异常回声，未见视网膜及脉络膜脱离征象；⑥眼球壁回声未见异常（外伤病例应重点描述有无异物回声）；⑦视神经宽度及回声正常；⑧球后肌锥内未见异常回声及肿块；⑨眼直肌厚度、回声正常；⑩眼动脉、睫后动脉、视网膜中央动脉频谱形态正常，血流速度及阻力指数在正常范围。球后无异常扩张血管。

发现肿块应该重点描述，包括肿块的数目、部位、形状、大小、边界、边缘、内部回声情况、血流信号状况、病灶与周围毗邻结构的关系等。而内部回声主要描述回声的强度(无、极低、低、等、高)、均匀性（均匀、不均匀等)、有无钙化灶及其大小、血流信号状况(分布、流速及阻力指数等)。若怀疑为恶性病变时，应描述有无颈部淋巴结累及，累及淋巴结的部位、数目及大小。

3. 超声诊断意见　超声诊断意见是对上述文字描述和图像的总结，是超声医师依据专业知识对它的主观判断，包括有无病变和病变的性质，通常包括以下部分：

(1) 病变的物理性质，包括实性、囊性、混合性、气体、钙化等。

(2) 结合临床资料给出可能的诊断，可按可能性的大小依次给出多个。

(3) 必要时给出建议，比如定期复查、建议进一步检查等。

4. 落款　落款包括检查超声医师的签名和检查时间，并有记录者的签名。

参 考 文 献

1. 李凤鸣.中华眼科学.北京:人民卫生出版社,2004.
2. 孙丰源,宋国详.眼与眼眶疾病超声诊断.北京:人民卫生出版社,2010.
3. 宋国祥.现代眼科影像学.天津:科学技术出版社,2002.
4. 刘磊.眼超声生物显微镜诊断学.北京:北京科学技术出版社,2002.
5. 孙宏霞,肖利华,朱惠.997例眼眶占位性病变的组织病理学分类.眼科,2005,14:369-372.
6. 李文华,王滨,王振常,等.眼科影像学.北京:人民卫生出版社,2004.
7. 史大鹏,李舒因,石玉发.眼科影像诊断学.郑州:河南医科大学出版社,1997.
8. 岳林先.实用浅表器官及软组织超声诊断学.北京:人民卫生出版社,2011.
9. 陈琴,岳林先.浅表器官超声造影诊断图谱.北京:人民卫生出版社,2015.
10. 何彦津,宋国祥,丁莹.3476例眼眶占位性病变的组织病理学分类.中华眼科杂志,2002,38:396-398.
11. 张虹,宋国祥,何彦津.3406例眼眶病临床病理分类.中国实用眼科杂志,1998,16:127-129.
12. 项晓琳,李彬,史季桐,等.1492例眼眶占位病变临床病理分析.眼科,2007,16:398-402.
13. 陈晓宇,魏锐利,刘新华,等.眼眶内肿瘤超声诊断及临床意义.中国超声医学杂志,2003,19:651-655.
14. 肖利华,王毅,鲁小中,等.眼眶神经鞘瘤的影像学研究.眼科研究,2006,24:534-537.
15. 程金伟,魏锐利,蔡季平,等.颈动脉海绵窦瘘的影像学诊断.中华眼科杂志,2007:43:36-39.
16. 赵红,宋国祥,高建民,等,眼眶肿瘤的彩色多普勒超声动力学检查及海绵状血管瘤的血流成像特征.中华医学超声杂志,2007,4:273-275.
17. 周晓冬,宋国祥,张虹,等.原发眼眶静脉曲张的彩色多普勒超声检查.中华医学超声杂志,2007,4:279-281.

18. 高晓瑜．玻璃体后脱离超声图像分析．中国超声医学杂志，2004，20：787-788.
19. 姜双全，田家玮，任敏．脉络膜黑色素瘤常用影像学检查方法对比分析．中华医学超声杂志，2007，4：180-181.
20. 李超，孔德兰，卢娜，等．彩色多普勒在脉络膜血管瘤诊断中的应用．中国实用眼科杂志，2005，23：1317-1319.
21. 杨文利，王景昭，王兰，等．早产儿视网膜病变的彩色多普勒超声检查特征．中华眼底病杂志，2005，21：282-284.
22. 杨文利，魏文斌，王景昭，等．年龄相关性黄斑变性的彩色多普勒超声影像特征．中华眼科杂志，2005，41：300-304.
23. 张虹，宋国祥．B 型超声及彩色多普勒超声在眼内肿瘤诊断和鉴别诊断中的应用．中华医学超声杂志，2007，4：276-278.
24. 唐东润，赵惠芬，宋国祥．泪腺良性多形性腺瘤术后随访观察．中华眼科杂志，1997，11：354-357.
25. 杨文利，王兰，胡士敏．眼睑及泪腺疾病的彩色多普勒血流成像．中华医学超声杂志（电子版），2007，4：270-272.
26. 孙丰源，宋国祥，田文芳，等．甲状腺机能正常相关性免疫眼眶病 496 例临床分析．中华眼科杂志，1998，34（4）：284-286.
27. Coleman DJ, Silverman RH, Lizzi FL, et al. Ultrasonpgraph of the eye and orbit. 2nd ed. Philadelphia: Lippincott Williams &Wilkins, 2007.
28. Rootman J. Vascular malformations of the orbit: hemodynamic concepts. Orbit, 2003, 22: 103-120.
29. Shields JA. Diagnosis and management of orbital tumors. Phladelphia: Sounders, 1989: 255-256.
30. MacKeen LD, Nischal KK, Lam WC, et al. High frequency ultrasonography finding In persistent hyperplastic prlmary vitreous. JAA-POS, 2000, 4: 217-224.
31. Shields JA, Shields CL, Parsons HM. Differential diagnosis of retinoblastoma. Retina, 1991, 11: 232-243.
32. Williamson TH, Fcophth F, Baxter GM. Central retinal vein occulusion an investigation by colorDoppler imaging. Ophthalmology, 1994, 101: 1362-1372.
33. Meyer O, Yanoff M, Hanno H. Differential diagnosls In Mikulicz's syndrome, Mikulicz's diseaseand similar disease entities. Am J Ophthalmol, 1971, 71: 516.

34. Wright JE, Rose GE, Garmer A. Primany malignant neoplasms of the Lacrimal gland.Br J Ophthalmol, 1992, 76:401.

35. Haritoglou C, Herzum H, Ehrt O, et al. Echographic differential diagnosis of optic nerve widening.Ophthalmologe, 2002, 99:559-565.

36. Yan J, Wu Z, Li Y.The differentiatidn of idiopathic inflammatory pseudotumor from lymphoid tumors of orbit: analysis of 319 cases.Orbit, 2004, 23:245-254.

37. Rootman J.Vascular malformations of the orbit: hemodynamic concepts. Orbit, 2003, 22:103-120.

第二章 涎腺超声检查

一、超声在涎腺检查中的地位和价值

1. 高频超声是涎腺疾病的首选检查方法，它能全方位显示软组织结构的空间关系，以及炎症、肿瘤的特点，可以动态观察。

2. 腮腺深叶及舌下腺疾病因位置较深，高频超声显示有时欠缺深度及清晰度，此时可采用中低频超声，也可行 CT 和 MRI 检查，以便能全面显示病灶及病灶与周围组织和器官解剖结构的空间关系。

3. 各种影像学方法在涎腺诊断中都有各自的适应范围和优缺点，掌握不同影像学技术的成像原理和功能，选择适合的联合检查方法可以互为补充，相得益彰。

二、检 查 目 的

1. 涎腺的解剖及比邻结构。
2. 涎腺腺体及结节的回声质地，内部血供状态。
3. 涎腺弥漫性病变的诊断与鉴别诊断。
4. 涎腺局限性病变的诊断与鉴别诊断。
5. 涎腺局限性 / 弥漫性病变的定期随访。
6. 涎腺肿瘤术后随访和（或）淋巴结转移的检测。

三、适 应 证

(一) 涎腺相关症状或体征

1. 耳前腮腺区、颌下区、颏下区、口底舌下腺区域出现肿大、局部外凸、疼痛不适或触及局灶性肿块等症状。

2. 出现口干、腮腺区或面部皮肤增厚瘙痒。

3. 出现进食后涎腺肿痛等临床表现。

4. 由于其他疾病检查发现涎腺形态、大小、质地异常。

5. 触及腮腺区、颌下区淋巴结肿大。

(二) 辅助检查发现涎腺异常

1. 其他区域影像学检查提示涎腺异常,如 CT 或 MRI 发现涎腺内异常信号区。

2. 实验室检查提示抗 SSA、抗 SSB 或免疫球蛋白 IgG4 测定出现阳性,或涎腺活检提示有异常病变。

(三) 涎腺病变的随访

1. 对于良性肿瘤不愿手术的患者可随访肿瘤大小的变化。

2. 对于良恶性肿瘤术后的患者可随访肿瘤是否有复发(例如多形性腺瘤)。

3. 对于恶性肿瘤术后的患者可随访颈部淋巴结,观察是否有转移。

4. 非肿瘤性病变治疗后的随访(例如炎症、良性淋巴上皮病)。

四、禁忌证和局限性

1. 超声检查无明显禁忌证,如毛发或胡须较多干扰超声穿透时,需在检查前剃除。

2. 舌下腺位置较深,正常舌下腺超声不易显示,当增大或发生肿瘤时,超声才易发现。

五、涎腺超声技术规范

(一) 仪器的选择

颌面颈部的超声检查应采用高档(或中档)彩色超声诊断仪器。探头频率带宽在 5~17MHz,或中心频率 8MHz 以上为宜,腮腺的声衰减较大,有时需兼用中低频率、甚至低频凸阵探头。

(二) 仪器的调节

1. 灰阶超声 调节灰阶超声成像频率、增益、TGC 曲线、焦点和成像深度等。

2. 彩色 / 能量多普勒超声 调节彩色 / 能量多普勒超声的量程。

3. 脉冲多普勒超声 如进行脉冲多普勒超声血流取样,根据实际流速情况合理调节显示流速范围,测量肿瘤内小血管时,较难进行取样角度矫正。

(三) 体位和检查方法

1. 检查前一般不需特殊准备。

2. 患者取仰卧位,颈后垫枕,头转向健侧使颈伸展,以便被检查部位充分暴露。

3. 嘱患者平静呼吸,对病变部位作纵横切面的十字交叉法予以定位。

4. 腮腺检查上从咬肌前缘到胸锁乳突肌后缘,下至颌下腺区作纵横扫查。当探查下颌角周围的深部腮腺时,应作斜切扫查。检查时,应与健侧对比扫查。

5. 颌下腺和舌下腺在颏下部作相应的纵横斜切面的扫查。

6. 如果怀疑有肿瘤,应该对颈部淋巴结进行检查。

7. CDFI 检查时探头施压应轻,以免静脉或实质内的小血管受压,致血流信号消失。

8. 血流信号稳定后,再用脉冲多普勒检测血流。多普勒检查应不断调整扫查方向,尽可能减小声束与血管的夹角。

六、正常涎腺的超声表现及涎腺毗邻组织的超声表现

(一) 腮腺的超声表现

1. 形态和大小　腮腺位于两侧耳垂前下方和颌后窝内，外形似倒立的锥体形(图 2-1A)。腮腺以下颌骨后缘为界分为浅叶、峡部和深叶——还有一种是以下颌后静脉浅(外)侧管壁为界分浅、深叶的，这种更贴近真实的分界即外科分界——面神经平面。长 4~5cm，宽 3~3.5cm，厚 2~2.5cm。

2. 包膜　腮腺浅部(叶)浅表测及上下前后的境界清晰，而深部(叶)位置较深，境界通常不清晰。

3. 腺体回声　呈均匀、细密的实质性低回声，回声水平高于周围的肌肉或脂肪组织回声。

4. 腮腺导管　正常的腮腺导管在声像图上不易显示，有时在腮腺内偶可见一平行带状回声。

5. 血流分布　除了能见到几条大血管及分支外，腺体内一般无血流信号。

(二) 颌下腺的超声表现

1. 形态和大小　颌下腺呈三角形或类圆形(图 2-1B)，大小约 3.5cm × 2.0cm(长径 × 厚径)，以下颌舌骨肌为界，颌下腺分为浅、深两部分。

2. 包膜　颌下腺边界清晰，可见较薄的包膜回声。

3. 腺体回声　呈分布均匀的细小点状回声，回声强度与腮腺相近或较低。

4. 颌下腺导管　导管不扩张时不易显示。

5. 血流分布　纵切时在腺体内上部有时可见面动脉，腺体内一般无血流信号。

(三) 舌下腺的超声表现

1. 形态和大小　舌下腺呈枣核状，位于口底黏膜、颌下腺和下颌舌骨肌的深面上方，与颌下腺的后极相连，大小约

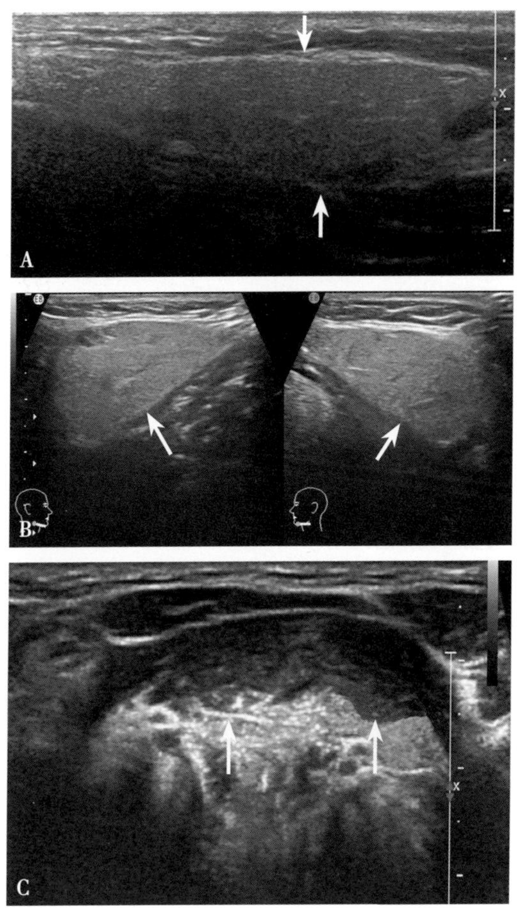

图 2-1　正常腮腺、颌下腺及舌下腺

A. 正常腮腺（箭）；B. 正常颌下腺（箭）；C. 正常舌下腺（箭）

1.7cm × 0.6cm，境界不甚清晰（图 2-1C）。

2. 内部回声　内部回声与颌下腺相似，因舌下腺比较小，有时显示欠清晰。

（四）涎腺的比邻结构

1. 腮腺前方的咬肌，声像图呈典型的肌肉回声表现，腮腺主导管沿其表面走行。

2. 颌下腺深面紧贴下颌舌骨肌，后方紧贴腮腺深叶，前方为颏下区软组织。

3. 舌下腺位于舌下三角内，内侧为颏舌肌、颏舌骨肌，外侧为下颌舌骨肌，颌下腺导管紧贴其深面走行。

七、涎腺疾病的超声评估

（一）涎腺弥漫性病变

1. 灰阶超声

(1) 大小、形态

1) 涎腺肿大：超声可见腺体肿大、形态饱满，表面向外凸起，一般多见于急慢性细菌性涎腺炎、良性淋巴上皮病（萎缩型除外）、良性涎腺肥大等。

2) 涎腺缩小：超声可见整个腺体体积缩小，多见于慢性涎腺炎的终末期以及良性淋巴上皮病的萎缩型。

(2) 边界：涎腺边界可分为清晰、模糊两种。

边界清晰者通常见于正常涎腺（正常腮腺表面边缘清晰，后面及两侧边缘不甚清晰，但正常颌下腺边界清晰）或病变未累及包膜的涎腺疾病，如涎腺良性肥大、未累及包膜的涎腺良恶性肿瘤等。边界模糊者可由炎症性或肿瘤因素所致。

(3) 内部回声

1) 内部回声强度：涎腺实质回声增强常见于涎腺良性肥大，慢性涎腺炎的终末期以及涎腺良性淋巴上皮病的萎缩型。实质回声减低多见于急慢性细菌性涎腺炎、良性淋巴上皮病（萎缩型除外）及涎腺弥漫型血管瘤等。

2) 内部回声均匀性：涎腺实质回声均匀可见于正常涎腺、涎腺良性肥大，部分早期的涎腺炎症。回声不均匀者为大部分涎腺弥漫性病变共同表现；另外，良性淋巴上皮病的典型声像图表现为双侧腺体内弥漫性分布的多个低回声区，呈蜂窝状改变。

(4) 涎腺导管的改变情况:正常的涎腺导管在声像图上不易显示,有时在涎腺内偶可见到有一平行带状回声。当出现以下情况可在超声检查时看到扩张的导管:涎石症、肿瘤的压迫以及其他的一些炎症性病变,如慢性涎腺炎导管炎等。

2. 多普勒超声　彩色多普勒超声可通过血流强度和血流分布两个方面对涎腺实质的血流进行评估。

(1) 血流强度:涎腺实质血流强度分为丰富、减少及正常三种。血流信号丰富见于急慢性细菌性涎腺炎、良性淋巴上皮病早期;血流信号减少见于部分慢性涎腺炎的终末期及良性淋巴上皮病的萎缩型等;部分涎腺炎的早期、良性涎腺肥大,涎腺实质内血供可无明显改变。

(2) 血流分布形式:涎腺实质血流分为弥漫性分布及局限性分布。弥漫性分布多见于急慢性细菌性涎腺炎、流行性腮腺炎等疾病;而局限性分布多见于良性淋巴上皮病的结节型团块,涎腺炎内的局灶性炎性病变。

(二) 涎腺局灶性疾病

1. 灰阶超声

(1) 部位:腮腺是涎腺肿瘤的好发部位。位于腮腺浅叶的以多形性腺瘤常见;而位于腮腺下极者腺淋巴瘤和鳃裂囊肿多见。

(2) 数目:单发肿块多见于多形性腺瘤、基底细胞腺瘤以及除恶性淋巴瘤外的其他恶性肿瘤;多发肿块常见于多形性腺瘤术后复发、腺淋巴瘤(其具有双侧、多灶性的特点)、涎腺内的淋巴结肿大及恶性淋巴瘤。

(3) 大小:肿块大小的动态变化对肿瘤的诊断有一定意义,如在短期内突然的增大则提示肿块有囊性改变或肿瘤内出血的可能,若肿块内出现细小点状强回声,此时需警惕有恶变的可能,另外出现忽大忽小的肿瘤,最典型的就是腺淋巴瘤,与炎性改变有关。

(4) 形态:肿块的形态可分为椭圆形、类圆形、分叶状、不规则形。椭圆形、类圆形在良性肿瘤及低度恶性的肿瘤较多见;分叶状可见于多形性腺瘤或恶性肿瘤,不规则形的肿块多为恶性肿瘤的表现。

(5) 纵横比:为结节的前后径和横径的比值 A/T,可将结节的形态分为 A/T≥1 和 A/T<1 两类。A/T≥1 以恶性结节多见。

(6) 边界:边界清晰者常见于良性肿瘤。边界模糊常见于炎性、部分局灶性血管瘤或恶性肿瘤等。

(7) 结节内部结构:根据肿瘤内部是否存在无回声及无回声的多少可以将肿瘤分为实性、囊实混合性及囊性肿瘤。实性肿瘤多见于各种类型的良恶性肿瘤。囊实混合性肿瘤较多见于基底细胞腺瘤、多形性腺瘤及腺淋巴瘤。囊性肿瘤以淋巴上皮囊肿及鳃裂囊肿最为典型,少数见于多形性腺瘤囊性变等。

(8) 结节回声

1) 内部回声水平:涎腺肿瘤以低回声、无回声多见。单纯以无回声表现得较少,可见于淋巴上皮囊肿、鳃裂囊肿。低回声可见于各种类型的良恶性涎腺肿瘤。另外肿瘤的多样性成分也造成同一类型的肿瘤内部可以表现为不同的回声水平,最典型见于多形性腺瘤。

2) 内部回声均匀性:内部回声均匀性肿瘤多见于囊性病变及部分良性肿瘤和低度恶性肿瘤;而内部回声不均性病灶除了多见于恶性肿瘤,亦多见于部分多形性腺瘤及腺淋巴瘤等良性肿瘤。

(9) 结节钙化:粗大的钙化灶常常见于良性病变;当肿块内见散在或呈簇排列的沙粒样钙化点时要考虑恶性肿瘤的可能。

(10) 后方回声:后方回声增强多见于囊性占位或涎腺良性病变。后方回声衰减可见于肿瘤内钙化灶或恶性肿瘤。

(11) 肿块与周围组织的关系:肿块和周围组织分界清楚或模糊,是否压迫或破坏周围组织等。

2. 多普勒超声

(1) 彩色/能量多普勒超声：彩色多普勒显示病灶边缘篮边状血流信号常见于多形性腺瘤；内部分支状血流信号可见于腺淋巴瘤及黏液表皮样癌；如肿块内见散在的血流信号，而又有恶性声像图特征时，有腺样囊性癌可能；而囊性病变内部无血流信号，包膜附近可见短条状血流。

(2) 脉冲多普勒超声：低速高阻型的频谱多见于多形性腺瘤，高速低阻型多见于腺淋巴瘤、良性淋巴上皮病，高速高阻型的频谱以黏液表皮样癌、恶性混合瘤等恶性肿瘤多见。

八、引流区域淋巴结的超声诊断

涎腺恶性肿瘤区域淋巴结转移顺序：Ⅰ区：颌下区和颏下区（淋巴转移的第一站，为重点区域）；Ⅱ区：颈深淋巴结群上组；Ⅲ区：颈深淋巴结群中组；Ⅳ颈深淋巴结群下组。一般转移淋巴结均位于与病变同侧，少数患者可出现对侧转移。

转移淋巴结声像图特点：①内部回声改变：回声不均，早期可出现局部结节样回声增强，晚期可出现液化，钙化灶少见；②形态改变：类圆形改变，纵横比缩小；③淋巴结门结构改变：淋巴门可显示欠清或不清；④包膜：当晚期转移病灶突破包膜，可见包膜回声不完整。

九、涎腺常见疾病超声评估

（一）急性涎腺炎

急性涎腺炎按照感染源可分为：细菌性（金黄色葡萄球菌致病多见）、病毒性（如流行性腮腺炎病毒、巨细胞病毒、柯萨奇病毒、E-B病毒等）。病程分为：急性炎症（急性化脓性腮腺炎常见），慢性炎症（慢性腮腺炎、颌下腺炎）。

1. 灰阶超声腺体肿大，形态不规则，边界欠清晰，内部回声分布不均匀(图 2-2)，可见局限性液性暗区(图 2-3)。发生脓肿时超声表现为腺体肿大，回声减低，可见不规则形片状低回声区，有时可见局部组织液化的无回声及斑点状强回声。探头加压时患处疼痛。

2. 多普勒超声 腺体内血流信号较丰富。脓肿形成时，

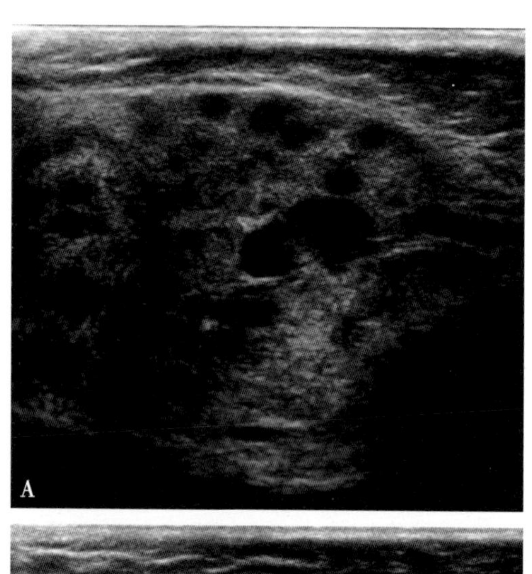

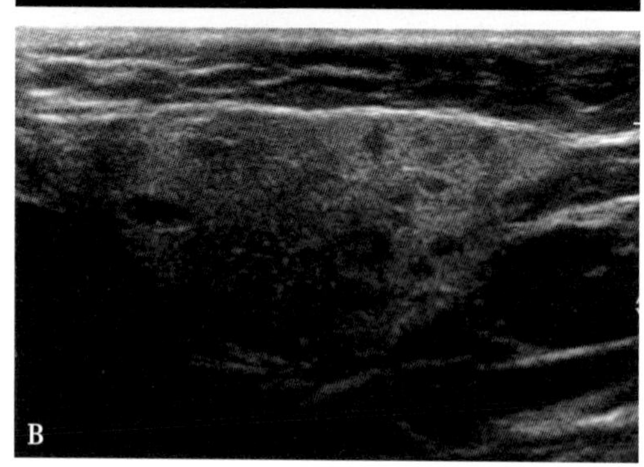

图 2-2 急性腮腺炎

女，5 岁，呼吸道感染，右侧耳周肿痛 2 天。A. 右侧腮腺体积明显增大，前后径：2.7cm，腺体回声减低、不均匀，可见透声区；B. 左侧腮腺前后径：2.0cm，腺体回声不均匀

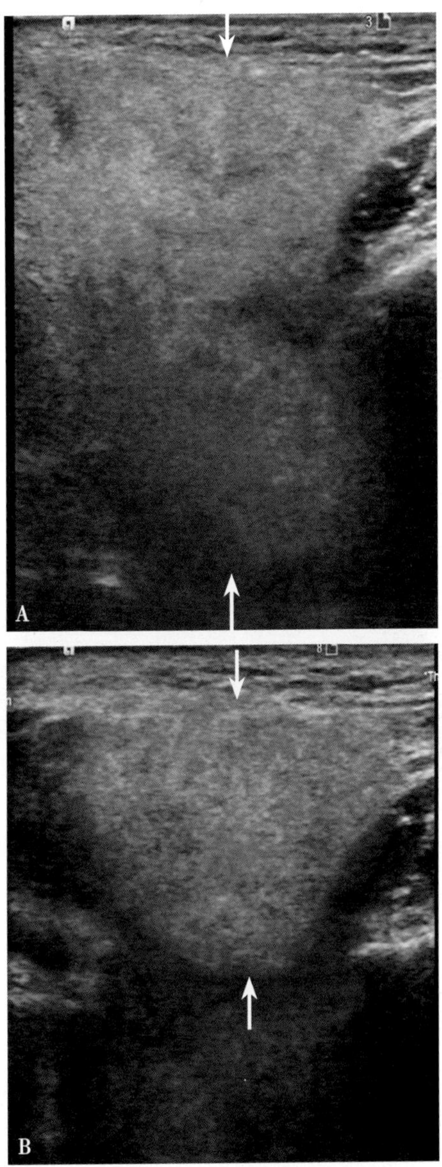

图 2-3 急性腮腺炎

男性，42 岁，右侧腮腺肿大一周，触痛明显。A. 右侧腮腺体积增大，前后径约：3.2cm，腺体内回声不均匀(箭)；B. 左侧腮腺大小形态尚可，前后径约 2.5cm，内回声均匀(箭)

病灶周边可见环状血流信号。

(二) 慢性涎腺炎

由于结石、异物、瘢痕挛缩等引起的导管阻塞,继发感染或细菌逆行感染而发病,也可由急性涎腺炎转为慢性涎腺炎(图 2-4)。好发于颌下腺,腮腺次之,舌下腺少见。患者通常感胀痛,但部分病例可为无痛性肿块。

1. 灰阶超声 声像图表现:慢性涎腺炎的声像图分为腺体型及导管型两种。

(1) 腺体型整个腺体增大,形态饱满,腺体回声分布不均匀,其内可见散在分布的大小不等的低回声病灶,可融合成较大的低回声灶,呈现肿块型改变,与周围组织分界不

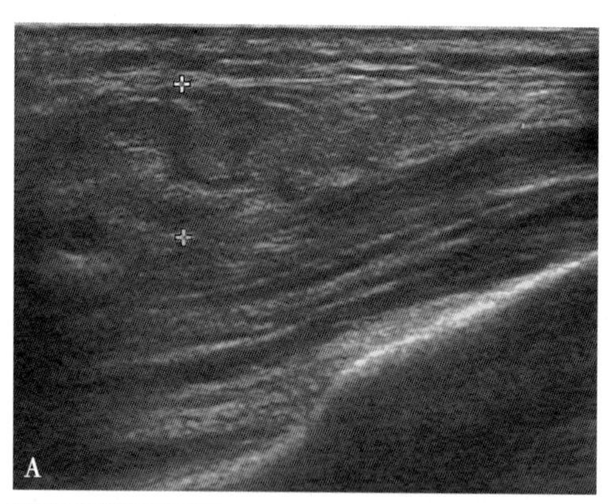

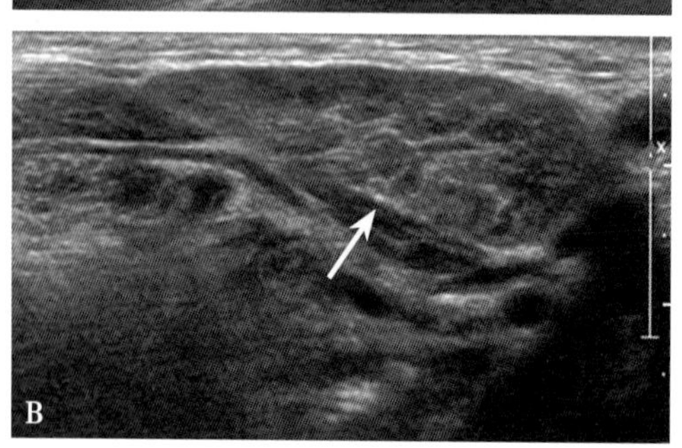

图 2-4 慢性涎腺炎

腮腺(A)、颌下腺(B,箭)腺体萎缩,实质回声不均匀

清，有时腺体内回声增强，可见腮腺主导管的管状强回声，后壁清楚无衰减。腺体内部及周边可见到增大的淋巴结，边界清楚，内可见淋巴门结构，CDFI 显示内部可见或无血流信号。

(2) 导管型多以单侧患病，可见主导管及分支导管扩张导管扩张，有时呈节段性扩张。扩张的导管内部也可见有点状或絮状回声，多伴有导管内结石。

(3) 腮腺周围淋巴结可反应性肿大

2. 多普勒超声　腺体内可见点状血流信号，有时可在低回声区中探及较丰富的血流信号。

(三) 涎石病

涎石病又称涎腺(管)结石，是涎腺腺体内或导管内出现结石(但主要发生于导管内)(图 2-5)，是引起涎腺急慢性炎性的原因之一。可能由脱落细胞、异物或细菌分解产物作为核心，钙盐及有机物不断沉积在核心周围所致。主要发生于青壮年，男性多见，最常发生于颌下腺。

(四) 涎腺淋巴结炎

三大涎腺中，腮腺淋巴结最丰富，故好发本病。

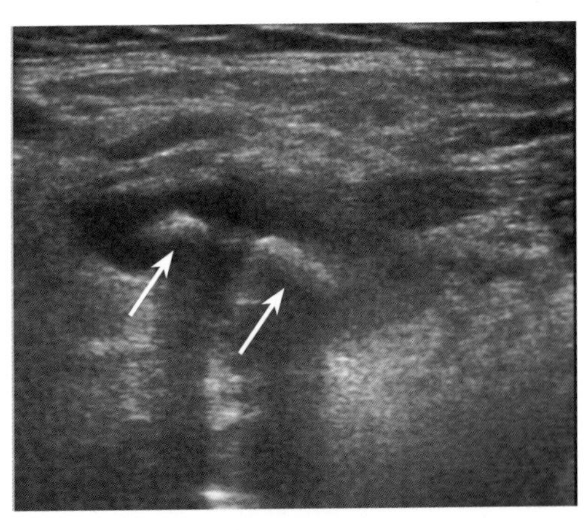

图 2-5　涎石病

颌下腺导管内多发结石(箭)

腮腺区淋巴结分三组:①浅淋巴结组(图 2-6):位于腮腺筋膜浅面和腺体表面;②腺体实质内淋巴结组;③深淋巴结组:位于咽侧壁深筋膜深面。三组淋巴结均汇入颈深上淋巴结系统。

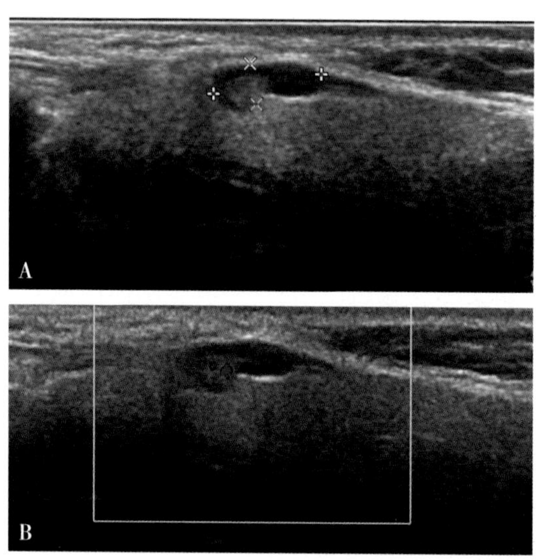

图 2-6 腮腺浅层淋巴结

临床症状:炎症病史,可有轻度压痛,质地中等,一般能活动。

1. 灰阶超声 腺体内单个或多发椭圆形结节,呈低回声,回声均匀或欠均匀,边界清楚,可见淋巴门结构(图 2-7A)。

2. 多普勒超声 CDFI 显示内部血流信号丰富,呈树枝状(图 2-7B)。

(五) 鳃裂瘘

鳃裂瘘多发生于腮腺及其导管。

涎腺、颊部的炎症包块破坏腺体或导致导管损伤,突破皮肤,涎液由创口向外流形成瘘道,上皮细胞生长覆盖整个瘘道

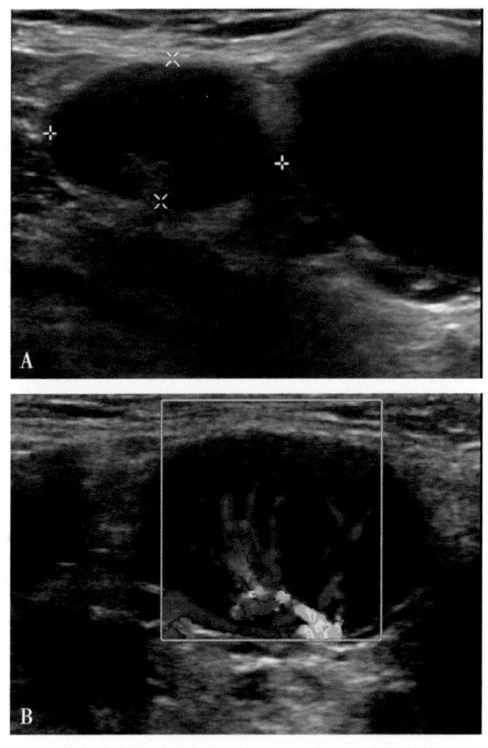

图 2-7　颌下腺淋巴结炎

创面，形成瘘管。

分型：腺体瘘、导管瘘。

1. 灰阶超声　腺体呈炎症表现，腺体内见炎性包块，可见管道状低回声从炎症包块内向外延续至皮肤表面。

2. 多普勒超声　包块内未见血流信号。

（六）涎腺淋巴上皮病

涎腺淋巴上皮病是一种自身免疫性疾病，病理上表现为涎腺内淋巴细胞浸润和腺泡萎缩，腺体实质不同程度地被淋巴细胞和网状细胞代替，小叶内导管上皮增生可形成肌上皮岛。其中淋巴细胞和上皮成分均可发生恶变。

良性淋巴上皮病包括 Mikulicz 病和 Sjögren 综合征，此两种病或系同一疾病的不同临床过程，前者腮腺肿大伴不适感或疼痛，并有口、眼、鼻、咽干燥称为“干燥综合征”，伴有风湿性关节炎及其他如红斑狼疮、硬皮病、多发性肌炎等自身免疫病时则为 Sjögren 综合征。

1. 灰阶超声　本病腺体超声表现与其病变类型及病变程度有关，灰阶声像图可分为弥漫型、结节型、类肿瘤型和萎缩型四型。

(1) 弥漫型(图 2-8)：典型表现是双侧腮腺腺体内部回声不均匀，见弥漫性的多个低回声区呈蜂窝状改变，直径通常为 2~6mm，病灶之间可见带状强回声，呈筛状表现。

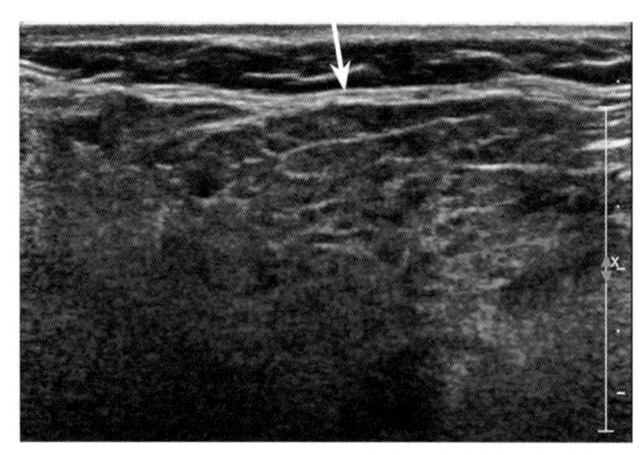

图 2-8　干燥综合征

腮腺实质回声不均匀，可见多发低回声区呈蜂窝样改变，病灶间见多发线状高回声，略呈网格样

(2) 结节型：典型表现为腺体内多发椭圆形或不规则形低回声区或无回声，直径通常为 6~20mm，可散在分布，亦可见大小不等的团块呈融合状，严重时累及整个腺体。未受累及的腺体回声正常。

(3) 类肿瘤型：灰阶图表现为腺体内见较大的低回声肿块，直径一般 >20mm，常为单发，包膜不明显，边界欠清，内部见纵横交错的条状高回声分隔。余腺体回声正常。

(4) 萎缩型：一般为 Sjögren 综合征的终末阶段，整个腺体体积缩小，内部回声增强，可见散在的强回声光带及光点，局部伴彗星尾征。双侧腺体内另可探及多个囊肿。

2. 多普勒超声　彩色血流显像显示弥漫型者表现为在整个的腺体内出现随机分布的点状血流信号，在回声最不均匀和囊性结构最多处血流信号最丰富。结节型者的血流分布形式呈结节内分支型，血流较丰富。

(七) 多形性腺瘤

多形性腺瘤又称“混合瘤”，是涎腺最常见的良性肿瘤，因肿瘤内含有上皮组织、黏液样组织和软骨样组织，组织具有多形性或混合性而得名。多数无症状，常见于30~60岁之间，腮腺好发。可发生恶性变，恶变时，生长速度加快，可向周围浸润并固定，可有疼痛和面瘫。

1. 灰阶超声

(1) 肿块多位于腮腺的浅叶，表现为腺体内单发的圆形、椭圆形或分叶形低回声肿块(图2-9，图2-10)，多数有包膜，少数包膜不完整，边界大多清晰，少数可表现为欠清晰或呈过渡型。

(2) 内部回声取决于肿瘤组织的特性，根据涎腺多形性腺瘤的内部回声强弱及分布表现为4种类型：实性均质回声、实性不均质低回声、囊实性或囊性回声。大多数呈不均质低回声表现。

另外，较大的肿块中(一般 >3cm)可出现部分囊性改变，当肿块内见点状强回声钙化灶时需警惕有恶变的可能。

2. 多普勒超声　彩色血流显像示大部分肿瘤见中等量血流信号，病变区呈现“提篮样”血流信号，少部分肿瘤缺乏血流信号。

(八) 腺淋巴瘤

腺淋巴瘤是一种涎腺良性肿瘤，又称为“淋巴乳头状囊腺瘤”或“Warthin瘤”，包含上皮和淋巴样组织两种成分。多见于中老年男性，可发生于单侧，另具有双侧、多灶性的特点。切除后很少复发，偶有恶变。

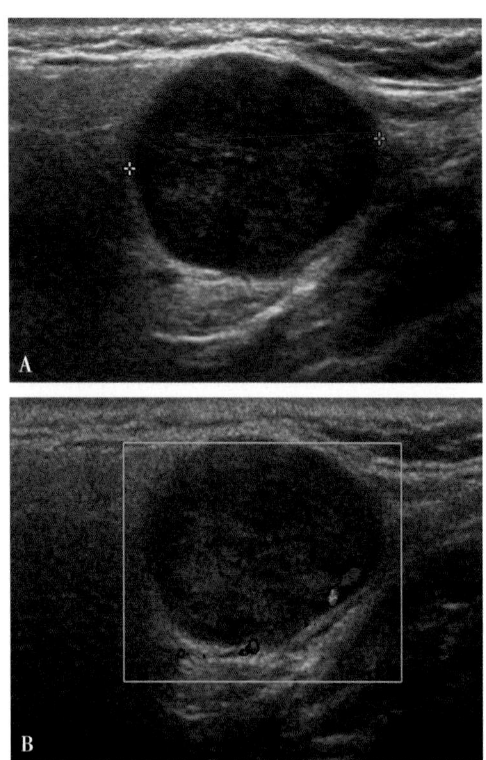

图 2-9 腮腺多形性腺瘤

类圆形低回声肿块(A),内回声不均匀,肿块周边见血流信号(B)

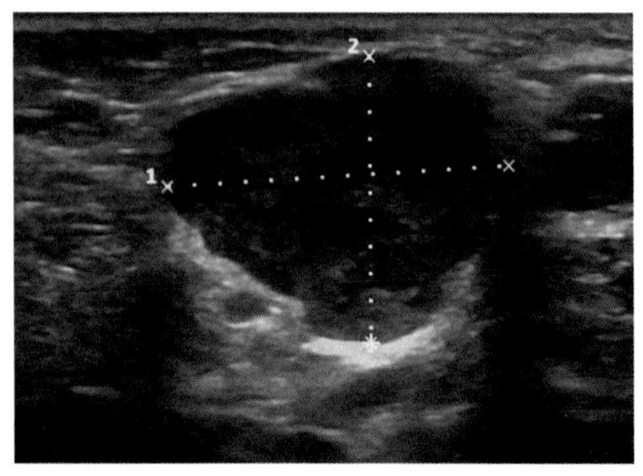

图 2-10 腮腺多形性腺瘤

分叶状低回声肿块,内回声不均匀

1. 灰阶超声

(1) 肿块常位于腮腺浅叶或下极，表现为单发或多发的圆形、类圆形肿块(图 2-11A)，少数呈轻度分叶状，边界清晰，包膜回声薄且大多完整，伴发感染时，边界可欠清，呈过渡型或镶嵌型。

(2) 内部回声极低，分布常欠均匀或不均匀，可见高回声

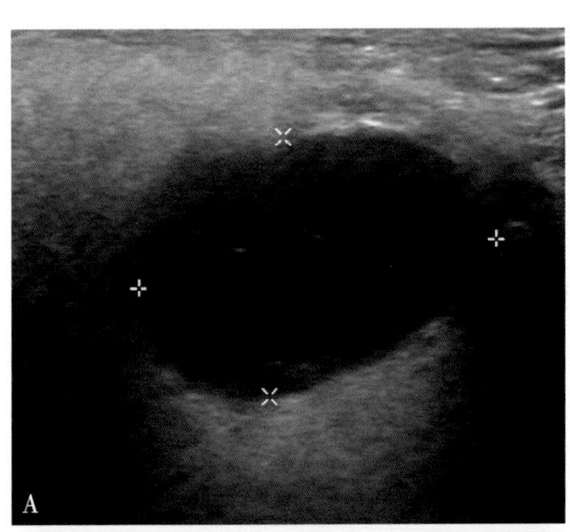

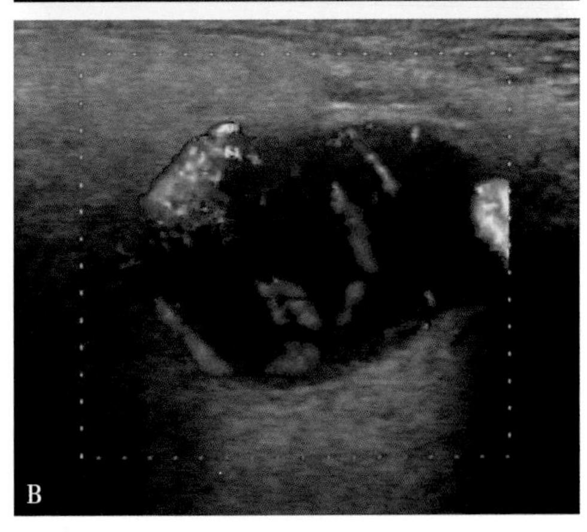

图 2-11 腮腺腺淋巴瘤

低回声肿块(A)，边界清楚，内呈“网格样”改变，CDFI 示结节内及周边均可见较丰富血流信号，呈树枝状(B)

带呈“网格状”分布，且多数瘤体局部可见液性暗区。

(3) 若伴发感染，肿块内部回声可相对增强，但仍低于周围组织，大部分后方回声增强。

2. 多普勒超声　腺淋巴瘤是所有涎腺肿瘤中血流信号最为丰富的(图 2-11B)。病变处呈现类似淋巴结门样血流信号深入瘤体。

(九) 恶性混合瘤

大多数由良性混合瘤复发而来，病史较长，短时间内生长较迅速，则需高度怀疑本病可能，累及面神经时可出现面瘫。

1. 灰阶超声　涎腺内可见肿块，边界不清，边缘不规则，内部回声不均匀，以低回声为主，部分肿块可表现为中等偏高回声或极低回声，同时颈部可见异常淋巴结。

2. 多普勒超声　CDFI 显示肿块内可见丰富血流信号，PW 探及低阻动脉频谱。

(十) 黏液表皮样癌

最常见的涎腺恶性肿瘤，多发生于腮腺。

1. 灰阶超声

(1) 高分化型：黏液表皮样癌声像图与多形性腺瘤相似，边界尚清，有时可见不完整包膜回声，形态一般较规则，少数可呈分叶形。肿块内部回声尚均匀或欠均匀。

(2) 低分化型：黏液表皮样癌肿块边界不清，形态不规则，内部多呈实质低回声，回声分布不均匀，有时可见均质、致密的高回声团。

(3) 中度恶性：黏液表皮样癌，其恶性程度介于前两者之间，其声像图亦介于高度恶性和低度恶性黏液表皮样癌表现之间。

2. 多普勒超声　黏液表皮样癌的血流信号介于多形性腺瘤与腺淋巴瘤之间，血流的分布形式以内部分支型和散在分布型为主。

十、检查报告书写规范

涎腺超声报告包括超声图像和文字两部分。

(一) 涎腺超声报告图像部分

阳性结果应有超声图片。条件允许时,可在超声工作站或PACS留取病变在不同超声断面上的图片,包括灰阶和彩色多普勒图像,必要时存储动态图像。

涎腺图像储存要求:

1. 涎腺弥漫性病变存图时,要求图片以病变涎腺为中心,结合周边组织;如腮腺加咬肌,颌下腺加颌下区软组织,舌下腺加口底肌群。

2. 涎腺局灶性病变存图时,要求图片以肿块为中心,结合周边的腺体组织。

3. 图片应有图标,可方便区分左右侧和涎腺位置。

(二) 涎腺超声报告文字部分

涎腺报告文字部分又包括三部分内容,一般项目、超声描述部分、超声诊断意见和落款。

1. 一般项目　一般项目包括受检者的姓名、性别、年龄、申请科室、检查部位、超声仪器及型号等,门诊患者要有门诊号,住院患者要有住院号、床号。

2. 超声描述部分　正常描述。

病变描述,包括腺体的大小、边界、内部回声情况、血流信号状况等;腺体内结节的数目、部位、形状、大小、边界、内部回声情况、血流信号状况等。而内部回声要描述回声的强度(无、极低、低、等、高)、均匀性(均匀、不均匀等)、有无钙化灶及其形态(点状、斑块状、环状等)、血流信号状况(分布、流速及阻力指数等)。如结节较大,需描述结节对周围组织的压迫和侵犯情况。

涎腺病变怀疑为恶性肿瘤时,可描述颈部淋巴结的累及状况。

3. 超声诊断意见　超声诊断意见是对上述文字描述和图像的总结，是超声医师依据专业知识作出的判断，包括有无病变和病变的性质，通常包括以下部分：

(1) 病变的物理性质，包括涎腺是否有弥漫性病变，局灶性病变的部位、形态、解剖结构比邻关系及性质（实性、囊性、混合性、钙化等）。

(2) 结合临床资料给出可能的诊断，可按可能性的大小依次给出多个。

(3) 必要时给出建议，比如定期复查、结合临床实验室相关检验指标、建议进一步检查等。

4. 落款　落款包括检查超声医师的签名和检查时间，有时还需记录者的签名。

参考文献

1. 张杰，尹彦玲，王胰，等．超声在慢性硬化性涎腺炎诊断中的应用．中国超声医学杂志，2010，26(10)：887-889.
2. 邱金銮，陈琴，戴俊臣，等．涎腺良性淋巴上皮病超声诊断与病理对照分析．中华消化病与影像杂志（电子版），2016，6(3)：111-113.
3. 陈贤明，杨甫文，甄泽年，等．涎腺淋巴上皮病诊断和治疗．中国耳鼻喉头颈外科，2006，13(11)：749-751.
4. 张素阁，李新民，刘兰芬，等．涎腺多形性腺瘤的超声诊断．中国超声医学杂志，2000，16(9)：712-713.
5. 邵琦，陈丽羽，徐栋，等.31 例涎腺黏液表皮样癌的超声表现与病理分析．肿瘤学杂志，2016，22(11)：969-971.
6. 王保钢，党渭楞．涎腺多形性腺瘤与腺淋巴瘤的超声鉴别诊断．中国医学影像技术，1999，15(2)：114-115.
7. 陆林国，徐秋华，燕山，等．腮腺腺淋巴瘤超声诊断与病理、临床对照分析．中国超声医学杂志，2005，21(11)：815-817.
8. Jonsson MV，Baldini C. Major Salivary Gland Ultrasonography in the Diagnosis of Sjögren's Syndrome：A Place in theDiagnostic Criteria? Rheum Dis Clin North Am，2016，42(3)：501-517.
9. Gritzmann N. Ultrasound of the salivary glands. Laryngorhinootologie，

2009,88(1):48-56,quiz 57-59.

10. Baldini C,Luciano N,Mosca M,et al. Salivary GlandUltrasonographyin Sjögren's Syndrome:Clinical Usefulness and Future Perspectives.Isr Med Assoc J,2016,18(3-4):193-196.

第三章　甲状腺超声检查

一、检查目的

1. 甲状腺结节性和弥漫性病变的超声诊断和鉴别诊断。
2. 甲状腺结节性和弥漫性病变的定期随访和疗效评估。
3. 甲状腺相关颈部淋巴结评估。
4. 甲状腺毗邻结构的评估。

二、超声在甲状腺影像学中的地位和价值

1. 甲状腺影像诊断主要包括超声、核素扫描、CT、MRI及PET-CT。

2. 在各种影像学检查中，超声检查对甲状腺病变的检出和诊断具有明显的优势。在超声引导下还可以进行甲状腺细针或粗针穿刺活检，并进行相应的介入治疗。

3. CT和MRI有助于显示胸骨后甲状腺病变。核素显像有助于评估甲状腺结节的功能状态，识别异位的甲状腺组织。对于甲状腺内的甲状旁腺腺瘤，超声易误诊为甲状腺结节，MIBI显像则可帮助鉴别。

三、适应证

(一) 有以下甲状腺病变相关的症状或体征者

1. 颈前区甲状腺区域出现肿大、局部外凸、疼痛不适等

症状。

2. 出现甲状腺功能亢进或减退临床表现。

3. 出现颈部压迫感、声音嘶哑、吞咽困难、呼吸困难等症状。

4. 体检发现甲状腺形态、大小、质地异常；触及甲状腺结节。

5. 颈部淋巴结肿大。

（二）辅助检查发现甲状腺异常

1. 影像学检查提示甲状腺异常，如核素检查提示有甲状腺内异常聚集区，CT 发现甲状腺内异常密度灶，MRI 发现甲状腺内异常信号区。

2. 实验室检查发现 T_3、T_4 异常增高或减低，甲状腺相关抗体异常等。

（三）甲状腺外科术前、术中及术后评估

1. 术前评估　甲状腺结节的数目、位置及大小，结节与甲状腺包膜或颈部肌肉、气管、食管、颈动脉、颈静脉及其他软组织的关系；颈部中央区和外侧区淋巴结状况。

2. 术中评估　定位病灶从而指导手术切除，发现术前未发现的病灶，判断切除情况等。

3. 术后评估　术后早期可了解局部血肿及水肿状况。肿瘤局部复发和淋巴结转移状况的评估在水肿消退后（一般 3 个月后）进行更为准确，尤其是中央区淋巴结未作清扫者。

（四）甲状腺病变的随访

1. 甲状腺弥漫性病变药物或放射治疗的疗效判断。

2. 对于细针抽吸结果为良性的结节可行超声随访，主要评估包括结节大小在内的形态学改变。

3. 甲状腺恶性肿瘤术后的定期随访。

（五）超声引导下介入诊断和治疗

1. 超声引导下经皮穿刺细胞学检查和组织学活检等。

2. 超声引导下甲状腺囊性结节和囊性为主结节的囊液抽吸、药物灌注治疗；实性或实性为主结节的射频消融、微波

消融及激光消融等。

(六) 高危人群筛查

1. 儿童或青少年时期颈部辐照史。

2. 一位或多位一级亲属甲状腺癌病史。

3. 具有家族性腺瘤性息肉病、Cowden病和乳腺癌等病史;具有家族性多发性内分泌肿瘤综合征(MEN-ⅡA型和MEN-ⅡB型)、家族性甲状腺髓样癌等家族史。

四、禁忌证和局限性

1. 无明显禁忌证。

2. 由于甲状腺可异位生长,对于异位于胸骨柄后或前上纵隔的甲状腺超声可能显示效果不佳,甚至无法显示。

3. 在探测甲状腺癌前上纵隔淋巴结转移时,有些结节位置偏深,此时超声有局限性,应考虑采用CT或MRI检查。

五、检查前准备

(一) 医师的准备

在进行检查前,超声医师应尽可能了解受检者的相关病史,实验室检查及其他影像学资料,必要时还应对重点检查部位进行相关体格检查,以便更好掌握受检部位的具体情况。

(二) 患者的准备

为了便于全面检查甲状腺及颈部淋巴结,需尽量暴露颈部。高领衣物、围巾等在检查前需脱去或摘除。颈部饰品如影响检查野的暴露也需摘除。

六、检 查 技 术

(一) 仪器设备

1. 一般选用中、高档彩色多普勒超声诊断仪。

2. 一般采用高频线阵宽频带探头，频宽通常为5~18MHz或更高。对于肿大明显的甲状腺，尤其是对肿大甲状腺后方结构的观察，稍低频率的线阵探头效果更好。胸骨后甲状腺可采用凸阵探头观察。

（二）仪器调节

1. 灰阶超声　调节灰阶超声成像频率、增益、TGC曲线、焦点和成像深度等使其达到最佳成像效果。

2. 彩色/能量多普勒超声　调节彩色/能量多普勒超声的取样框大小。调节速度标尺、彩色增益和壁滤波至最佳水平，以不出现噪声的前提下显示最多的彩色血流信号为佳。

3. 脉冲多普勒超声　调节取样容积、声束-血流夹角、脉冲重复频率、基线、脉冲多普勒增益、壁滤波和频谱速度，以获得最佳的多普勒频谱显示效果。

（三）体位

1. 患者取仰卧位，颈部垫枕，头部后仰充分暴露颈前区。

2. 对于某些颈部较短或肥胖等情况者，可在颈部垫枕使头后仰，呈现头低颈高位。

3. 如果一侧甲状腺明显肿大，也可采取侧卧位。

4. 检查一侧甲状腺时，如有需要，患者头部应后仰的同时向对侧偏转。

（四）检查方法

1. 嘱患者平静呼吸。

2. 横切扫查时，将探头置于颈前正中、甲状软骨下方，从上向下滑行扫查，直至甲状腺下极消失为止，分别对甲状腺左右侧叶和峡部进行横切扫查。

3. 纵切扫查时，可沿甲状腺左、右两侧叶的长径扫查，可由外向内或由内向外作一系列的滑行纵切扫查。

4. 有时为显示肿大甲状腺的全貌，可使用梯形成像、宽景成像技术，也可使用凸阵探头，后者具有更佳的穿透力。胸骨后方的甲状腺常因胸骨的遮挡使得显示受限，必要时可使用凸阵探头甚至端射的腔内探头进行扫查。必要时需结合CT、MRI等检查。

5. 注意颈部中央区和颈外侧区淋巴结的扫查,尤其是甲状腺上极结节需注意Ⅱ、Ⅲ区淋巴结情况,而甲状腺背侧的病灶需与淋巴结、甲状旁腺及食管来源的病灶相鉴别。也应注意甲状腺毗邻颈部肌肉及软组织的扫查。必要时观察气管、食管、颈动脉、颈静脉状况。

6. 在灰阶检查的基础上,可进行彩色/能量多普勒检查,探测甲状腺实质、甲状腺结节及病变淋巴结的血流状况。必要时可使用脉冲多普勒进行半定量测量。

(五)甲状腺检查的特殊试验

1. 探头挤压试验　超声检查时探头加压,若能压扁,则说明是囊性或质地疏松的肿块;若不能压扁,则说明肿块是质地较实或张力较高的囊肿。另一方面,加压超声图像可见肿块与周围组织同向位移,或移动度很小,显示肿块与周围组织发生粘连。另外,对于甲状腺内部的小肿块,探头加压还可使肿块图像显示得更为清晰。部分亚急性甲状腺炎症患者,急性期时挤压患侧会引起明显疼痛。

2. 吞咽试验　超声纵切面同时显示肿块与甲状腺组织,嘱患者吞咽口水,若两者之间存在相对运动,则首先考虑肿块来源于甲状腺外;若肿块与甲状腺同步运动,通常考虑肿块来源于甲状腺,或甲状腺外的肿块与甲状腺粘连的可能。

3. 鼓气试验　嘱患者紧闭嘴唇做呼气动作以扩张梨状隐窝,若为梨状隐窝的脓肿累及甲状腺时,超声可直接观察到气体通过梨状隐窝进入脓腔;超声亦可显示瘘管存在的间接征象,表现为原来没有气体的脓肿腔内出现气体的强回声。

4. 饮液试验　检查前嘱患者喝水、碳酸饮料、溶入超声造影剂的水或饮料等,当患者仰卧位时,超声若能观察到水、气体或造影剂微泡进入肿块内部,此即可证实该肿块不是来源于甲状腺，而是来源于食管憩室。在进行上述检查前如怀疑伴有炎症存在，可使用抗生素治疗，否则可能会由于炎症水肿导致瘘管闭塞而影响检查结果。

（六）测量方法

1. 甲状腺大小的测量

（1）甲状腺测量一般是在灰阶超声条件下进行。每侧甲状腺应在横切面测量左右径和前后径两个径线，峡部应测量前后径，必要时可在纵切时测量甲状腺上下径，如测量有困难可使用宽景成像或梯形成像功能进行。

（2）在做侧叶从上至下滑行横切时，观察其最大横切面，测量侧叶前后径和左右径（图 3-1）；颈前正中横切，确定峡部最大厚度的切面后，冻结图像，测得峡部厚度（图 3-2）；侧叶纵切时，也采用滑行的方法确定最大纵切面，测量上下径（图 3-3）。

（3）甲状腺测值过程中需要强调三点：①扫查时探头保持与皮肤垂直，否则会高估甲状腺的前后径；②同时探头一定要轻放于皮肤上，否则会导致左右径的高估，而前后径的低估；③横切时，探头应尽可能处于水平状态，否则会高估甲状腺的左右径。

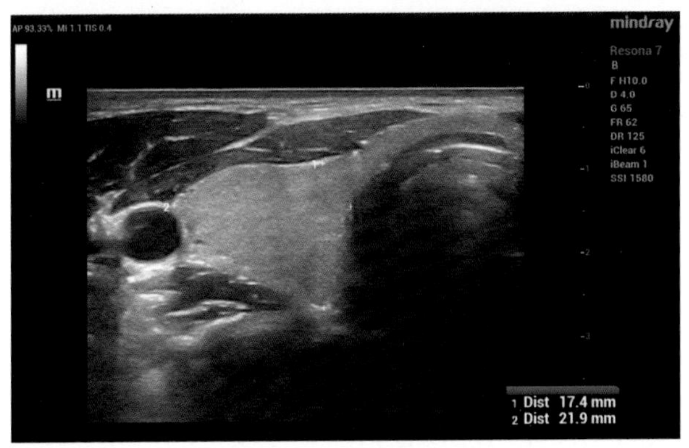

图 3-1　甲状腺测量

最大横切面测量前后径和左右径

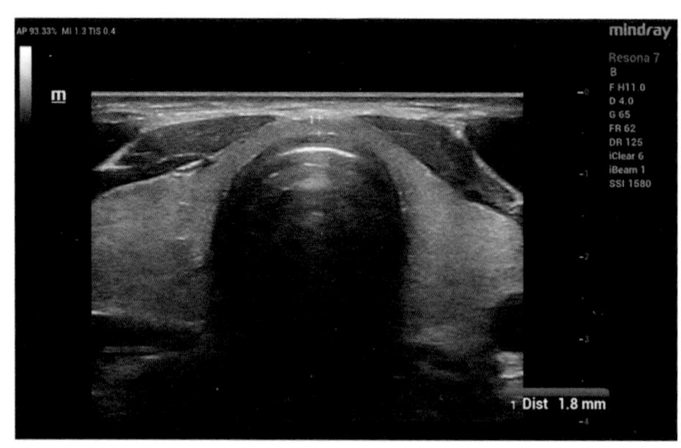

图 3-2 甲状腺测量

确定峡部最大厚度的切面后，测得峡部厚度

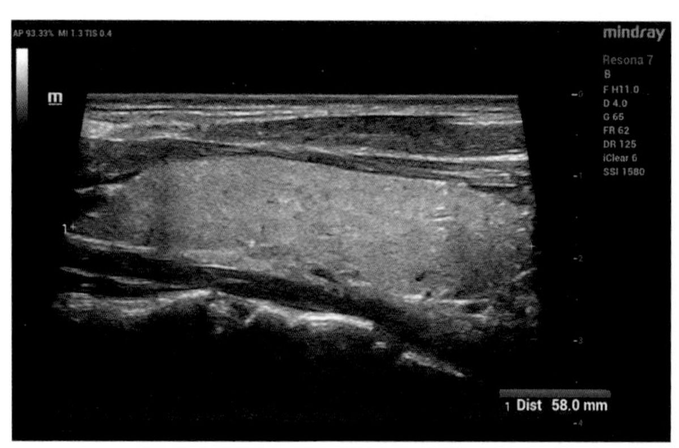

图 3-3 甲状腺测量

最大纵切面测量上下径

2. 结节大小的测量　结节大小可用结节最大切面的最大径来评估，可部分反映结节的生长速度。结节大小一般在纵断面测量上下径和前后径，在横断面测量左右径，若周边出现声晕，则测量时应该包括声晕厚度（图 3-4）；若其边界模糊，则测量时需包括其周边区，该区域可能为病变累及区（图 3-5）。

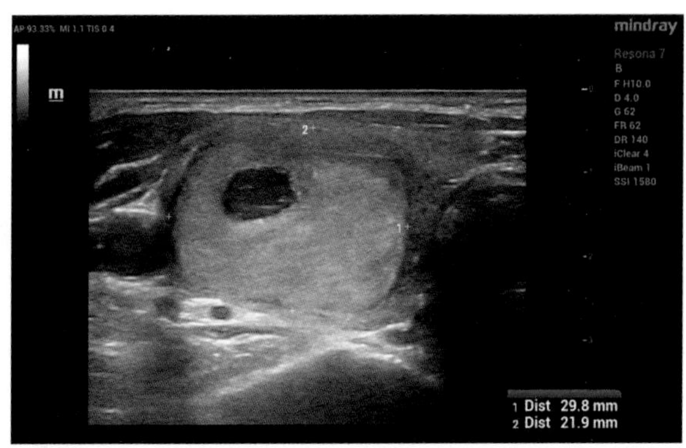

图 3-4　结节大小的测量

甲状腺结节有声晕时，测量应包括声晕

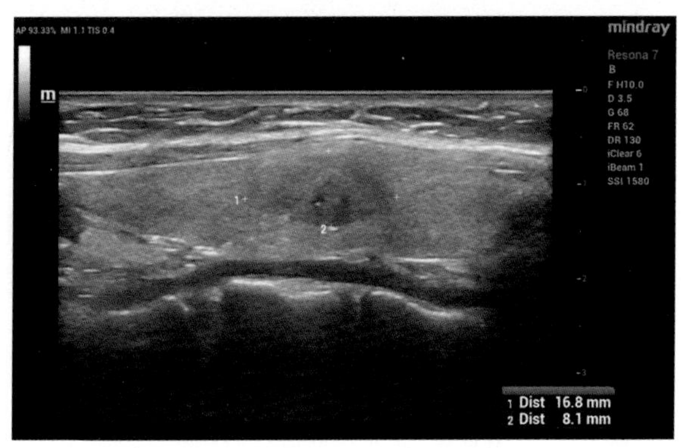

图 3-5　结节大小的测量

甲状腺结节边界模糊时，测量应包括其周边区

（七）图像记录

甲状腺超声报告存储图像包括两方面内容：

1. 甲状腺结节图像　重点记录主要结节的超声图像。记录结节的灰阶超声图和彩色血流图。最好同时记录带测量标记和不带测量标记的图像。

2. 甲状腺实质图像　如果甲状腺无结节，则记录甲状腺实质的灰阶超声图和彩色血流图。

七、正常甲状腺超声表现

(一) 甲状腺

1. 形态　颈前正中横切面探查时甲状腺呈马蹄形或蝶形(图 3-6),两侧叶较厚,位于气管的两侧,中间由较薄的峡部相连,后方为气管衰减暗区。颈侧部纵切面探查,甲状腺呈上窄下宽的锥形。异位甲状腺形态各异,常位于颈前正中,上起舌根、下至胸骨柄后,其中以从舌根到甲状腺的正常解剖位置之间最为多见。

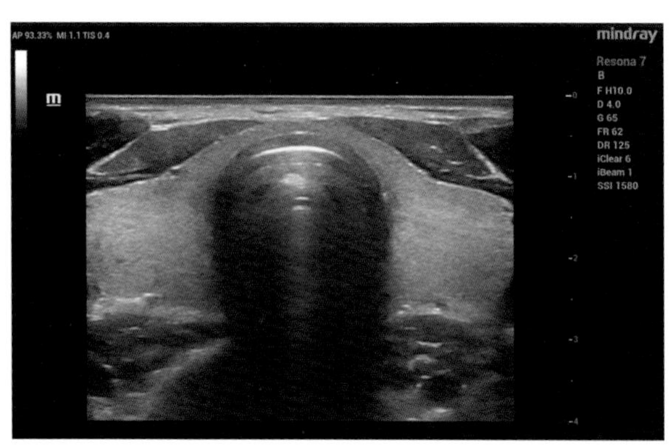

图 3-6　正常甲状腺灰阶超声

横切面呈蝶形,实质回声高于颈部带状肌回声水平

2. 包膜　甲状腺周围是由甲状腺真被膜和甲状腺假被膜形成的薄层高回声带,光滑,整齐,境界清晰。

3. 腺体回声　正常甲状腺实质的回声水平和正常颌下腺的回声水平相似,高于颈部带状肌(即舌骨下肌群,包括胸骨舌骨肌、肩胛舌骨肌、胸骨甲状肌和甲状舌骨肌)回声水平(图 3-6)。根据不同的超声仪器、不同的成像频率,甲状腺实质回声分布略有差异,高分辨力超声显示的甲状腺实质回声密集均匀,而仪器分辨力不佳时,甲状腺实质的回声较粗,均匀性下降，细腻感不足。

4. 实质内血流　彩色多普勒超声显像时，高灵敏度超声仪器可能显示为散在的棒状或条状血流信号(图 3-7)，低灵敏度超声仪器可能只显示稀疏分布的点状或短棒状血流信号；动脉血流表现为搏动的、明亮的彩色血流信号，而静脉彩色血流较为暗淡，且不具搏动感。脉冲多普勒可进行相关血流参数分析。

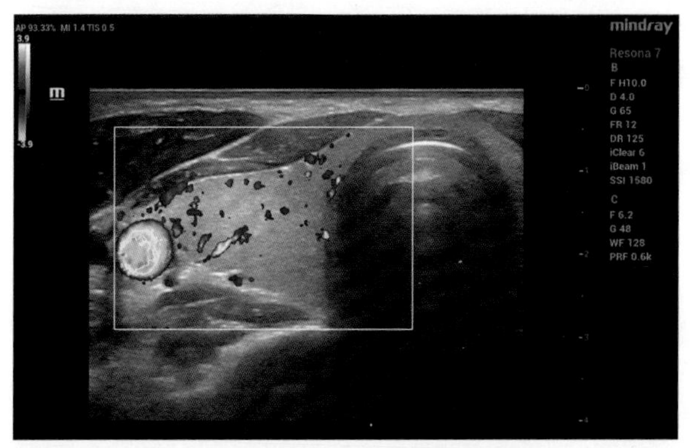

图 3-7　正常甲状腺彩色多普勒超声

高灵敏度彩色多普勒超声显示甲状腺实质散在的棒状和条状血流信号

(二) 甲状腺血管

1. 甲状腺动脉　甲状腺动脉包括甲状腺上动脉、甲状腺下动脉和甲状腺最下动脉，甲状腺上动脉呈圆形或椭圆形，内径一般小于 2mm，位于颈总动脉的内侧，呈细等号样管道回声，超声容易探查(图 3-8)。甲状腺下动脉显示率较上动脉低，内径为 1.5~2.0mm(图 3-9)。而甲状腺最下动脉起源变异较多，且内径较细，一般为 1mm 左右，超声检出率不高。甲状腺

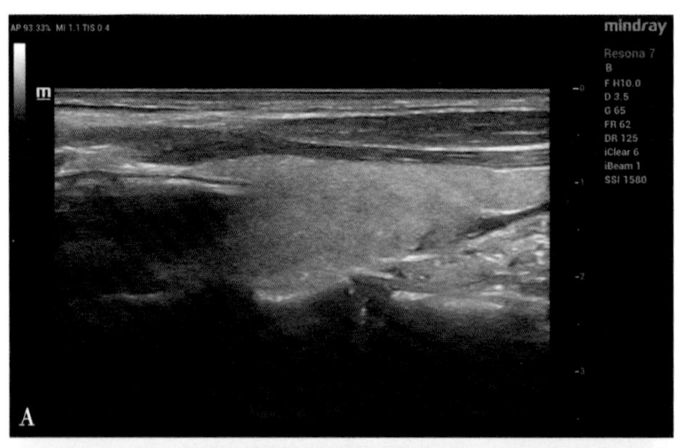

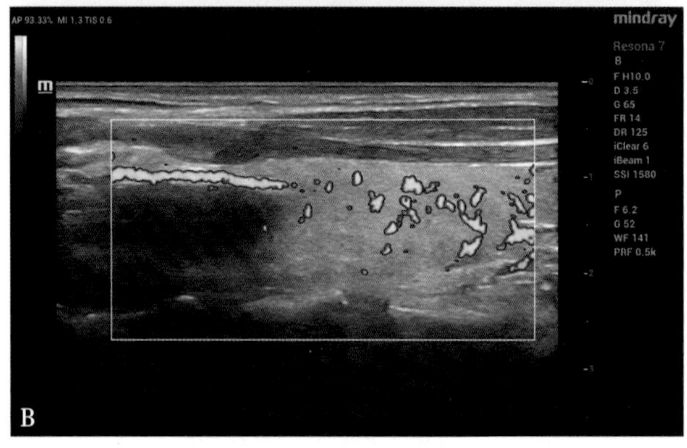

图 3-8 甲状腺上动脉

A. 颈部纵切面显示甲状腺上极上方甲状腺上动脉长轴；
B. 能量多普勒显示甲状腺上动脉内血流信号

上、下动脉血流频谱为陡直的单向单峰图像，上升较快，下降较慢。

2. 甲状腺的静脉 甲状腺侧叶纵切面可见许多细小的圆形无回声围绕在甲状腺的表面为甲状腺静脉，包括上、中、下三对甲状腺静脉，挤压探头有助于甲状腺静脉的辨认，表现为可压扁的管道回声。

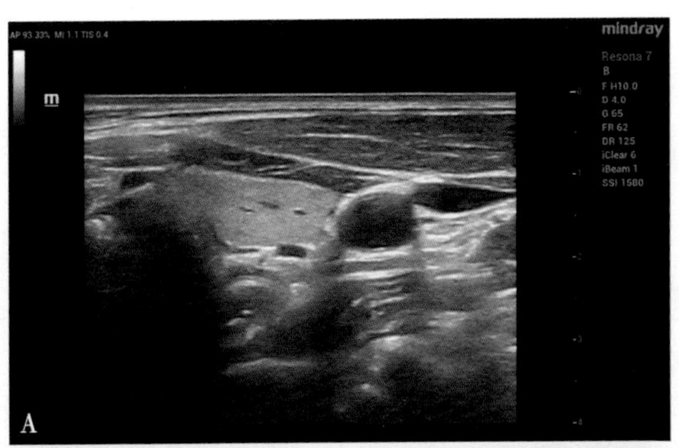

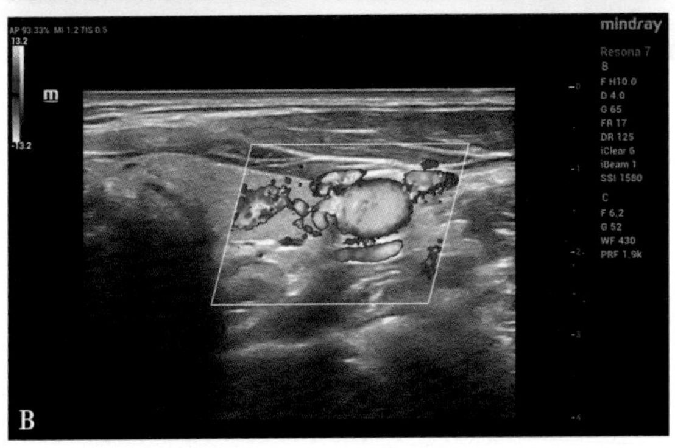

图 3-9　甲状腺下动脉

A. 颈部横切面显示颈动脉后方甲状腺下动脉长轴；
B. 彩色多普勒显示甲状腺下动脉内血流信号

八、甲状腺弥漫性疾病的超声评估

(一) 灰阶超声

1. 大小　甲状腺的大小通常用侧叶前后径、左右径及峡部厚度来评估，分正常、肿大和缩小三种状态（图 3-10）。甲状腺肿大主要见于甲状腺功能亢进症、桥本甲状腺炎及结节性甲状腺肿；甲状腺缩小则见于甲状腺功能亢进症放射性核素治疗后、桥本甲状腺炎后期，也可见于甲状腺发育异常，甲状腺部分切除术后。

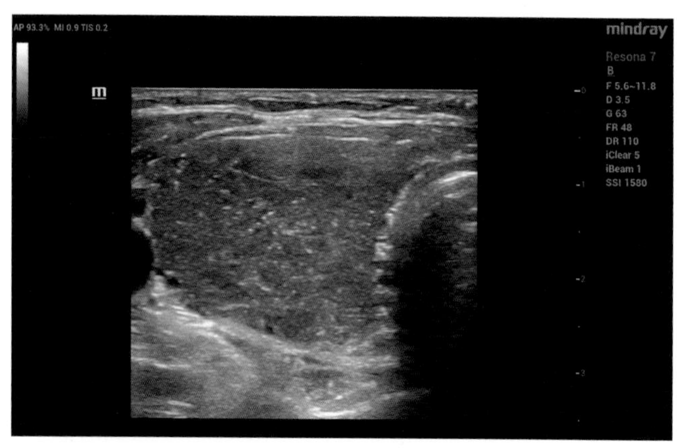

图 3-10 甲状腺弥漫性疾病

甲状腺功能亢进,甲状腺前后径和左右径皆明显增大

2. 形态 可分为对称性和非对称性。对于正常甲状腺、单纯性甲状腺肿及多数的甲状腺功能亢进、桥本甲状腺炎,甲状腺的两侧叶常对称。甲状腺两侧叶不对称多见于结节性甲状腺肿、亚急性甲状腺炎、先天性甲状腺发育异常等原因。

3. 包膜 甲状腺包膜可分为规则、不规则两种。包膜规则通常见于正常甲状腺、单纯性甲状腺肿、桥本甲状腺炎早期。包膜不规则常见于结节性甲状腺肿、桥本甲状腺炎、亚急性甲状腺炎等(图 3-11A)。

4. 内部回声

(1) 回声强度:以正常颌下腺实质回声做参考,可分为回声正常、回声减低和回声增高。实质回声正常见于正常甲状腺、部分单纯性甲状腺肿及结节性甲状腺肿;甲状腺实质回声减低多见于桥本甲状腺炎、甲状腺功能亢进、亚急性甲状腺炎等疾病(图 3-11A);回声增高较为少见,可见于部分结节性甲状腺肿。

(2) 回声均匀性:可分为均匀和不均匀。甲状腺实质回声均匀可见于正常甲状腺、单纯性甲状腺肿、部分结节性甲状腺

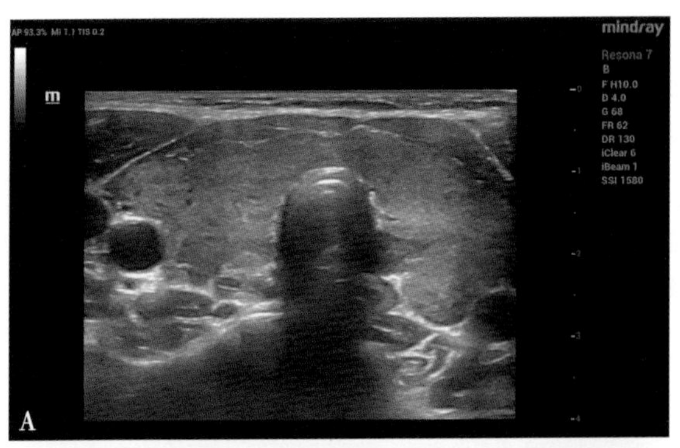

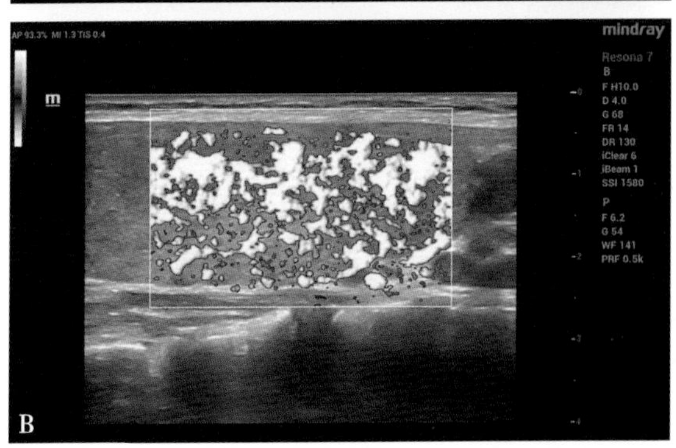

图 3-11 甲状腺弥漫性疾病 桥本甲状腺炎

A. 甲状腺包膜不规则，实质回声减低，不均匀；B. 能量多普勒超声显示实质血流弥漫性增多

肿及少数甲状腺功能亢进、桥本甲状腺炎患者；回声不均匀者为甲状腺弥漫性病变的共同征象（图 3-11A）。

（二）多普勒超声

1. 彩色 / 能量多普勒超声

（1）血流丰富程度：分正常、增多及减少。血流增多见于甲状腺功能亢进、桥本甲状腺炎（图 3-11B）；血流减少见于部分桥本甲状腺炎、亚急性甲状腺炎等；部分甲亢、单纯性甲状腺肿及亚急性甲状腺炎的腺体血流也可无明显改变。

（2）血流分布形式：分弥漫性分布和局限性分布。绝大多数甲状腺弥漫性病变的血流呈现弥漫性分布（图 3-11B）；

局限性血流增多可见于部分甲状腺功能亢进、桥本甲状腺炎患者，而局部血流减少常见于亚急性甲状腺炎、甲状腺脓肿等。

2. 脉冲多普勒超声　可测量甲状腺上动脉的流速、阻力指数（RI）和搏动指数（PI）。甲状腺弥漫性病变中甲状腺上、下动脉收缩期峰值血流速度（PSV）可增高，减低或正常。增高多见于甲状腺功能亢进和桥本甲状腺炎。减低多见于甲状腺弥漫性病变治疗后。

九、甲状腺结节性疾病的超声评估

（一）灰阶超声

1. 部位　侧叶甲状腺可分为上、中、下三个区域，再加上峡部，整个甲状腺共七个区域。甲状腺结节按所占区域大概可划分为单区域和多区域两类。少部分结节可以发生于异位甲状腺组织。

2. 数目　分单发和多发。在良性病变中，结节性甲状腺肿常为多个结节，但也可单结节，而甲状腺腺瘤多表现为单结节。甲状腺单发结节和多发结节患者罹患甲状腺癌的机会相似。

3. 大小　结节的大小无助于预测或排除恶性病变。

4. 形态　可分为椭圆形、类圆形、不规则形。椭圆形、类圆形多见于良性结节（图 3-12），但也见于甲状腺滤泡型乳头状癌、甲状腺滤泡癌、甲状腺髓样癌等；甲状腺乳头状癌多表现为不规则形（图 3-13）。

5. 纵横比　为结节的前后径和横径的比值（anteroposterior to transverse diameter ratio，A/T），其中横径（transverse diameter）并不单纯指横断面上的内外径（mediolateral diameter），也可指纵断面上的上下径（craniocaudal diameter）。可将结节的形态分为 A/T≥1 和 A/T<1 两类（图 3-12，图 3-13）。A/T≥1 多见于恶性结节。

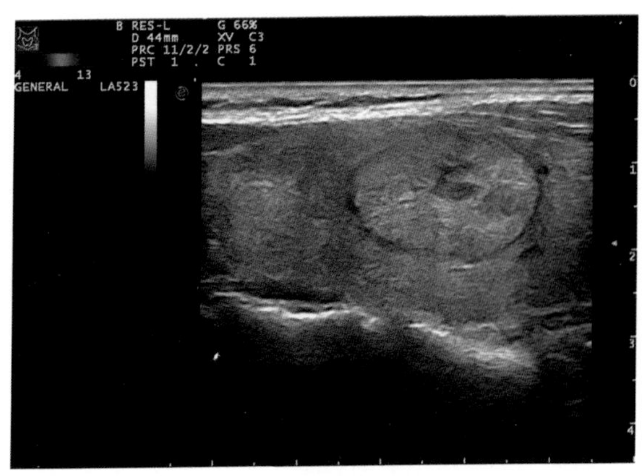

图 3-12　甲状腺结节灰阶超声评估

结节为椭圆形，A/T<1，边界清晰，边缘光整，可见完整声晕，内部呈实性中等回声，这类结节可归类于“滤泡状肿瘤样结节”，病理证实为结节性甲状腺肿

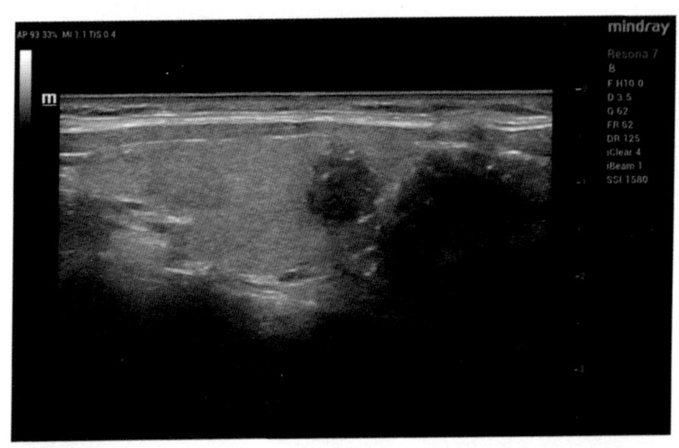

图 3-13　甲状腺结节灰阶超声评估

结节为不规则形，A/T>1，边缘不光整，内部呈极低回声，见微钙化，后方伴声衰减，病理证实为甲状腺乳头状癌

6. 边界　分清晰和模糊。边界清晰定义为病灶的 50% 以上和周围正常甲状腺组织分界明确；边界模糊则指结节的 50% 以上和周围正常甲状腺组织分界不明确。一般认为恶性结节多表现为边界模糊，而良性结节多表现为边界清晰（图

3-12)。

7. 结节边缘　分光整和不光整。光整定义为边缘光滑完整;不光整定义为边缘出现成角或微小分叶。恶性结节边缘不光整的现象较良性结节多见(图 3-13)。

8. 结节声晕　根据声晕完整与否,可分为完整声晕和不完整声晕;根据声晕厚度是否均匀,可分为均匀声晕和不均声晕。厚度不均声晕、不完整声晕可见于部分甲状腺乳头状癌。完整的声晕多提示结节为良性(图 3-12)。

9. 结节内部结构　分实性、实性为主、囊性为主和囊性结节。实性结节指结节内部全部为实性的结节(图 3-12,图 3-13);实性为主结节指结节内出现囊性成分,囊性部分 <50%;囊性为主结节指结节内囊性部分≥50%(图 3-14);囊性结节内部无实性结构。结节内出现囊性成分提示该结节是癌的可能性较小。囊性为主结节中的海绵状结构结节高度提示良性结节(图 3-15)。

10. 结节回声水平　通过与甲状腺实质、颈部带状肌相比较,可将结节回声分为极低回声、低回声、等回声和高回声。低于带状肌者为极低回声,仅低于甲状腺实质者为低回声,与

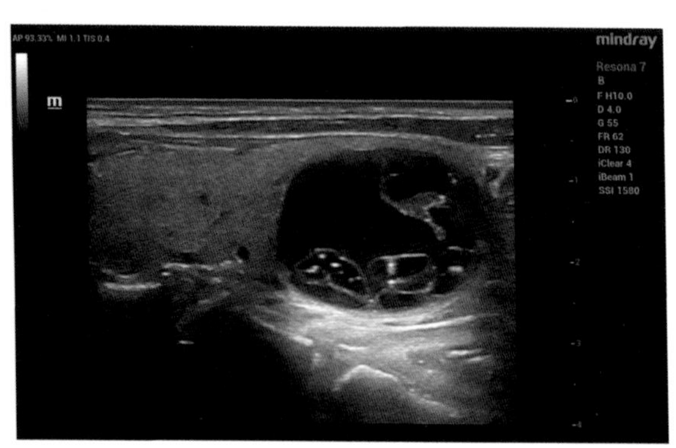

图 3-14　甲状腺结节灰阶超声评估

结节内部呈囊性为主,内伴浓缩胶质强回声,病理证实为结节性甲状腺肿

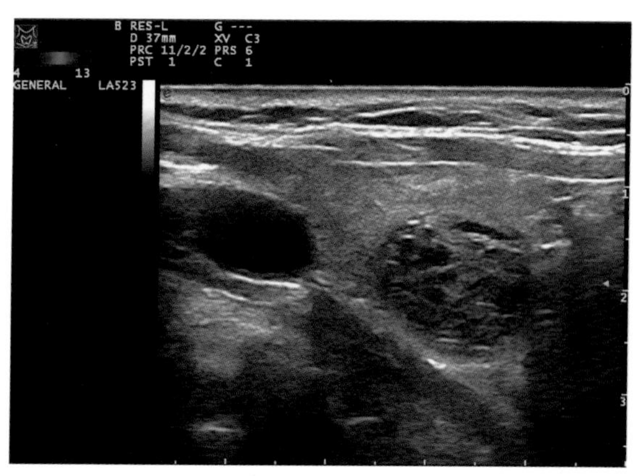

图 3-15　甲状腺结节灰阶超声评估

结节内部呈海绵状结构，病理证实为结节性甲状腺肿

甲状腺实质回声相近者为中等回声，而高于甲状腺实质者则为高回声。恶性结节多表现为低回声或极低回声，极低回声对诊断甲状腺癌有高度特异性（图 3-13）。高回声结节恶性的可能很小。

11. 结节钙化　根据钙化的大小、形态和分布特征可将钙化分为微钙化、粗钙化、环状（弧形）钙化。超声上微钙化和粗钙化的区别在于它们的大小不同，但目前尚没有统一的标准来界定微钙化的大小，不同的文献分别以 1mm、1.5mm 和 2mm 作为标准来区分。超声探及的这 3 种类型钙化中，任何类型钙化皆有恶性的危险，但以微钙化的恶性危险最高（图 3-13）。

12. 结节内浓缩胶质　浓缩胶质在超声上表现为点状强回声，后伴彗星尾征，一般认为只有良性结节出现这种表现（图 3-14）。需注意和微钙化相鉴别，有时两者的鉴别非常困难。

13. 后方回声　分增强、无变化、衰减。后方回声增强良恶性结节均可出现，恶性结节后方衰减的现象较良性结节多见（图 3-13）。

14. 结节的相对运动　分正常和下降。相对运动下降多由恶性结节突破包膜侵犯至周围软组织，或局部炎性病变向周围组织蔓延所致。无包膜侵犯的结节相对运动正常。

（二）多普勒超声

1. 彩色/能量多普勒超声　在彩色多普勒上，甲状腺结节的血管分布状况可分为4种：①无血管型，指甲状腺结节内无血管；②边缘血管为主型，指血管主要位于结节边缘部位；③中央血管为主型，指血管主要位于结节中央部位；④混合血管型，指血管较均匀分布于结节中央和边缘部位。边缘为主型血管是甲状腺癌的主要血管模式。甲状腺结节的血流丰富程度是和周围甲状腺实质相比较，甲状腺微小乳头状癌多表现为低血供（图3-16）。

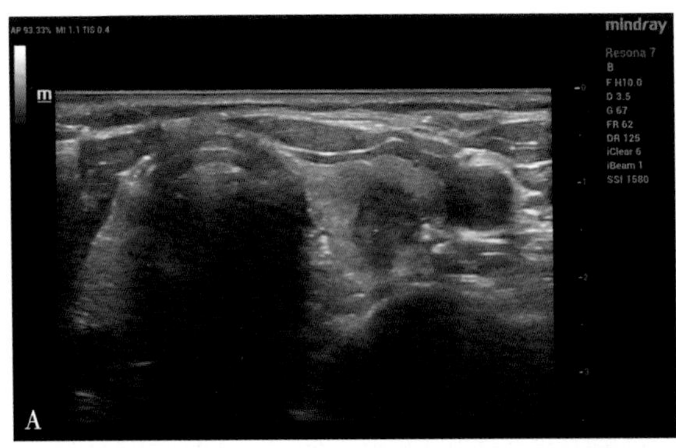

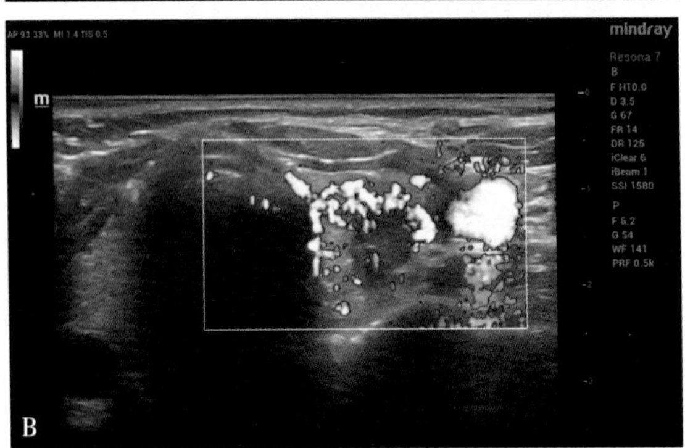

图3-16　甲状腺多普勒超声 甲状腺乳头状微小癌

A. 结节为不规则形，A/T>1，边缘不光整，内部呈极低回声，见微钙化，后方回声无改变；B. 能量多普勒超声显示边缘血管为主型低血供

2. 脉冲多普勒超声　PI 和 RI 是评估甲状腺结节的良好多普勒参数，如果以多次测量的最高值为标准，PI>1.32，RI>0.74 可用于识别恶性结节，但部分恶性结节可表现为低阻力血流。

十、甲状腺常见疾病超声评估

(一) 甲状腺弥漫性疾病

1. 桥本甲状腺炎

(1) 灰阶超声

1) 腺体体积可正常，也可呈弥漫性非均匀性肿大，有时呈分叶状。病程后期可出现萎缩性改变，即表现为甲状腺缩小。

2) 腺体内部回声减低，分布不均，有时表现为腺体内大量小斑片状低回声(图 3-17A)。腺体内也可出现广泛分布条状高回声分隔，使腺体内呈不规则网格样改变。

3) 桥本甲状腺炎超声图像可分为 3 种类型，即弥漫型、局限型和结节形成型。局限型病理上表现为甲状腺局部区域淋巴细胞浸润，也可能是相对于其他区域甲状腺某一部分的淋巴细胞浸润较为严重，超声上表现甲状腺局限性不均匀低回声区，形态不规则，呈“地图样”。结节形成型的结节如果表现为边界欠清、边缘不规则的低回声灶。仅仅凭形态学观察有时较难与恶性病变相鉴别。

(2) 彩色多普勒超声

1) 桥本甲状腺炎的腺体实质内血流信号表现各异，多呈轻度或中等程度增多(图 3-17B)，如果甲状腺伴有明显纤维化，则血供甚至减少。

2) 动脉血流频谱多为低阻型，伴甲亢时流速偏高，随着病程发展、腺体组织破坏而流速逐渐减慢，伴甲减时更低，但收缩期峰值流速仍高于正常人。

(3) 诊断评价

1) 除了超声表现，桥本甲状腺炎的诊断还需结合血清学

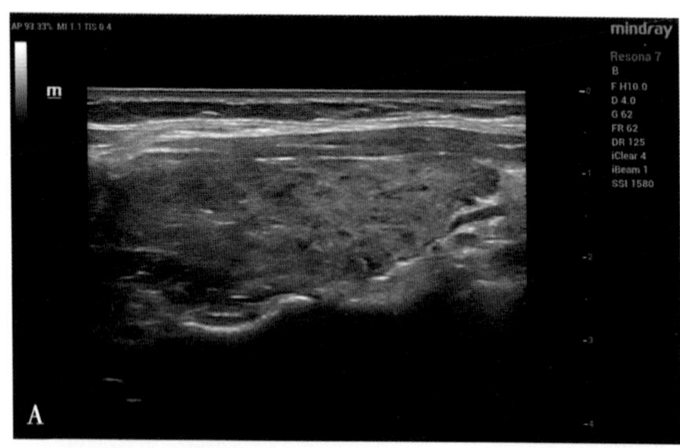

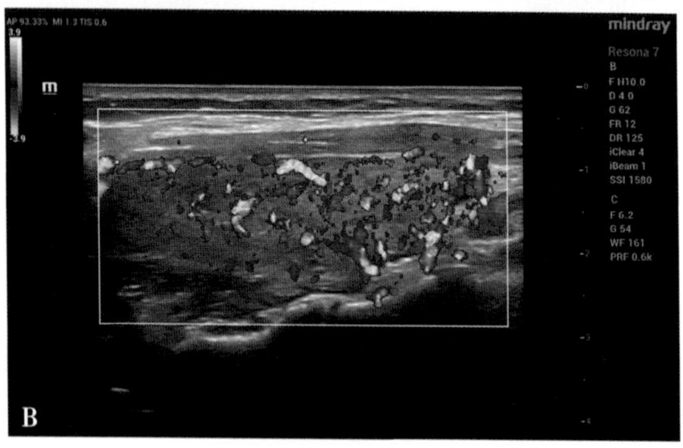

图 3-17 桥本甲状腺炎

A. 甲状腺腺体内部回声减低，见大量小斑片状低回声；
B. 彩色多普勒超声显示甲状腺实质血供增多

结果，血清甲状腺微粒体（过氧化物酶）抗体（TPOAb）和血清甲状腺球蛋白抗体（TGAb）常明显增加，对本病有诊断意义。

2）随着病程的进展，患者最终会变成甲状腺功能减退，超声表现为甲状腺体积明显减小。

2. 毒性弥漫性甲状腺肿

（1）灰阶超声

1）以呈均匀性肿大多见，也有呈不均匀肿大的。肿大严重时可压迫颈动脉鞘，使血管移位（图 3-18A）。

2）甲状腺包膜往往相对不规则，但与周围无粘连。

3）甲状腺实质通常呈弥漫性低回声（图 3-18A）。低回声

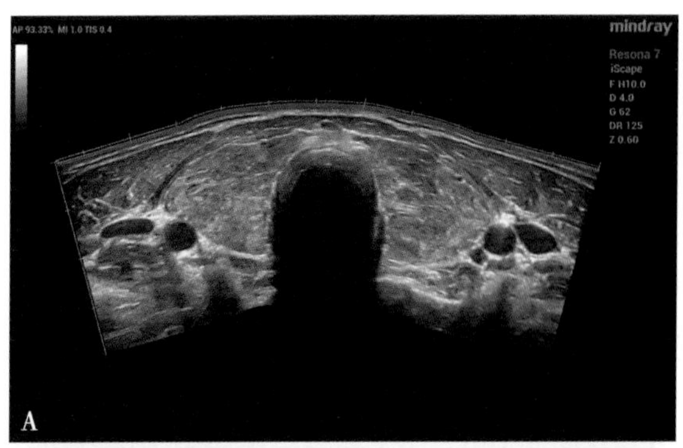

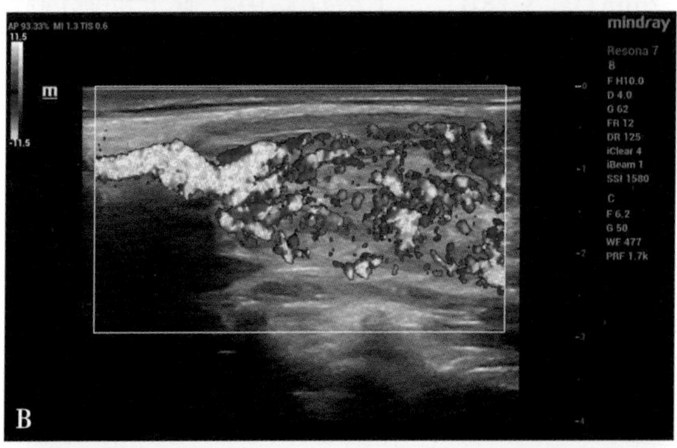

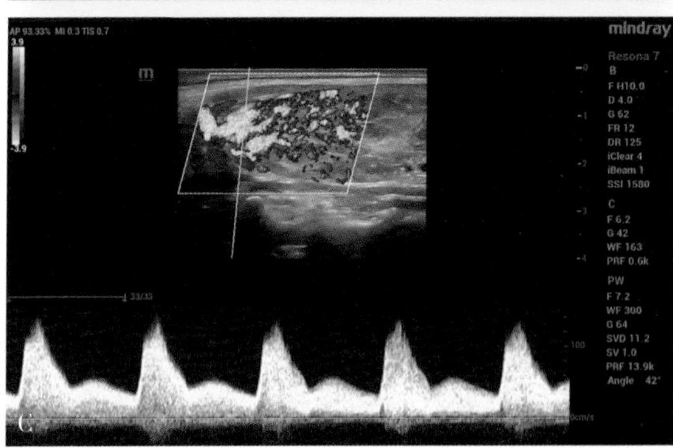

图 3-18　毒性弥漫性甲状腺肿

A. 甲状腺均匀性肿大，内部呈弥漫性不均匀低回声；B. 彩色多普勒超声显示甲状腺上动脉血流五彩镶嵌，甲状腺实质血供明显增多，即便彩色量程增加至 11.5cm/s；C. 甲状腺上动脉流速明显增高

表现多样，或是均匀性减低，或是局限性不规则斑片状减低，或是弥漫性细小减低回声，构成“筛孔状”结构。

4）少部分病例可见结节样回声，结节的回声可为实质性、囊实混合性和囊性。一些结节为甲状腺内局部出血囊性变所致，超声随访可发现此类结节会逐渐吸收消失；也可在Graves病甲状腺弥漫性肿大的基础上反复增生和不均匀的复原反应，形成增生性结节，类似于结节性甲状腺肿的表现。

5）甲状腺上动脉内径增宽，部分走行迂曲，内径一般大于等于2mm（图3-18B）。^{131}I治疗后甲状腺上动脉内径变细。

(2) 彩色/能量多普勒超声

1）甲状腺周边和实质内弥漫性分布棒状、条索状和分支状血流信号，因彩色溢出伪像，血流信号可相互融合而呈搏动性大片状彩色信号，称之为甲状腺“火海征”，是Graves病典型表现（图3-18B）。不典型表现的原因可能为有些患者的病程较长和部分已接受过不同程度的内科治疗。

2）甲状腺上、下动脉扩张，血流量明显增加，流速加快（图3-18C），因而甲状腺上、下动脉血流可呈喷火样，治疗后可恢复正常血流信号。

3）实质内动脉为低阻高速动脉频谱，还可见较高速的静脉宽带频谱。

(3) 诊断评价

1）Graves病的超声图像和桥本甲状腺炎相似，但前者会出现甲亢的高代谢表现，血清T_3、T_4升高，TSH降低，甲状腺吸^{131}I率增高，血清甲状腺刺激性抗体（TSAb）阳性。

2）甲状腺的体积对于药物治疗、^{131}I治疗或甲状腺上动脉栓塞治疗来说是非常重要的参考指标，甲状腺缩小是治疗有效的有用标志。

（二）甲状腺结节性疾病

1. 结节性甲状腺肿

(1) 灰阶超声

1）甲状腺实质回声可类似正常，也可增粗，分布不均。

2）结节可单发，但更常见为多发。

3）结节常呈不规则形或椭圆形，边缘光整或不光整，边界多清晰，也有边界模糊的。结节内部回声多变，但极少表现为极低回声，多为低回声或中等回声。结节常出现囊性变或钙化，钙化多为粗钙化（图 3-19）。

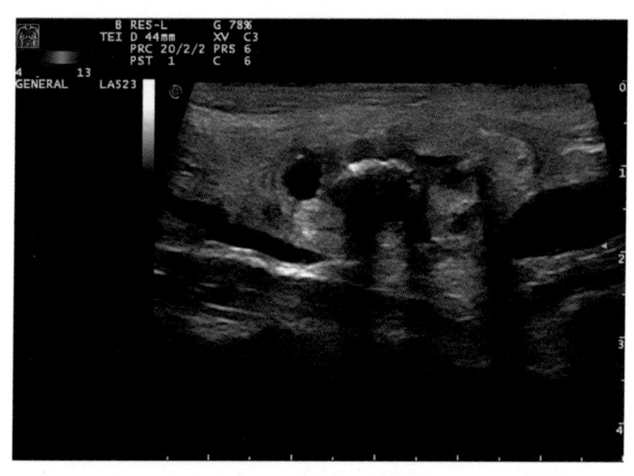

图 3-19　结节性甲状腺肿

结节内部可见粗钙化强回声

4）少数情况下，结节数量极多，以至正常甲状腺实质回声消失而代之以大小不等的结节回声。

5）一些结节可表现为椭圆形或圆形、边界清晰、边缘光整的实性或实性为主结构，内部为均匀分布的低回声、中等回声或高回声，可伴有均匀的声晕。此类不具有恶性超声特征的表现较为特殊的结节，在文献中常被称为“Circumscribed solid thyroid nodules without malignant sonographic features”，由于甲状腺滤泡状腺瘤或腺癌常表现为这类典型图像，故可称这类结节为“滤泡状肿瘤样结节”（图 3-12）。

（2）彩色 / 能量多普勒超声

1）腺体内血流信号无明显增多或减少，缺乏特征性。

2）结节血供表现多样，但多数为低血供或中等血供。“滤泡状肿瘤样”结节通常呈高血供。

(3) 诊断评价

1) 临床上,结节性甲状腺肿一般无甲状腺功能的异常,或仅有轻度异常。

2) 结节性甲状腺肿的结节超声表现多样,部分结节伴纤维化时与甲状腺乳头状癌的声像图表现相似,有时鉴别比较困难。大部分的癌结节混杂在结节性甲状腺肿的增生结节中。

3) 表现为"滤泡状肿瘤样"的结节性甲状腺肿并不罕见,往往为腺瘤样结节性甲状腺肿。"滤泡状肿瘤样"结节不具有诊断特异性,其可见于滤泡状腺瘤、滤泡状腺癌、结节性甲状腺肿、桥本甲状腺炎和髓样癌等病变。

2. 亚急性甲状腺炎

(1) 灰阶超声

1) 甲状腺内出现低回声区,病变区甲状腺可肿大,位于浅表者前方包膜回声可消失,与带状肌分界可模糊。

2) 低回声区边界模糊,边缘不规则,表现为地图样或泼墨样(图 3-20)。

3) 部分病例出现中央组淋巴结肿大。

(2) 彩色 / 能量多普勒超声

1) 病灶周边血流信号可增多,也可正常;病灶区域内常呈低血供或无血供(图 3-20)。

2) 在恢复期甲状腺功能低下时,因 T_3、T_4 降低,TSH 持续增高而刺激甲状腺组织增生,引起甲状腺腺内血流增加。

(3) 诊断评价

1) 亚急性甲状腺炎要与甲状腺癌鉴别,除了相关的超声特征外,还要结合病史、临床表现及实验室检查结果。

2) 患者几周前常有病毒性感冒病史,急性期表现为甲状腺肿胀和触痛,血清 T_3、T_4 升高,血沉和 CRP 升高,并出现一过性甲亢表现。

3. 甲状腺乳头状癌

(1) 灰阶超声

1) 结节可位于甲状腺任何区域。异位甲状腺癌也可发

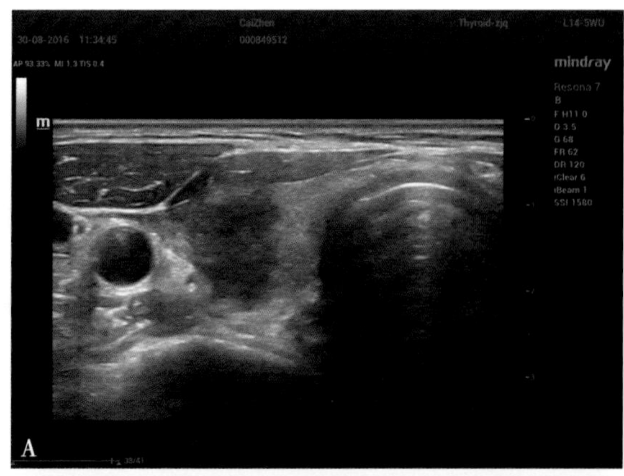

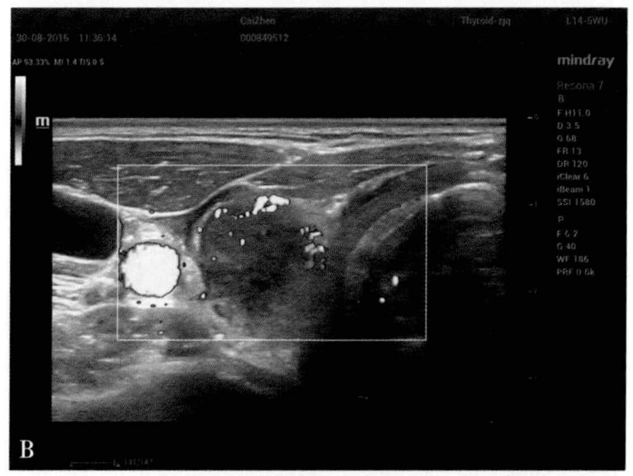

图 3-20　亚急性甲状腺炎

A. 病变的低回声区边界模糊，边缘不规则；B. 病灶区域内呈低血供

生乳头状癌。

2）结节的数目可以是一个，也可以是多个，后者更容易出现颈部淋巴结转移。

3）常呈垂直位生长，即 A/T≥1，这是诊断乳头状癌较具特异度的指标（图 3-13，图 3-16）。

4）多数表现为不规则形，边缘不规则，无声晕，也可出现厚薄不一的不完整声晕。

5）结节绝大多数为实性或实性为主，内部为低回声或极低回声(图 3-13，图 3-16)。极低回声对诊断乳头状癌的特异性较高，但灵敏度较低。

6）结节内可出现微钙化、粗钙化或边缘钙化，微钙化对诊断乳头状癌的特异性较高，但灵敏度较低(图 3-13，图 3-16)。

7）部分滤泡型乳头状癌呈“滤泡状肿瘤样”回声表现。

8）弥漫硬化型乳头状癌表现为甲状腺内弥漫性分布的大量微钙化，并大多可见边界模糊可疑肿块，但也可无明显肿块形成(图 3-21)。

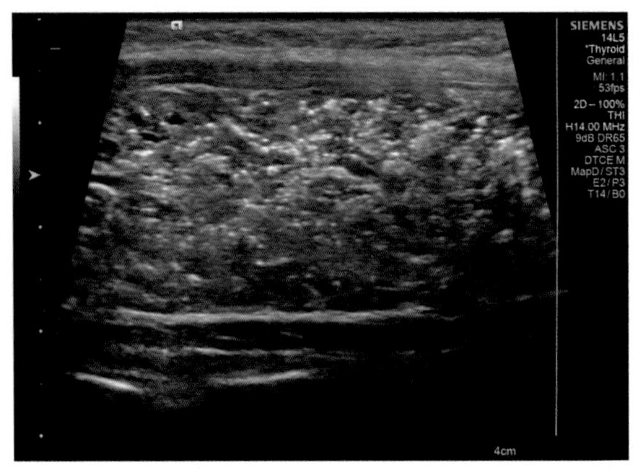

图 3-21 甲状腺弥漫硬化型乳头状癌

甲状腺内弥漫性分布的大量微钙化

9）甲状腺乳头状癌常发生颈部淋巴结转移，Ⅵ区(中央区)转移最为常见，但超声诊断该区域的淋巴结转移灵敏度低。颈侧Ⅲ区和Ⅳ区淋巴结转移的超声诊断价值较大。在转移的初期，可在淋巴结内出现局限性分布高回声转移灶；随着病程进展，转移灶体积增大，数目增多，导致淋巴结增大，长径短径比值逐步缩小，外形逐步趋圆；受累淋巴结常出现钙化和液化。

(2) 彩色 / 能量多普勒超声

1) 结节常呈边缘为主型血供。

2) 乳头状微小癌多为低血供。随着肿瘤的增大,血供会增加,较大肿瘤可呈高血供。

3) 颈部转移淋巴结常呈高血供,特别是高回声转移灶区域。

(3) 诊断评价

1) 超声是诊断甲状腺乳头状癌公认的、首选的影像学手段,典型癌结节的诊断较为容易。

2) 部分滤泡型乳头状癌的诊断较为困难,"滤泡状肿瘤样"的癌结节缺乏诊断特异性。

3) 弥漫硬化型乳头状癌如典型者则诊断较容易,但桥本甲状腺炎也可出现弥漫微钙化,需要慎重鉴别,必要时应结合细胞学检查甚至组织学活检。

4) 结节表现不典型时,如发现同侧可疑转移性淋巴结,则有助于结节恶性特征的判断。

4. 甲状腺滤泡状癌

(1) 灰阶超声

1) 结节常为单发。

2) 和乳头状癌相比较,滤泡状癌体积较大。

3) 结节大多 A/T<1,边界通常清晰,边缘规则或不规则(图 3-22),常出现薄声晕或厚声晕,可表现为"滤泡状肿瘤样"结节。

4) 结节内部多为实性。

5) 钙化较少见,微钙化罕见。

(2) 彩色 / 能量多普勒超声

1) 结节常呈混合型血供。

2) 血供一般较丰富,呈高血供(图 3-22)。

(3) 诊断评价

1) 因为缺乏特异性的超声表现,超声诊断对甲状腺滤泡状癌尚缺乏特异性。

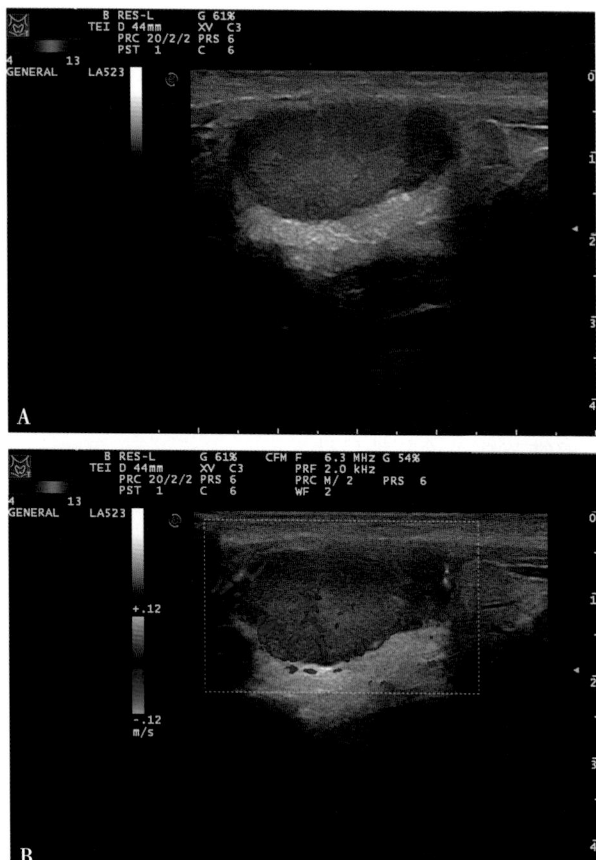

图 3-22 甲状腺滤泡状癌

A. 结节 A/T<1,边界清晰,边缘规则;B. 结节呈高血供

2）滤泡状癌的术前诊断难度非常大,细针或粗针活检也都无法确诊,有时术后病理诊断都有困难。

5. 甲状腺髓样癌

(1) 灰阶超声

1）结节多数位于甲状腺上半部,多为单发,也可多发。

2）结节边界多清晰,边缘多不规则,一般不出现声晕。可表现为“滤泡状肿瘤样”结节。

3）结节常呈实性，内部表现为低回声。

4）常出现钙化，可以为微钙化或粗钙化（图 3-23）。

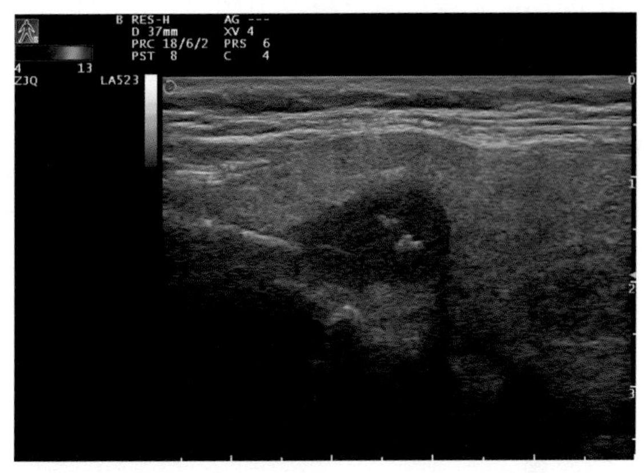

图 3-23 甲状腺髓样癌

结节呈实性低回声，内伴钙化强回声

5）髓样癌淋巴结转移的发生率很高，转移性淋巴结的超声特征和乳头状癌转移淋巴结超声特征相似。

（2）彩色 / 能量多普勒超声

1）结节常呈混合型血供。

2）血供一般较丰富，呈高血供。

（3）诊断评价

1）多数髓样癌具有典型恶性结节超声特征，超声可判断其恶性性质，但要与乳头状癌相鉴别，依然难度较大。

2）有时相关病史有助于髓样癌与乳头状癌的鉴别。髓样癌约 80% 为散发性，其余约 20% 为遗传性肿瘤，后者见于 3 种类型：多发性内分泌肿瘤综合征 MEN-ⅡA 型、MEN-ⅡB 型及家族性甲状腺髓样癌。

3）注意髓样癌也可表现为“滤泡状肿瘤样”结节。

6. 甲状腺淋巴瘤

（1）灰阶超声

1）甲状腺淋巴瘤一般体积较大，导致甲状腺局限性或整个侧叶明显增大。根据甲状腺淋巴瘤的内部回声和边界状况可将肿瘤分为3型:结节型、弥漫型和混合型。

2）结节型最多见。结节边界清晰,边缘不规则,内部为低回声,可有高回声分隔。一般不出现钙化和液化(图3-24)。

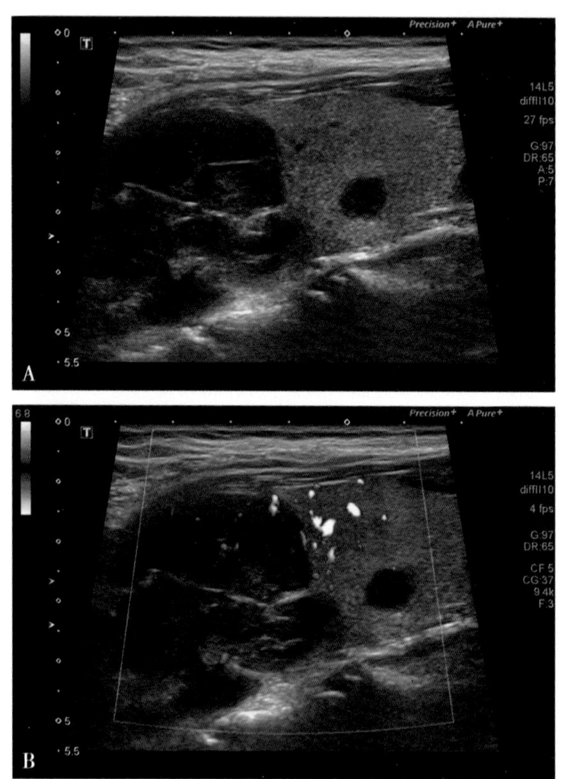

图3-24 甲状腺淋巴瘤

A.结节边界清晰,边缘不规则,内部为低回声,有高回声分隔;B.结节呈低血供

3）弥漫型表现为双侧甲状腺肿大,内部回声极低。和结节型不同,该型肿瘤和甲状腺组织的分界无法识别。

4）混合型表现为多个低回声病灶,不均匀分布在甲状腺内,这些病灶可能是结节型也可能是弥漫型淋巴瘤。

5）甲状腺淋巴瘤上述3型有两个共同特点，即和残余甲状腺组织相比，肿瘤呈显著低回声；肿瘤后方出现回声增强。

（2）彩色/能量多普勒超声

1）常呈混合型血供。

2）既可表现为高血供，也可表现为中等血供或低血供（图3-24）。

（3）诊断评价

1）甲状腺淋巴瘤患者90%伴有桥本甲状腺炎，桥本甲状腺炎患者发生甲状腺淋巴瘤的危险是普通人群的60倍。因此超声检查时除了结节本身，还需要注意甲状腺实质的表现。

2）临床上原发性甲状腺淋巴瘤表现为迅速增大的颈部肿块，30%~50%的患者有压迫导致的症状，包括吞咽困难、喘鸣、声嘶和颈部压迫感。因此对于迅速增大的甲状腺低回声肿块，要考虑到淋巴瘤的可能。

十一、甲状腺结节的超声弹性成像

（一）检查前准备

同甲状腺超声检查的准备。

（二）检查方法

1. 仪器设备　采用检查甲状腺的检查设置。

2. 患者体位　同甲状腺超声检查的体位。

3. 弹性成像检查方法

（1）应变弹性成像：探头轻触皮肤，垂直且有节奏地轻度压放（即微小振动）；也有利用人体的生理活动作为压力来源。

（2）剪切波弹性成像：探头轻触皮肤，不用加压，尽量垂直皮肤，必要时嘱患者屏住呼吸。

（三）临床应用

应变弹性成像时，通常将弹性图像的表现分为5级（或称为5分法）：0级，病灶区以囊性成分为主，表现为红蓝相间或蓝绿红相间；1级，病灶与周围组织呈均匀的绿色；2级，病灶区以绿色为主,周边呈蓝色;3 级,病灶区呈杂乱的蓝绿相间分布;4 级,病灶区完全或超过 90% 为蓝色覆盖。分析时,将 0~2 级判断为良性,将 3~4 级判断为恶性。也有作者采用 4 分法或类似乳腺弹性成像评估的 5 分法。有学者提出用邻近正常甲状腺组织与结节间的应变比来区分良恶性结节。

剪切波弹性成像时,点式剪切波弹性成像可显示局部采样区的剪切波速度(m/s),也可转换为杨氏模量(kPa);二维剪切波弹性成像可实现弹性模量的二维成像,可测量弹性最大值、最小值、平均值和标准差 SD 等。恶性结节的剪切波传播速度(或杨氏模量)一般高于良性结节。

(四) 临床评价

应变和剪切波弹性成像均可用于甲状腺疾病的硬度评估,目前应用弹性成像的主要目的是甲状腺局灶性病变的良恶性鉴别。但不同的研究结果在价值方面认识尚不完全一致。

十二、甲状腺结节的超声造影成像

(一) 检查前准备

1. 告知患者检查的目的和潜在的副作用,并签署知情同意书。

2. 详细了解病史,严格掌握造影剂禁忌证,避免不良后果。

3. 为防止出现造影剂超敏或过敏反应,应配有心肺复苏设备及抢救药品。

4. 检查前应避免甲状腺穿刺活检,以免影响诊断。

(二) 检查方法

1. 超声造影剂　声诺维® 经外周静脉团注,每次用量为 1.2~2.4ml(用量以造影效果达到最佳为宜)。

2. 仪器、探头及超声造影条件设置

(1) 仪器:配有超声造影成像技术的超声诊断仪及与之匹配的高频探头。

(2) 条件设置:选择预设甲状腺造影条件。机械指数(MI)

0.05~0.08，单点聚焦置于病灶深部边缘，调整增益抑制甲状腺背景回声，气管、筋膜等维持在可见水平。

（三）临床应用

1. 甲状腺良恶性结节的鉴别诊断 甲状腺良恶性结节的增强模式总体上存在差别。研究表明，甲状腺恶性结节多数呈向心性或弥漫性低增强，但也有部分呈等增强或高增强，分布均匀或不均匀。结节性甲状腺肿多呈弥漫性等增强，部分呈低增强，液化时呈无增强，分布均匀多见。滤泡状腺瘤多呈弥漫性高增强，分布均匀或不均匀。结节周边环状增强多见于良性结节，特别是滤泡状腺瘤或腺瘤样结节。

2. 甲状腺结节消融术后监测 甲状腺结节射频消融术后，超声造影可用于判断治疗效果，根据无增强区域大小来确定消融范围及是否有残留。

（四）临床评价

超声造影是否能提高甲状腺良恶性结节鉴别诊断的准确性尚不明确，对超声造影结果的最终判断必须建立在常规超声基础之上。

十三、甲状腺疾病的超声鉴别诊断思路

（一）甲状腺弥漫性疾病

1. 如果超声上表现为双侧甲状腺回声弥漫性改变，伴或不伴体积增大或缩小，一般考虑单纯性甲状腺肿、弥漫性毒性甲状腺肿、桥本甲状腺炎等。虽然根据灰阶超声和彩色多普勒超声表现及甲状腺上、下动脉流速测量，超声可以作出初步判断，但确诊还是需要结合血清学结果，如桥本甲状腺炎时血清甲状腺微粒体（过氧化物酶）抗体（TPOAb）和血清甲状腺球蛋白抗体（TGAb）常明显增加；毒性甲状腺肿时血清 T_3、T_4 升高，TSH 降低，甲状腺刺激性抗体（TSAb）阳性。

2. 如果超声上表现为甲状腺局部回声异常区，则一般考虑局限型桥本甲状腺炎或亚急性甲状腺炎。病史有助于两者

的鉴别：亚急性甲状腺炎患者几周前常有病毒性感冒史，甲状腺区域疼痛伴触痛，血沉和 CRP 升高，并可出现一过性甲亢表现；桥本甲状腺炎时血清 TPOAb 和 TGAb 常明显增加。

（二）甲状腺结节性疾病

1. 结节的定位诊断　如果结节位于甲状腺实质内，则基本可认为是甲状腺来源结节，毕竟甲状腺内甲状旁腺腺瘤、神经鞘瘤等极为罕见。如果结节位于甲状腺包膜附近区域，则其来源可能是甲状腺，也可能是甲状旁腺、颈部肿大淋巴结、食管病变、肌肉病变等，需要根据超声特征、血清学指标、其他影像学检查和临床表现综合判断。

2. 结节的定性诊断　根据结节的形态、生长方位、边界、边缘、内部结构、回声水平、钙化和彩色/能量多普勒超声特征，可以对结节的性质进行基本判断，典型的可以进行良恶性提示。但对于表现为“滤泡状肿瘤样”的结节，诊断依然困难。

十四、检查报告书写规范

甲状腺超声报告为一次甲状腺超声检查的结论，包括超声图像和文字两部分。目前大多数医院为电脑打印报告，故下文以电脑报告模式进行叙述。

（一）甲状腺超声报告图像部分

阳性结果应有超声图片。条件允许时，可在超声工作站或 PACS 留取病变在不同超声断面上的图片，包括动态影像。

（二）甲状腺超声报告文字部分

甲状腺报告文字部分又包括三部分内容，一般项目、超声描述部分、超声诊断意见和落款。

1. 一般项目　一般项目包括受检者的姓名、性别、年龄、申请科室、检查部位、超声仪器及型号、探头型号或频带范围等，门诊患者要有门诊号，住院患者要有住院号、床号。

2. 超声描述部分　描述部分应仔细、简练、全面、客观。应包括甲状腺的大小，包膜情况，内部回声及有无结节；甲状腺内部的血流信号状况（必要时提供甲状腺上、下动脉血流信息）。

结节应该重点描述，包括结节的数目、部位、大小、形状、边界、边缘、内部回声、血供特点等。如结节较大，需描述结节对颈部食管、气管和大血管的压迫情况。甲状腺内部结节怀疑为恶性病变时，必须描述颈部淋巴结累及的状况。还可描述结节对甲状腺包膜、气管、颈部食管和大血管的侵犯情况。

必要时，需描述甲状腺检查相关试验，如吞咽试验、饮液试验等。

3. 超声诊断意见　超声诊断意见是对上述文字描述和图像的总结，是超声医师依据专业知识对它的主观判断，包括有无病变和病变的性质，通常包括以下部分：

(1) 病变的物理性质，主要指结节的内部结构，如实性、囊实性、囊性、气体、钙化等。有时需说明结节和毗邻解剖结构的关系。

(2) 结合临床资料给出可能的诊断，如首先考虑恶性、恶性可能、良性可能等，可按可能性的大小依次给出多个。

(3) 必要时给出建议，比如细针抽吸活检、随访、结合甲状腺疾病相关血清学指标或其他影像学检查等。

4. 落款　落款包括检查超声医师的签名（手写签名或电子签名）和检查时间，有时还需记录者的签名（手写签名或电子签名）。如果检查者为超声技师、尚未取得职业医师资格证的规培医师、研究生等，必须有具有资格的审核医师签名。涂改纸质报告需要在涂改处盖章或签名。

附录　　甲状腺 TI-RADS 简介

甲状腺影像报告和数据系统（Thyroid Imaging Reporting and Data System，TI-RADS）的概念首先由智利学者 Horvath 等在 2009 年提出，以乳腺报告系统（Breast Imaging Reporting and Data System，BI-RADS）为蓝本，设计出了一套旨在初步

判断甲状腺结节恶性概率的类似系统，并且归纳了10种甲状腺结节的超声声像图表现，将甲状腺结节定义为TI-RADS 1-6类。随后数年间，韩国、法国等地学者分别发表了相关研究结果，TI-RADS经历了由描述型向计数型转换的过程，其中以2013年韩国学者Kwak等提出的方法最具代表性(表3-1)：将实性、低回声或极低回声、不规则边界、微钙化、纵横比>1这5项超声特征作为甲状腺恶性结节的评估标准，建立了TI-RADS分类系统，按可疑超声特征的个数，共分为TI-RADS 3~5类，分别计算出每一组的恶性风险：TI-RADS 3类，可疑特征个数为0；TI-RADS 4A类，可疑特征个数为1；TI-RADS 4B类，可疑特征个数为2；TI-RADS 4C类，可疑特征个数为3~4；TI-RADS 5类，可疑特征个数为5。该系统因其简便、实用性强的特点，成为目前在国内应用较广泛的一个TI-RADS版本。

表3-1 2013年韩国TI-RADS

TI-RADS类别	可疑超声表现	恶性风险
3	0	0.017
4A	1	0.033
4B	2	0.092
4C	3	0.444
4C	4	0.724
5	5	0.875

五个恶性相关指标：实性、低回声或极低回声、不规则边界、微钙化、纵横比>1

2015年，基于每一个超声指标对于预测恶性风险的贡献并不相同这一点，瑞金医院徐上妍等对于各个指标的危险度进行了研究，并在美国医学会杂志*Journal of Ultrasound in Medicine*中发表论文，该研究建立了关于TI-RADS的评分系统，恶性相关指标根据相对危险度(OR值)从高到低依次为：微钙化、边缘不光整、纵横比>1、实性、边界模糊、低回声、内部血流。之后根据每个指标的OR值给予了赋分，分值分别为4、4、3、3、2、2、1分。几个指标相加可以得出结节的总分，最高19分，最低0分(表3-2)。按计算得出的恶性率进行分类，分为TI-RADS 3~5类：TI-RADS 3类，结节得分0~1分，恶性率<5%，建议随访；TI-RADS 4A类，结节得分2~3分，恶性率2%~5%，建议FNA；TI-RADS 4B类，结节得分4~8分，恶性率5%~50%，建议FNA；TI-RADS 4C类，结节得分9~13分，恶性率50%~90%，建议手术；TI-RADS 5类，结节得分14~19分，恶性率>90%，建议手术。该分类系统的特点也是简便、临床实用性强。目前，该系统还在进一步完善过程中。

表3-2　2015年瑞金医院TI-RADS

TI-RADS类别	得分	恶性率(%)	建议
3	0~1	<2%	随访
4A	2~3	2%≤恶性率<5%	FNA
4B	4~8	5%≤恶性率<50%	FNA
4C	9~13	50%≤恶性率<90%	手术
5	14~19	≥90%	手术

七个恶性相关指标及其分值：微钙化(4分)、边缘不光整(4分)、纵横比>1(3分)、实性(3分)、边界模糊(2分)、低回声(2分)、内部血流(1分)

综上，TI-RADS的研究从描述型—数学模型—计数型—积分型，整个研究系统从复杂到简单的过程，已经有了很大的进步，当然它还并不完美。目前，TI-RADS这个概念尚未被正式的组织或机构提出，但2015版的甲状腺ATA指南中已提出关于甲状腺结节的危险分层概念，2015年12月ACR发布的甲状腺超声百皮书中也提出了TI-RADS的内容，这也说明了临床在这方面的需要。此外，该系统在国内的临床应用已较广泛，也很受临床医生的青睐，这能帮助他们更好地进行诊治。因此，如何更规范地应用TI-RADS，任何统一评估指标和分类方式等都是我们进一步需要思考的问题。

参考文献

1. 燕山 . 甲状腺和甲状旁腺疾病的诊断 // 周永昌,郭万学 . 超声医学 . 第 3 版 . 北京:科学技术文献出版社,1998.
2. 李建初 . 甲状腺彩色多普勒检查的现状及展望 . 中国超声医学杂志,1992,8:426-428.
3. 孙秀英,毛有明 . 彩色多普勒血流图对 100 例正常甲状腺动脉血流分析 . 中国医学影像技术,1994,10:21-22.
4. Park SY,Kim EK,Kim MJ,et al. Ultrasonographic characteristics of subacute granulomatous thyroiditis. Korean J Radiol,2006,7:229-234.
5. Hayashi N,Tamaki N,Konishi J,et al. Sonography of Hashimoto's thyroiditis. J Clin Ultrasound,1986,14:123-126.
6. Ueda M,Inaba M,Kumeda Y,et al. The significance of thyroid blood flow at the inferior thyroid artery as a predictor for early Graves' disease relapse. Clin Endocrinol(Oxf),2005,63:657-662.
7. Ralls PW,Mayekawa DS,Lee KP,et al. Color-flow Doppler sonography in Graves disease:"thyroid inferno". AJR Am J Roentgenol,1988,150:781-784.
8. Ito Y,Tomoda C,Uruno T,et al. Papillary microcarcinoma of the thyroid: how should it be treated? World J Surg,2004,28:1115-1121.
9. 刘彤华 . 内分泌系统 // 刘彤华 . 诊断病理学 . 第 2 版 . 北京:人民卫生出版社,2006.
10. Frates MC,Benson CB,Doubilet PM,et al. Prevalence and distribution of carcinoma in patients with solitary and multiple thyroid nodules on sonography. J Clin Endocrinol Metab,2006,91:3411-3417.
11. Piersanti M,Ezzat S,Asa SL. Controversies in papillary microcarcinoma of the thyroid. Endocr Pathol,2003,14:183-191.
12. Chammas MC,Gerhard R,de Oliveira IR,et al. Thyroid nodules:evaluation with power Doppler and duplex Doppler ultrasound. Otolaryngol Head Neck Surg,2005,132:874-882.
13. Yoon DY,Lee JW,Chang SK,et al. Peripheral calcification in thyroid nodules:ultrasonographic features and prediction of malignancy. J Ultrasound Med,2007,26:1349-1355.
14. Yuan WH,Chiou HJ,Chou YH,et al. Gray-scale and color Doppler ultrasonographic manifestations of papillary thyroid carcinoma:analysis of 51 cases. Clin Imaging,2006,30:394-401.

15. Papini E, Guglielmi R, Bianchini A, et al. Risk of malignancy in nonpalpable thyroid nodules: predictive value of ultrasound and color-Doppler features. J Clin Endocrinol Metab, 2002, 87: 1941-1946.
16. Kang HW, No JH, Chung JH, et al. Prevalence, clinical and ultrasonographic characteristics of thyroid incidentalomas. Thyroid, 2004, 14: 29-33.
17. Wienke JR, Chong WK, Fielding JR, et al. Sonographic features of benign thyroid nodules: interobserver reliability and overlap with malignancy. J Ultrasound Med, 2003, 22: 1027-1031.
18. Jun P, Chow LC, Jeffrey RB. The sonographic features of papillary thyroid carcinomas: pictorial essay. Ultrasound Q, 2005, 21: 39-45.
19. Propper RA, Skolnick ML, Weinstein BJ, et al. The nonspecificity of the thyroid halo sign. J Clin Ultrasound, 1980, 8: 129-132.
20. Watters DA, Ahuja AT, Evans RM, et al. Role of ultrasound in the management of thyroid nodules. Am J Surg, 1992, 164: 654-657.
21. Appetecchia M, Solivetti FM. The association of colour flow Doppler sonography and conventional ultrasonography improves the diagnosis of thyroid carcinoma. Horm Res, 2006, 66: 249-256.
22. Sippel RS, Elaraj DM, Khanafshar E, et al. Does the presence of additional thyroid nodules on ultrasound alter the risk of malignancy in patients with a follicular neoplasm of the thyroid? Surgery, 2007, 142: 851-857.
23. Iannuccilli JD, Cronan JJ, Monchik JM. Risk for malignancy of thyroid nodules as assessed by sonographic criteria: the need for biopsy. J Ultrasound Med, 2004, 23: 1455-1464.
24. Drozd VM, Lyshchik AP, Demidchik EP, et al. Ultrasound diagnosis of radiation-induced childhood thyroid cancer in Belarus: 10 years of practical experience. International Congress Series, 2002, 1234: 221-229.
25. Lyshchik A, Drozd V, Demidchik Y, et al. Diagnosis of thyroid cancer in children: value of gray-scale and power doppler US. Radiology, 2005, 235: 604-613.
26. Hoang JK, Lee WK, Lee M, et al. US Features of thyroid malignancy: pearls and pitfalls. Radiographics, 2007, 27: 847-860; discussion 861-865.
27. Wang N, Xu Y, Ge C, et al. Association of sonographically detected calcification with thyroid carcinoma. Head Neck, 2006, 28: 1077-1083.
28. 龚春，陈玉桂，武学苏，等. 彩超(CDFI)检查对亚急性甲状腺炎诊治的临床意义. 临床和实验医学杂志，2006，5: 1790-1791.

29. 李艳宁,李智贤,杨红,等. 二维及彩色多普勒超声对亚急性甲状腺炎急性期的诊断价值. 中国超声医学杂志,2005,21:544-545.
30. Hayashi N,Tamaki N,Konishi J,et al. Sonography of Hashimoto's thyroiditis. J Clin Ultrasound,1986,14:123-126.
31. 燕山,詹维伟. 浅表器官超声诊断学. 南京:东南大学出版社,2005.
32. Brunn J,Block U,Ruf G,et al. Volumetric analysis of thyroid lobes by real-time ultrasound (author's transl). Dtsch Med Wochenschr,1981,106:1338-1340.
33. Han S,Shin JH,Hahn SY,et al. Modified Core Biopsy Technique to Increase Diagnostic Yields for Well-Circumscribed Indeterminate Thyroid Nodules:A Retrospective Analysis. AJNR Am J Neuroradiol,2016,37(6):1155-1159.
34. Grant EG,Tessler FN,Hoang JK,et al. Thyroid Ultrasound Reporting Lexicon:White Paper of the ACR Thyroid Imaging,Reporting and Data System (TIRADS) Committee. J Am Coll Radiol,2015,12(12):1272-1279.

第四章　甲状旁腺超声检查

一、检查目的

1. 甲状旁腺的解剖及毗邻结构。
2. 甲状旁腺正常回声质地，内部血供状态。
3. 甲状旁腺病变的检查要点、诊断和鉴别诊断。
4. 甲状旁腺病变的保守治疗的定期随访。
5. 甲状旁腺恶性结节的术后随访。

二、适应证

（一）甲状旁腺相关症状或体征

1. 颈前区肿块怀疑甲状旁腺来源。

2. 出现声音嘶哑、颈部压迫感等症状。

3. 出现甲状旁腺功能亢进表现，骨痛，多尿、烦渴而多饮，发生骨质疏松、囊性变、骨折和畸形以及反复发生泌尿系结石等。

（二）辅助检查发现甲状旁腺异常

1. 影像学检查提示甲状旁腺异常，如放射性核素检查提示有甲状旁腺异常，CT或MRI发现甲状旁腺内异常信号区。

2. 实验室检查血甲状旁腺激素（PTH）异常增高，血钙过高，AKP过高，血磷降低。

（三）甲状旁腺外科术前、术中及术后评估

1. 术前评估　包括甲状旁腺结节的数目、位置及大小；

颈部淋巴结状况。

2. 术中评估　定位病灶从而指导手术切除，判断切除情况等。

3. 术后评估　术后可了解局部血肿及水肿状况，肿瘤局部复发和淋巴结转移状况。

（四）甲状旁腺病变的随访

1. 甲状旁腺病变药物治疗的监测及微创治疗疗效评估。

2. 甲状旁腺恶性肿瘤术后的定期随访。

（五）超声引导下介入诊断和治疗

1. 超声引导下经皮穿刺抽吸细胞学检查和组织学活检等。

2. 超声引导下甲状旁腺结节的酒精消融、射频消融及激光消融等。

（六）常规体检

1. 尿毒症多次透析患者，维生素 D 缺乏者。

2. 其他内分泌疾病患者，可累及甲状旁腺，如多发性内分泌瘤。

三、禁忌证和局限性

1. 超声检查无明显禁忌证，超声引导下穿刺对于甲状旁腺癌应慎用。

2. 由于甲状旁腺可异位生长，对于异位于胸骨柄后或前上纵隔的甲状旁腺超声可能显示效果不佳，甚至无法显示，应注意多种探头的联合应用和结合其他影像学检查方法。

四、仪器设备

1. 一般选用中、高档彩色多普勒超声诊断仪，如配备组织谐波技术和（或）超声造影技术，将有助于微小病变检出。

2. 一般采用高频线阵探头，频率为 5~12MHz。对于肿大明显的甲状旁腺，频率更低的线阵探头效果更好。胸骨后甲状旁腺可采用凸阵探头或经阴道超声探头。

五、检查前准备

一般不需特殊准备。

六、检 查 技 术

(一) 仪器调节

1. 灰阶超声　调节灰阶超声成像频率、增益、TGC 曲线、焦点和成像深度等。

2. 彩色 / 能量多普勒超声　调节彩色 / 能量多普勒超声的量程。

3. 脉冲多普勒超声　如进行脉冲多普勒超声血流取样,根据实际流速情况合理调节显示流速范围,测量肿瘤内小血管时,事实上较难进行取样角度矫正。

(二) 体位

1. 患者取仰卧位,颈部垫枕,头后仰充分暴露颈前区。

2. 检查一侧甲状旁腺时,患者头部应后仰的同时向对侧偏转以利扫查。

(三) 检查方法

1. 正常位置甲状旁腺的扫查　将探头置于颈部的上方,先自上而下对甲状腺进行横断扫描,然后对甲状腺进行纵切扫查,观察双侧甲状腺后方有无增大的甲状旁腺。加压扫查有利于显示甲状旁腺病灶。

2. 异位于颈部的甲状旁腺病变的扫查　颈部的常见异位部位为甲状腺内、颈动脉鞘内、食管后、胸骨上窝等处,对这些可能异位的部位均应仔细扫查,并尽可在颈前部及颈侧方大范围仔细检查。对异位于气管旁或食管后的病变,可让患者取前倾位,以扩大椎前间隙,并用探头冠状切面检查。

3. 锁骨或胸骨遮盖的异位甲状腺病变的扫查 胸锁关节后、锁骨后方、胸腺及前纵隔也是异位甲状旁腺的好发部位，应常规对这些部位进行扫查，特别是当患者有明显的甲状旁腺功能亢进的症状和体征而超声未发现正常位置的甲状旁腺增大时。应嘱患者做吞咽动作，使病灶提升；同时采用扇形探头或经阴道探头朝向足侧探测。但应注意，超声对这些异位部位的甲状旁腺病变的诊断能力有限。

4. 在灰阶超声检查的基础上，可进行彩色/能量多普勒检查，探测甲状旁腺结节及甲状旁腺的血流状况，注意观察滋养动脉，必要时可使用脉冲多普勒进行半定量测量。

5. 如怀疑甲状旁腺恶性病变，还应评价颈部淋巴结状况。

七、甲状旁腺疾病的超声鉴别诊断步骤

可将甲状旁腺疾病的超声鉴别诊断步骤分为3步：

1. 定位鉴别诊断 应注意与甲状旁腺周围的组织器官的疾病进行鉴别，如甲状腺占位、胸腺、肿大淋巴结等。

2. 区分甲状旁腺病变性质。

3. 鉴别颈部有无异常淋巴结以及淋巴结的良恶性。

八、正常甲状旁腺超声表现

1. 形态 正常甲状旁腺呈扁圆形，左、右各两个，平均大小为5mm×3mm×1mm。

2. 由于正常甲状旁腺体积过小，且与周围组织不能形成良好的反射界面，故超声较难显示。

3. 腺体回声 正常甲状旁腺实质的回声水平可能高回声，等回声，低回声。

4. 血供 正常甲状旁腺一般无明显的血流信号。

九、甲状旁腺常见疾病的声像图表现

(一) 甲状旁腺腺瘤

1. 灰阶超声

(1) 肿瘤位于甲状腺与颈长肌、颈总动脉与气管之间，属正常位置(图 4-1)；肿瘤异位于相应解剖部位。

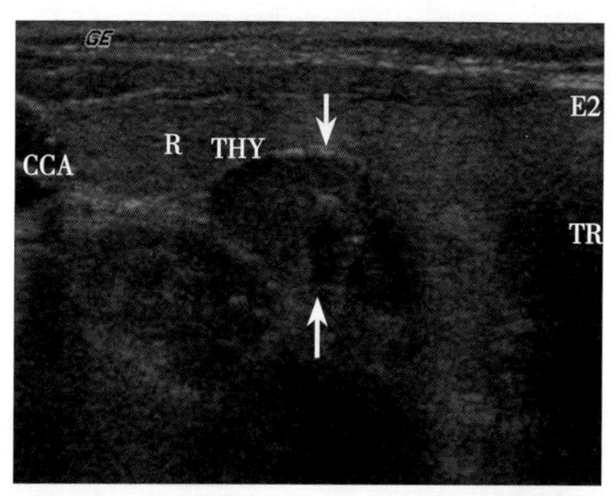

图 4-1　正常位置的甲状旁腺腺瘤(箭)

THY：甲状腺；TR：气管；CCA：颈总动脉

(2) 与甲状腺实质回声相比，肿瘤为均匀低回声，边界清晰、规则，可见包膜回声，少数内部可伴有钙化灶(图 4-2)，部分内部出现囊性变。

(3) 肿瘤形态为椭圆形、三角形或不规则形，其长轴与身体矢状面平行。

(4) 肿瘤与甲状腺之间存在双层中强回声带，这可能是由于紧密相邻的甲状腺被膜与甲状旁腺腺瘤的包膜所致(图 4-2)。

2. 彩色 / 能量多普勒超声　肿瘤前缘常有明显的血管绕行(实为甲状腺被膜血管)，可测出动脉频谱，并可见多条动脉分支进入瘤体内(图 4-3)，内部一般可见丰富的血流信号(图

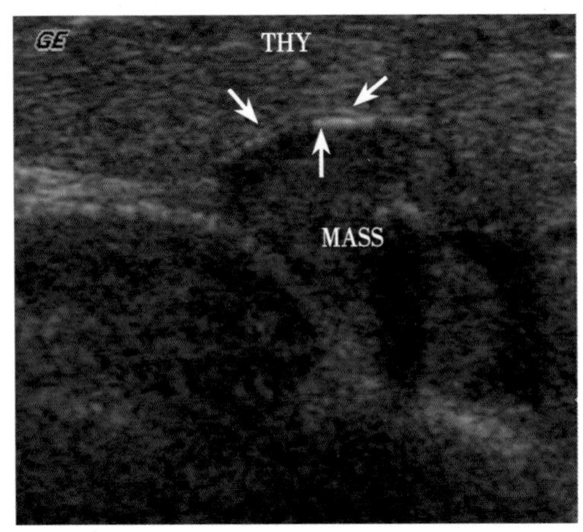

图 4-2 甲状旁腺腺瘤伴钙化

箭头分别指向甲状腺被膜和甲状旁腺肿瘤的包膜所致的双层中强回声带。MASS:肿瘤;THY:甲状腺

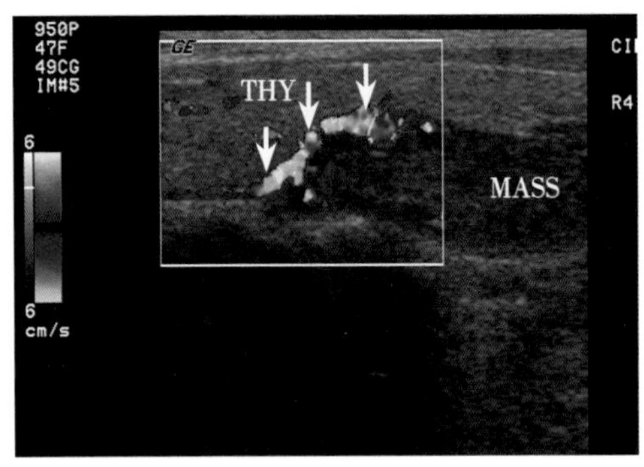

图 4-3 甲状旁腺腺瘤

甲状腺(THY)纵切扫查,箭头所指腺瘤(MASS 的前缘可见环绕血管,而后缘无明显环绕血管)

4-4)。有时可显示腺瘤的蒂部。

(二) 甲状旁腺增生

1. 灰阶超声

(1) 以双侧、多个甲状旁腺同时增大多见(图 4-5)。

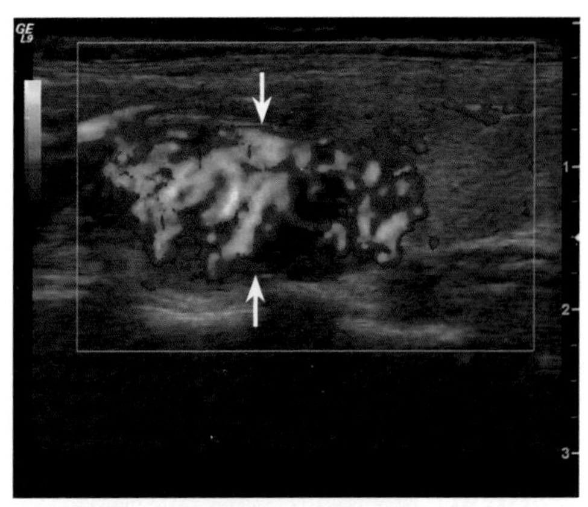

图 4-4　甲状旁腺腺瘤彩色血流图

箭所指肿瘤内部可见丰富的血流信号

(2) 增大的甲状旁腺边界清晰，形态多样，以梭形、椭圆形或结节状多见。

(3) 增生的甲状旁腺常表现为低回声，若合并钙化、液化及出血则相应的表现为混合回声。

2. 彩色/能量多普勒超声　大部分增生的甲状旁腺内部血流信号丰富，尤以原发性突出，但通常不如腺瘤血供丰富(图 4-5，图 4-6)。

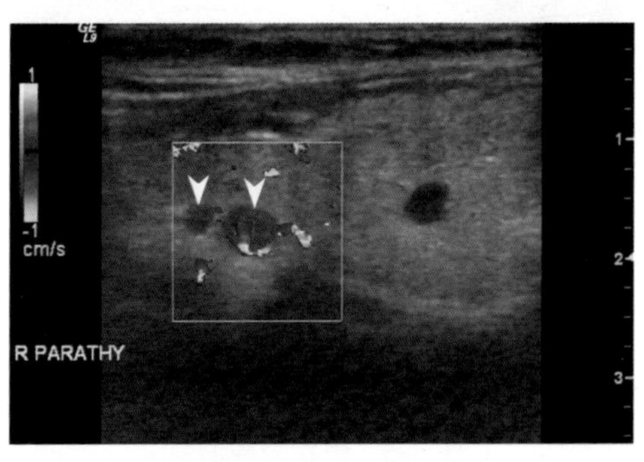

图 4-5　甲状旁腺增生

甲状旁腺多发增生结节，箭头分别指向两个增生结节，内部可见少许血流信号

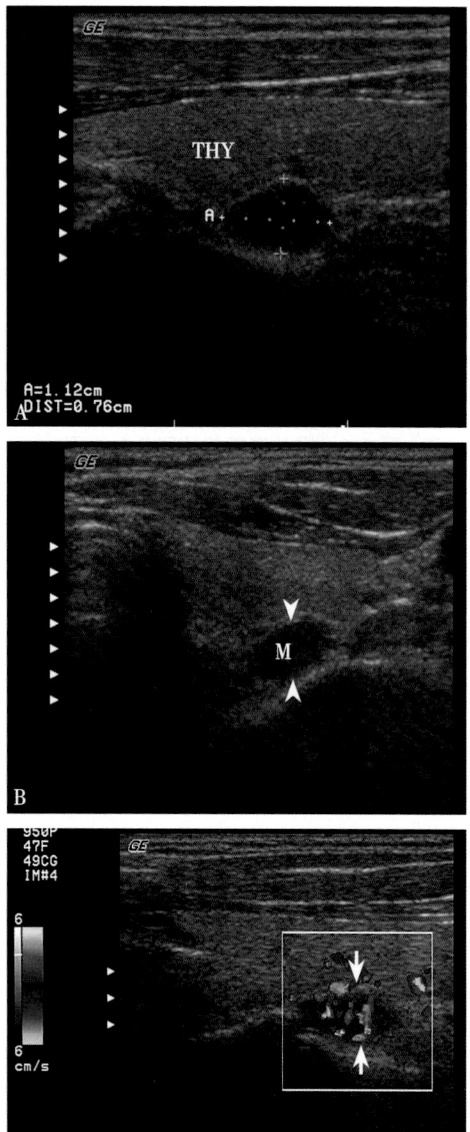

图 4-6 甲状旁腺增生

A. 颈部纵切灰阶图像，测量标记之间为增生结节，病灶大小为 1.1cm×0.8cm，THY：甲状腺；B. 颈部横切灰阶图像，M：甲状旁腺增生结节；C. 颈部纵切彩色血流成像，显示病灶内部血供丰富（↑）

(三) 甲状旁腺癌

1. 灰阶超声

(1) 肿瘤较大，形态不规则或呈分叶状（图 4-7A）。

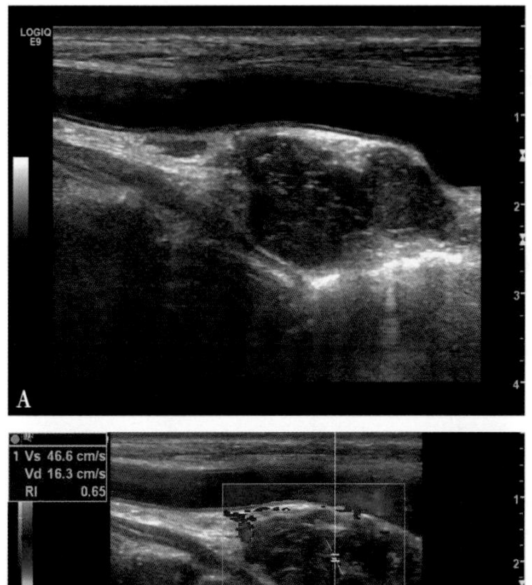

图 4-7　甲状旁腺腺癌

A. 癌灶位于颈总动脉后方，形态不规则，内部回声不均；B. 癌灶内部的动脉血流频谱，PSV：47cm/s，RI：0.65

(2) 内部为不均匀低回声，可伴有囊性变或钙化灶。

(3) 肿瘤可侵犯邻近的解剖结构，如甲状腺、血管或肌肉等。

(4) 可发现同侧颈部淋巴结转移灶，表现为多个淋巴结肿大，长短径之比小于2，皮质为不均匀低回声，髓质强回声消失或变窄。

2. 彩色/能量多普勒超声

(1) 癌灶内部及周边血供丰富，分布不规则(图4-7B)；

(2) 颈部淋巴结转移癌内部血流信号分布紊乱，非淋巴门处见穿支血管。

十、甲状旁腺常见疾病的超声诊断评价

(一) 影像学检查的比较

临床上根据实验室检查结果如血钙大于11mg/dl、血磷小于3.0mg/dl及血甲状旁腺素增高等，可以初步判断存在甲状旁腺功能亢进，应进一步判断病灶的部位和性质。甲状旁腺病灶定位的影像学方法主要包括超声、核素扫描及CT、MRI，这些检查方法的优缺点如下。

高频超声已成为甲状旁腺功能亢进肿物术前定位的首选检查方法。综合国内外文献报道，高频彩色超声检查可显示5mm左右的病灶，对甲状旁腺疾病的诊断敏感性可达90%以上。如在颈部反复探测未发现肿大甲状旁腺，基本上能排除正常位置的甲状旁腺病变；如甲状旁腺功能亢进诊断明确，而超声在颈部未发现异常增大的甲状旁腺，则需辅以CT成像、核素显像技术等检查手段寻找异位于胸腺内、甲状腺内、颈动脉鞘的结缔组织内、食管后及前纵隔等处病灶。

核素扫描优势在于功能成像，不受病灶部位和伴发甲状腺疾病的影响，但对体积小(<1cm)、位置深、代谢慢(如有囊性变)和代谢快的病灶可能会漏诊。

CT和MRI有助于显示甲状旁腺病变的毗邻关系，对颈部的甲状旁腺病变定位意义不大，对异位于胸骨后的甲状旁腺病变定位帮助较大。

(二) 鉴别诊断

1. 甲状腺结节与甲状旁腺肿物的超声鉴别要点见表4-1

表 4-1　甲状腺结节和甲状旁腺肿物的超声鉴别要点

	甲状腺结节	甲状旁腺肿物
部位	甲状腺内	甲状腺后方或异于其他部位
回声水平△	多种回声	低回声
囊性变	常见	少见
钙化灶	常见	少见
晕环	常见	一般无
周边环绕血管	常有	除蒂部位外,一般无
甲状旁腺功能亢进	无	有

△与甲状腺实质回声水平比较

2. 甲状旁腺腺瘤与增生的鉴别　据张氏统计 55 例甲状旁腺功能亢进患者,认为腺瘤一般大于 2cm,而增生一般小于 2cm;腺瘤一般为单发,而增生一般为多发。

3. 甲状旁腺腺瘤与腺癌的鉴别　根据肿瘤内部回声明显不均、有钙化灶、侵犯邻近解剖结构和颈部淋巴结转移灶有助于提示腺癌。

十一、检查报告书写规范

甲状旁腺超声报告为一次甲状旁腺超声检查的结论,包括超声图像和文字两部分。目前大多数医院为电脑打印报告,故下文以电脑报告模式进行叙述。

(一) 甲状旁腺超声报告图像部分

阳性结果应有超声图片。条件允许时,可在超声工作站或 PACS 留取病变在不同超声断面上的图片,包括动态影像。

(二) 甲状旁腺超声报告文字部分

甲状旁腺报告文字部分又包括三部分内容,一般项目、超声描述部分、超声诊断意见和落款。

1. 一般项目　一般项目包括受检者的姓名、性别、年龄、申请科室、检查部位、超声仪器及型号、探头型号或频率等,门诊患者要有门诊号,住院患者要有住院号、床号。

2. 超声描述部分 病变描述,包括结节的数目、部位、形状、大小、边界、内部回声情况、血流信号状况等。而内部回声要描述回声的强度(无、极低、低、等、高)、均匀性(均匀、不均匀等)、有无钙化灶及其形态(点状、斑块状、环状等)、血流信号状况(分布、流速及阻力指数等)。如结节较大,需描述结节对颈部食管、气管和大血管的压迫情况。必要时,需描述病灶与周围毗邻结构的关系,以及甲状旁腺检查相关试验,如吞咽试验的结果等。

甲状旁腺怀疑为恶性病变时,可描述结节对颈部食管、气管和大血管的侵犯情况,颈部淋巴结的累及状况。

3. 超声诊断意见 超声诊断意见是对上述文字描述和图像的总结,是超声医师依据专业知识对它的主观判断,包括有无病变和病变的性质,通常包括以下部分:

(1) 病变的物理性质,包括部位、形态、解剖结构毗邻关系及性质(实性、囊性、混合性、钙化等)。

(2) 结合临床资料给出可能的诊断,可按可能性的大小依次给出多个。

(3) 必要时给出建议,比如定期复查、结合甲状旁腺疾病相关检验指标、建议进一步检查等。

4. 落款 落款包括检查超声医师的签名和检查时间,有时还需记录者的签名。

参 考 文 献

1. 张缙熙,李建初 .B 超及彩色多普勒超声:原发性甲状旁腺功能亢进的定位研究(附 76 例报告). 中华医学杂志,1994,74(10):598.
2. 李建初,张缙熙 . 超声对异位甲状旁腺肿瘤及增生的诊断价值 . 中国医学影像技术,1994,10(1):23.
3. 刘赫,姜玉新,张缙熙 . 超声对甲状旁腺功能亢进症的诊断价值 . 中华超声影像学杂志,2004,13(8):581.
4. 陈维安,崔颖鹏,李春亿,等 . 核素显像对甲状旁腺功能亢进的诊断价值.中华内分泌代谢杂志,2005,21(6):518.

5. Rodgers SE, Lew JI, andSolo'rzano CC. Primaryhyperparathyroidism. Current Opinion in Oncology, 2008, 20:52-58.

6. Lee JB, Kim WY, Lee YM.The role of preoperative ultrasonography, computed tomography, and sestamibi scintigraphy localization in secondary hyperparathyroidism. Ann Surg Treat Res, 2015, 89(6):300-305.

7. Minisola S, Cipriani C, Diacinti D, et al.Imaging of the parathyroid glands in primary hyperparathyroidism.Eur J Endocrinol, 2016, 174(1):1-8.

第五章 乳腺超声检查

一、检查目的

1. 判断乳腺有无病变。

2. 判断病变的物理性质，即囊性、实性、囊实复合性。

3. 评估乳腺引流区淋巴结。

4. 根据病变的超声图像特征和检查者经验，推测病变的恶性风险，给出 BI-RADS 评估分类。有经验者，可推测病变的临床诊断或病理诊断。

二、超声在乳腺影像学中的地位和价值

1. 在我国，由于乳腺实质的差异（相对于欧美女性，体积较小，较致密）以及经济条件的限制，乳腺 X 线和乳腺超声成为目前国内乳腺筛查的主要方法。

2. 乳腺超声检查无痛苦，对受检者无放射性损害，可以短期多次反复进行，适用于任何年龄和女性任何生理时期，包括妊娠期和哺乳期。

3. 超声检查对于肿块的物理性质（囊、实性）判定较为准确；对 X 线显示困难的致密型乳腺，超声有助于肿块的检出。但超声对微小钙化灶、增生腺体内的微小肿块可能显示不清楚，对特殊型乳腺癌的诊断有一定困难。

三、适 应 证

(一) 出现乳腺相关症状和体征

1. 诊断和定位乳腺肿块。

2. 评估特殊症状 如扪诊有异常,局部或整个乳房疼痛,乳头溢液(超声应该重点检查乳头、乳头深面和乳头周围)。建议结合乳腺X线摄影、乳腺导管造影甚至MRI。

3. 30岁以上的女性,对乳腺可触及肿块的首次评估,常规选择X线乳腺摄影和超声检查两种技术联合评估。

(二) 其他辅助检查发现乳腺异常或诊断困难

1. 乳腺X线摄影或其他乳腺影像检查方法(如MRI、核医学、胸部CT)发现的异常或肿块。

2. 乳腺X线摄影诊断不清的致密乳腺、结构扭曲、难以显示的乳腺肿块。

(三) 乳腺病变的随访

1. 随访以前超声检查发现的乳腺病变,观察肿块稳定性和周期性变化。

2. 乳腺癌新辅助化疗中,随访评估肿瘤大小、血供、引流淋巴结等变化。

(四) 乳腺外科术前、术后评估

1. 术前评估 术前评估病变的位置、大小、数目和引流区淋巴结情况。根据病变的声像图特征进行BIRADS评估分类,4类和5类建议穿刺活检。

2. 术后评估 术后早期可了解局部血肿、积液、水肿等情况;乳腺癌术后定期随访可了解有无局部复发和淋巴结转移等。

(五) 乳腺植入假体后的评估

假体囊是否完整、有无变形或破裂等。

(六) 超声引导下介入诊断和(或)治疗

1. 超声引导下穿刺组织学检查。

2. 扪诊阴性的乳腺肿块术前体表定位或超声引导下乳腺导丝置入定位。

3. 为各种介入操作提供可视化引导：如囊性病变的抽吸（术后积液、囊肿、脓肿等）、经皮肿瘤消融术或微创旋切术等。

（七）常规体检

1. 一般人群

2. 特殊人群　如妊娠妇女，中老年女性，绝经后激素替代治疗的妇女。

3. 乳腺癌高危人群　乳腺癌家族史，乳腺癌个人史，以前活检显示高风险病变，遗传易感等。

四、禁忌证和局限性

无绝对检查禁忌证。超声对不均匀背景的腺体内局限性脂肪的判断、对非肿块内的微钙化有时难以判断，通常需要联合乳腺 X 线摄影检查。

五、检查前准备

1. 一般无需特殊准备。

2. 检查前了解近期有无乳腺导管造影、穿刺活检等，以免因造影剂或出血的干扰而影响诊断。

3. 检查乳腺癌患者是否发生腹、盆腔转移时，需要检查前空腹和充盈膀胱。

4. 介入前准备：签署知情同意书，检查凝血功能和血常规。

六、检 查 技 术

（一）仪器和探头

1. 仪器　一般选用中、高档彩色多普勒超声检查仪。

2. 探头　常规采用中心频率≥7.5MHz 的线阵高频探头。若病变位置表浅，且有更高频率线阵探头可选用。对于深部较大的肿块、有植入硅胶填充物等可采用中低频率的探头。

(二) 设置检查部位

选择仪器预设置，设置为乳腺。

(三) 患者体位

1. 嘱患者充分暴露双侧乳腺和腋窝。

2. 患者常规取仰卧位，双侧手臂上举，自然置于头部上方或两侧。这种姿势使乳腺组织贴紧胸壁，可减少病灶的滑动，减少乳腺下垂和褶皱对检查的影响。检查乳腺外侧时，可采用为面向对侧的半侧卧位。

3. 乳房较大或乳房下垂明显时，检查者可用手向上托起乳腺以免漏扫。

4. 如果肿块只有在特殊体位才能触及，可采用特殊体位，如直立位或半直立位。

5. 有时为了与乳腺 X 线摄影结果相对照，超声检查可采取与乳腺 X 线摄影相似的体位。

(四) 扫查方法

1. 乳腺扫查方法

(1) 旋转(放射状)扫查法：以乳头为中心由内向外(或由外向内)、探头沿导管长轴方向置放，顺时针或逆时针方向扫查，从内向外移动探头，各扫查断面相互覆盖，不要遗漏。因为乳腺导管和腺叶是以乳头为中心呈放射状排列，放射状扫查可以较好地显示导管和腺叶的结构。

(2) 反放射状扫查法：反辐射状扫查时，探头从乳房边缘向乳头方向沿导管垂直的方向扫查，按顺时针或逆时针方向移动探头，完成 360° 检查。

(3) 纵向扫查法和横向扫查法：纵向扫查法，探头从腋前线乳腺外侧缘(含尾部)向胸骨旁方向或从胸骨旁向腋前线乳腺外侧缘方向，从上至下连续地沿乳腺依次纵向扫查。横向扫查法，探头从内向外或从外向内方向，从乳腺上缘至乳腺下缘,沿乳腺连续地依次横向扫查。

(4) 乳头根部斜切扫查法:将探头置于乳头旁,使声束斜切向乳头根部后方,以清晰显示乳头深面结构。针对乳头溢液特别是乳头溢血的患者,应特别留意乳头深面及周围导管,判断有无导管扩张、管壁增厚和内壁不光滑、导管内异常回声等。

上述乳腺的扫查方法中,ACR BI-RADS 指南推荐旋转(放射状)扫查法和乳头根部的斜切扫查法,该方法能较好地观察乳腺导管管长轴、肿块的形态和对周围组织的压迫、浸润情况。

2. 腋窝扫查方法　沿腋动脉和腋静脉的长轴和短轴多断面检查。判断腋窝淋巴结有无肿大,回声有无异常,有无副乳腺或其他占位病变等。

3. 扫查范围　双侧全乳腺扫查,怀疑乳腺癌时应检查腋窝。

4. 扫查内容

(1) 乳腺导管系统形态结构,导管是否扩张。

(2) 乳腺腺体内是否有局限性病变,单发还是多发,特别当触诊或乳腺 X 线摄影发现有肿块或有密集微小钙化时更应仔细检查是否存在局限性病变。

(3) 肿块的灰阶超声表现:如位置、大小、纵横比、内部回声、是否有微小钙化灶,边缘是否清楚,形态是否规则,后方回声增强或衰减等。

(4) 肿块的血流情况:肿块内部及周边是否有血流信号,血流是否粗大不规则,必要时可测量动脉的流速和阻力指数 RI 等。

(5) 乳腺淋巴引流区是否有肿大淋巴结,或其他病变。

(6) 库柏韧带结构和走行、浅筋膜的连续性是否有改变。

5. 扫查时注意事项

(1) 扫查速度不能太快,扫查时各扫查断面相互覆盖,不要有遗漏区域。问诊和触诊,并结合其他影像资料,减少漏诊。

(2) 探头轻放于皮肤表面，不宜加压，以免改变肿块形态、位置等，特别在检查肿块内血流时，加压会使小血管难以显示。

(3) 乳腺结构的不均匀性和腺体内脂肪可能会干扰对病变的识别。腺体内局灶性脂肪可形成似肿块的表现，应仔细加以甄别。局灶性脂肪与皮下脂肪回声一致，加压探头时脂肪有明显变形有助于鉴别。

(4) 观察肿块时，应注意浅筋膜浅层和深层是否连续、Cooper 韧带和胸壁结构是否受累。

(5) 注意皮肤和皮下脂肪层的局灶性病变与乳腺肿块的鉴别。乳腺癌可能浸润胸壁，而胸壁局灶性病变临床上可能误判为乳腺肿瘤，因此乳腺后方的胸壁结构应该常规观察。

(五) 检查时仪器调节

1. 调节总增益和 TGC(DGC)　总增益和 TGC(TGC 时间增益补偿，DGC 深度增益补偿)调节以图像清晰、解剖层次分明为标准。TGC(DGC)的调节按深度逐渐补偿。以近场和远场清楚显示解剖结构，图像增益平滑过渡为标准。TGC 远场增益过低将导致远场图像太暗，过高将导致远场图像太亮，均不利于乳腺结构和病变的显示。

2. 调节检查深度　检查深度调节以图像远场能够清楚显示乳腺和胸壁结构为标准。通常远场深度调节到显示胸膜为佳。当患者乳腺和胸壁较薄时，可降低检查深度，放大乳腺超声图像，避免图像中场和远场有太多的肺部气体图像。检查多发病变或肿块体积较大时，推荐使用梯形成像、宽景成像技术或者双幅图像拼接。

3. 聚焦点位置　聚焦点或聚焦带常规置于腺体对应的深度，发现病变应及时调节到病变所在的深度。多个病灶时，随检查病灶的深度进行适当的位置调节。

4. 局部放大　对于较小病变，可选择局部放大功能以观察病变及周边的细节。

5. 彩色多普勒血流显像 发现病变时启用彩色多普勒功能键，确定感兴趣区域（ROI），调节彩色多普勒取样框的大小和位置，观察病变血流。彩色多普勒取样框的大小通常为病变大小的两倍，病变置于彩色多普勒取样框的中央，病变及周边的血流能够充分显示。速度量程（scale）通常选择仪器的最低流速，根据所测量血流适当调节。使用低滤波，适当提高彩色多普勒增益，以不出现杂波彩色信号为标准。

6. 脉冲多普勒测量 当病变有明显的血流信号，特别是不能排除乳腺癌时需要启用脉冲多普勒功能键测量血流速度和阻力指数（RI）。尽可能减小声束与血流方向的夹角（小于60°），取样门尽可能小（通常为0.5~1.0mm）。

（六）测量方法

1. 肿块大小的测量 肿块大小的测量方法首先测量肿块最长径，再测量与之垂直断面的两个径线。在测量肿块大小时，如果低回声肿块边缘有强回声晕环征（强回声晕环征代表肿瘤对周围组织的浸润），其径线测量应包括肿块周边强回声的不规则外缘（图5-1）。

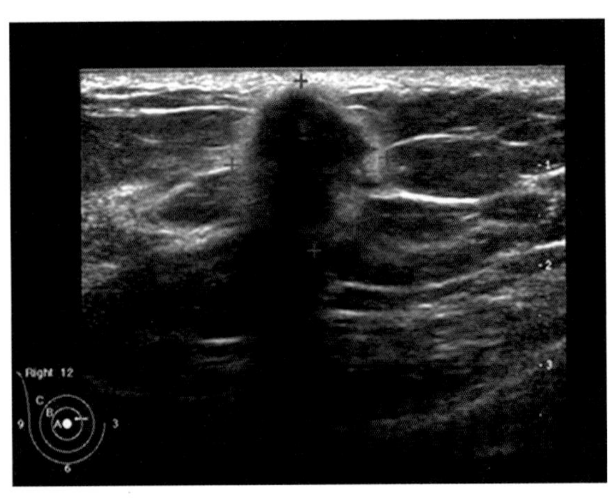

图5-1 肿块边缘有强回声晕环征时，其径线测量应包括肿块周边强回声的不规则外缘

2. 导管管径的测量　导管扩张时测量导管管径，导管长轴断面垂直于管壁测量外径。

（七）图像记录

乳腺超声检查报告至少存储两张图像（左、右侧乳腺各一张，建议采用外上象限），有异常时显示病变的主要特征，增加图像存储。

（八）病变的定位

1. 时钟表盘式定位法　乳腺病变的定位常用时钟表盘式定位法。发现病变，应明确标明位于左侧或右侧乳腺，注明病变位于几点钟、距离乳头的距离。此方法定位精确，最为常用，便于病变活检、手术介入、临床随访和影像对比。

2. 象限定位法　对于较大肿块，可采用象限定位法。以乳头为中心，经过乳头的水平线和垂直线将乳腺分为四个象限，即外上象限、外下象限、内上象限和内下象限，乳头和乳晕所在区域为中央区。

3. 解剖层次定位　病变定位应包括解剖层次定位。乳腺病变大多数来自腺体层，少数来自皮肤、皮下脂肪或胸壁，应明确注明病变的解剖层次。

七、正常乳腺超声表现

由浅至深，正常乳腺的声像图由皮肤、皮下脂肪层、腺体层组成，乳腺后方为乳腺后间隙和胸壁结构（图 5-2）。乳腺随年龄和生理状态的变化主要表现在脂肪和腺体的变化，通常，随着年龄增加，腺体内终末导管和腺泡萎缩，腺体变薄，回声增高，皮下脂肪和乳腺后间隙脂肪相对增多。

1. 皮肤　皮肤表现为一条平直带状稍强回声，厚度小于 2mm（厚度 >2mm 定义为皮肤增厚，在乳晕周围区域和乳房下皱襞，正常的皮肤厚度可达 4mm）。乳头大小因年龄、发育及经产情况而异。年轻、乳房发育良好及未生育者，乳头较小，哺乳后乳头增大，色素加深。

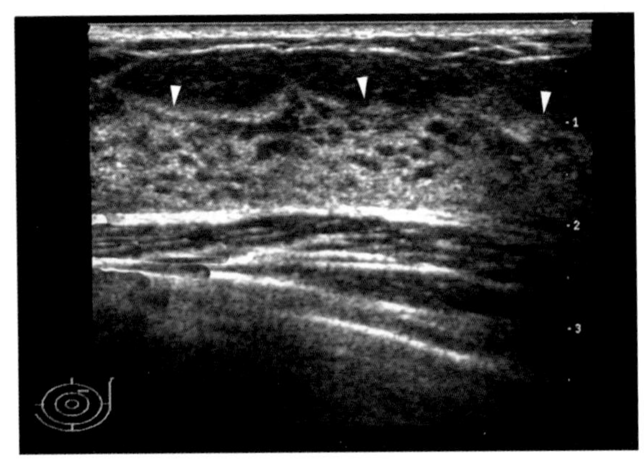

图 5-2 正常乳腺的声像图

由浅入深分别是皮肤、皮下脂肪层、腺体层和胸壁肌层等，箭头示浅筋膜浅层

2. 皮下脂肪层 介于皮肤和腺体层之间，除乳头外，腺体层均被脂肪组织覆盖。皮下脂肪厚薄因年龄和肥胖程度差异较大。皮下脂肪呈较低回声，穿行于其间的线状高回声为库柏(Cooper)韧带，一端连于皮肤和浅筋膜浅层，一端连于浅筋膜深层，牵拉乳腺小叶，使腺体表面在韧带附着处不平整略呈波浪形。库柏韧带将皮下脂肪分隔为结节样低回声结构，检查时需注意观察，勿误认为肿瘤。库柏韧带通常在老年女性容易显示(图 5-3)，青春期由于皮下脂肪菲薄而不易显示。皮下脂肪可呈条状或团状伸入腺体内，腺体内可以存在局灶性脂肪团，需要注意与瘤样病变鉴别。加压探头，脂肪容易受压变形，可作为重要的鉴别方法。

3. 腺体层 腺体层由腺叶与间质组成，乳腺以脂肪回声为等回声，终末导管和腺泡，即终末导管小叶单元(terminal ductolobular unit，TDLU)为等回声或稍低回声，导管在腺叶内呈纤细单线或双线样稍高回声，腺叶之间的间质为较高回声。腺体层回声与年龄和哺乳史密切相关。乳腺导管缺乏公认的正常值标准，临床观察和大多数学者认为正常乳腺导管小于 2mm。

青春期未生育女性腺体主要是导管系统的发育，中央区

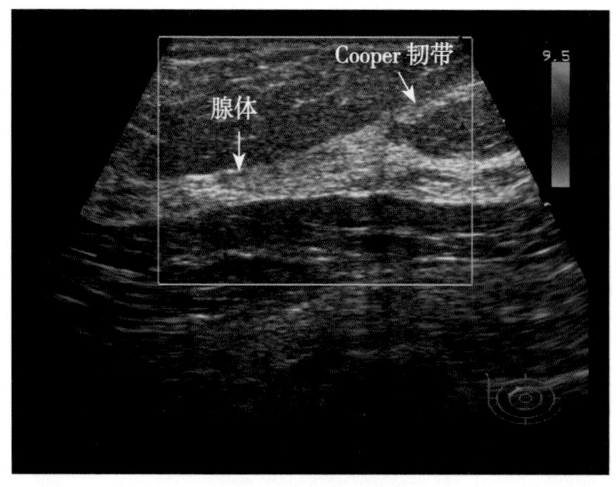

图 5-3　库柏韧带

库柏韧带表现为穿行于皮下脂肪层的线状强回声，连接皮肤和浅筋膜浅层表现为穿行于皮下脂肪层的线状强回声，连接皮肤和浅筋膜浅层

回声较低（图 5-4A），扪诊质地稍硬，周围腺体呈高低相间的斑纹征（图 5-4B）。静止期乳腺（图 5-5）声像图差异较大，与年龄、是否生育、体型等相关，大多数呈高低相间的斑纹征。妊娠期 TDLU 充分发育，间质变薄，腺泡的充分发育导致腺体增厚（图 5-6），哺乳期腺腔进一步扩大，充满乳汁，乳腺导管扩张，管壁薄而光滑，管腔内为无回声，显示清楚（图 5-7）。乳腺血管增多、增粗，血流速度加快。哺乳期后 TDLU 退化萎缩。绝经后，TDLU 进一步萎缩退化，腺体层逐渐变薄，回声增强，脂肪回声逐渐增多（图 5-3）。依据乳腺导管系统和间质的比值、脂肪的多少，正常乳腺分为背景回声均匀腺体型、背景回声均匀脂肪型和背景回声不均匀三型。

4. 乳腺后间隙　位于浅筋膜深层与胸壁肌层之间，以脂肪为主。大多数年轻女性的乳腺后间隙菲薄，老年女性尤其是脂肪较厚者的乳腺后间隙境界清楚。

5. 胸壁　胸壁肌层显示与解剖结构一致的肌纤维纹理，排列整齐。超声图像可清楚显示胸大肌、胸小肌以及肋间肌，

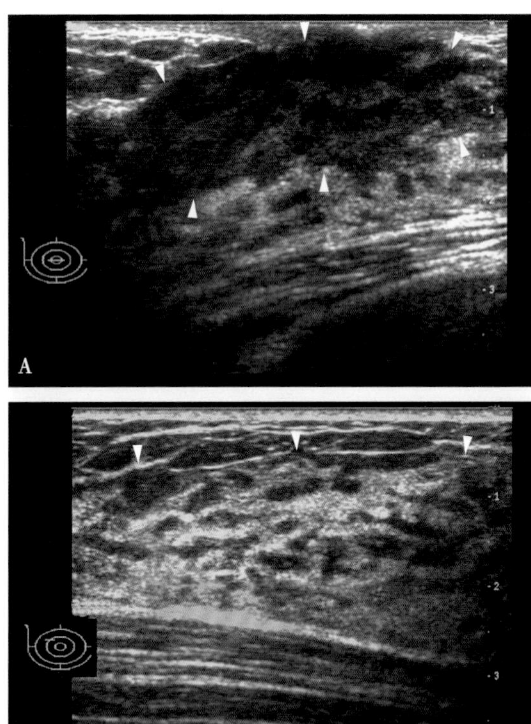

图 5-4 青春期乳腺

A. 中央区回声减低；B. 周围腺体层表现为高低回声相间的斑纹征

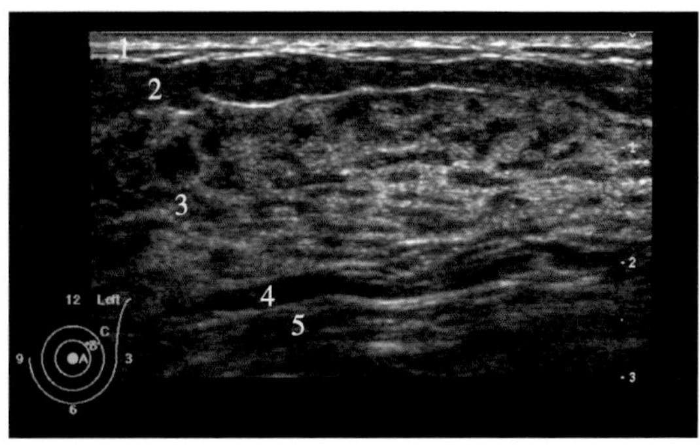

图 5-5 静止期乳腺

腺体呈高低回声相间的斑纹征

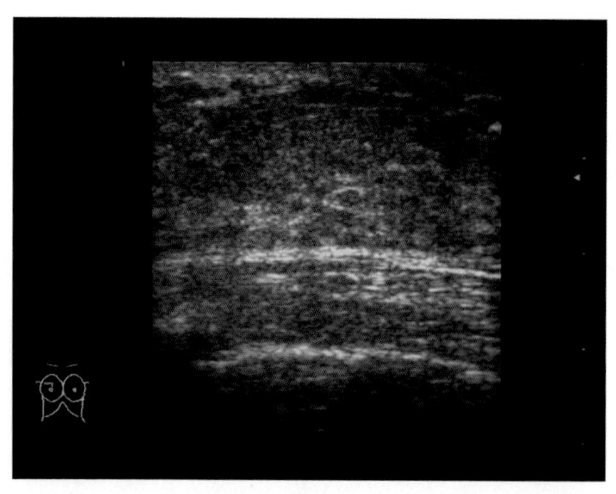

图 5-6　妊娠期乳腺

TDLU 充分发育，腺体层增厚，但腺叶之间的间质强回声变薄

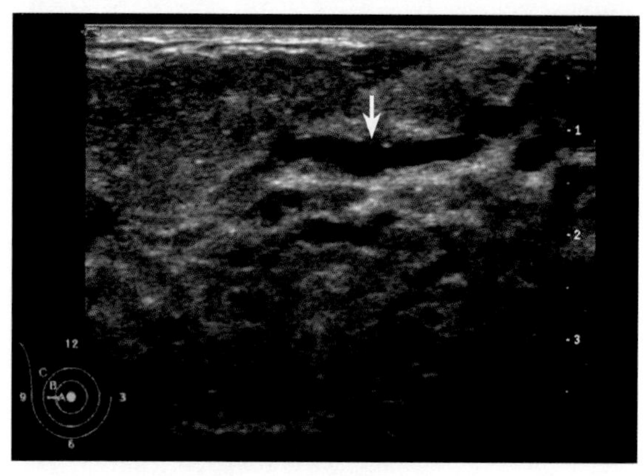

图 5-7　哺乳期乳腺

导管扩张，管腔内呈无回声，管壁光滑，间质强回声变薄

肌筋膜为线状稍高回声，连续光滑，肌纤维呈相对稍低回声。肋骨长轴表现为带状强回声伴后方回声衰减，肋骨短轴表现为弧形强回声伴后方回声衰减(声影)，胸膜壁层和脏层表现为肋骨和胸壁肌层深面的带状强回声(图 5-8)。肋软骨短轴表现为近球形或椭圆形低回声，肋软骨边界清楚，形态规则，

肋软骨后方回声衰减(图 5-9)。肋软骨骨化表现为低回声肋软骨中央斑片状高回声(图 5-10)。肋软骨短轴断面与乳腺纤维腺瘤的声像图特征类似,切勿误诊为肿瘤。关注解剖层次和后方回声是鉴别肋软骨和乳腺纤维腺瘤的关键(图 5-8)。

6. 区域淋巴结　正常腋窝淋巴结纵断面(图 5-11)类似卵圆形或蚕豆形,长径与短径的比值大于 2,淋巴门结构表现

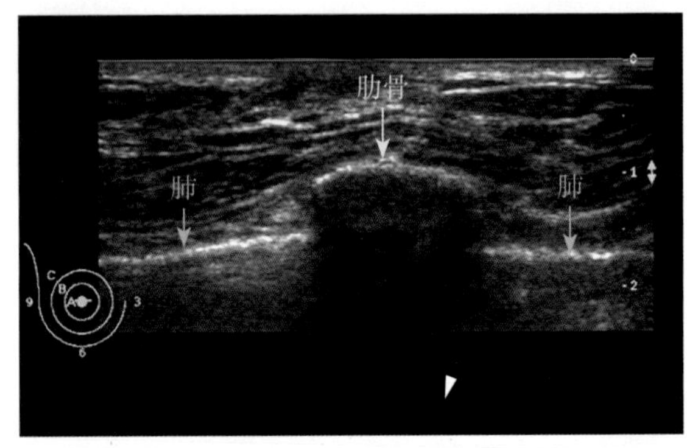

图 5-8　肋骨短轴声像图

表现为弧形带状强回声(黄箭)伴后方声影,胸膜表现为肋骨和胸壁肌层深面的带状强回声(绿箭)

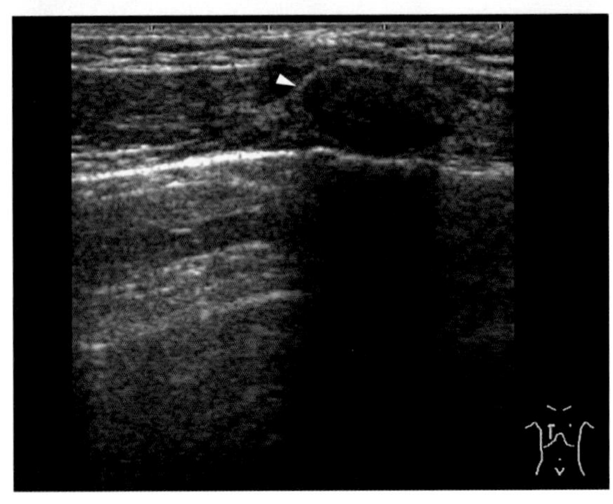

图 5-9　肋软骨短轴声像图

表现为近球形或椭圆形低回声(白箭头)伴后方声影

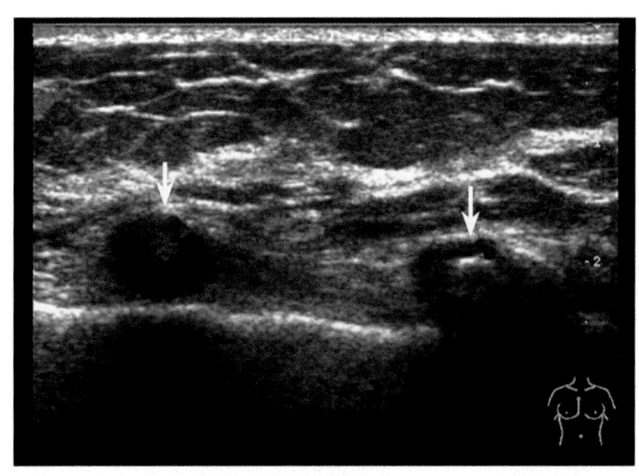

图 5-10　肋软骨骨化

表现为低回声肋骨(白箭)内出现的斑片状高回声

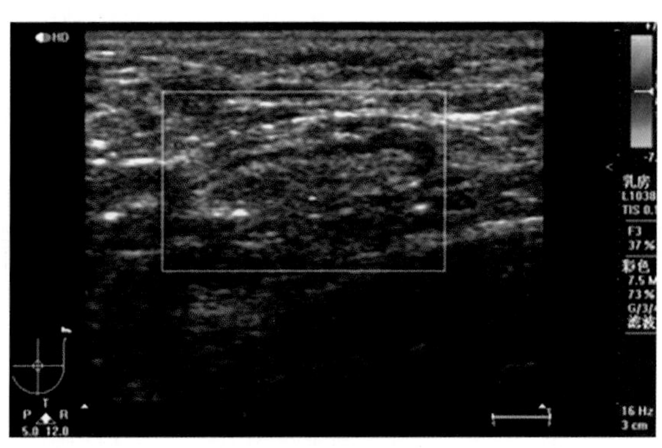

图 5-11　腋窝正常淋巴结

为中心稍高回声，与周围脂肪纤维结缔组织的回声相似，皮质表现为淋巴门周围、位于被膜下的薄层低回声，显示或不显示淋巴门血流。胸骨旁淋巴结、胸肌间淋巴结通常不显示。

八、乳腺超声的评估指标(肿块的图像特征)

在两个不同的断面均可显示的占位病变称为肿块表 5-1。触诊阳性的乳腺肿块在各年龄组妇女中的分布不同：在 12~35

岁的妇女中，乳腺纤维腺瘤最常见；在35~45岁的妇女中，乳腺囊肿最常见，其次是腺病；在55岁以上的妇女中，最常见的乳腺肿块是乳腺癌。在中国，乳腺癌有年轻化趋势。

表5-1 乳腺肿块的超声评估指标（图像特征）及常见原因

<table>
<tr><th colspan="3">图像特征</th><th>常见原因</th></tr>
<tr><td rowspan="19">肿块</td><td rowspan="3">形态</td><td>椭圆形</td><td>囊肿，纤维腺瘤，腺病等瘤样病变；少数恶性肿瘤（黏液癌，髓样癌，恶性叶状肿瘤，浸润癌）</td></tr>
<tr><td>圆形</td><td>恶性肿瘤，良性瘤样病变均可</td></tr>
<tr><td>不规则形</td><td>恶性肿瘤多见，少数瘤样病变和纤维腺瘤</td></tr>
<tr><td rowspan="2">方位</td><td>平行</td><td>多数良性肿块（囊肿，纤维腺瘤，腺病等），部分恶性肿块</td></tr>
<tr><td>不平行</td><td>多数恶性肿块，少数良性肿块（腺病，纤维腺瘤）</td></tr>
<tr><td rowspan="2">边缘</td><td>光整</td><td>多见于良性肿块（囊肿，纤维腺瘤等）</td></tr>
<tr><td>不光整（模糊，成角，细分叶，毛刺）</td><td>多见于恶性肿块，少数良性肿块</td></tr>
<tr><td rowspan="6">内部回声</td><td>无回声</td><td>囊肿，积乳囊肿早期阶段，脓肿，假体，术后积液</td></tr>
<tr><td>高回声</td><td>脂肪瘤，炎症，极少数恶性肿瘤，极少数腺病，积乳囊肿后期</td></tr>
<tr><td>低回声</td><td>多数恶性肿瘤，部分良性肿瘤（纤维腺瘤，腺病）</td></tr>
<tr><td>等回声</td><td>瘤样病变（腺病，少数纤维腺瘤）</td></tr>
<tr><td>囊实性复合回声</td><td>导管内乳头状肿瘤（良性，恶性），乳腺癌囊性变，纤维囊性增生等，脓肿</td></tr>
<tr><td>不均匀回声</td><td>恶性肿瘤多见，部分纤维腺瘤，瘤样病变（腺病）</td></tr>
<tr><td rowspan="4">后方特征</td><td>无变化</td><td>多数纤维腺瘤和腺病，部分恶性肿瘤</td></tr>
<tr><td>增强</td><td>良性，恶性</td></tr>
<tr><td>衰减</td><td>多数恶性，少数良性</td></tr>
<tr><td>混合型</td><td>恶性多见，少数良性</td></tr>
</table>

续表

<table>
<tr><th colspan="3">图像特征</th><th>常见原因</th></tr>
<tr><td rowspan="3">钙化</td><td rowspan="3"></td><td>肿块内钙化</td><td>恶性多见,特别是密集不均匀分布的砂砾样钙化。少数良性肿瘤可见,多为粗钙化</td></tr>
<tr><td>肿块外钙化</td><td>积乳囊肿后期,单纯钙化灶,多为良性</td></tr>
<tr><td>导管内钙化</td><td>密集砂砾样钙化,恶性多见(导管内癌),少量稀疏的导管内钙化可见于上皮增生性病变</td></tr>
<tr><td rowspan="7">相关特征</td><td>结构扭曲</td><td>肿块周围导管扭曲,库伯韧带受累</td><td>乳腺癌特别是浸润癌多见</td></tr>
<tr><td>导管改变</td><td>导管扩张,导管内实性回声,导管与肿块关系密切等</td><td>导管内乳头状瘤和浆细胞性乳腺炎多见,少数乳腺癌</td></tr>
<tr><td>皮肤改变</td><td>皮肤增厚</td><td>炎症,乳腺癌</td></tr>
<tr><td>水肿</td><td>皮肤和皮下组织水肿</td><td>炎症,乳腺癌,手术后改变</td></tr>
<tr><td>血流供应</td><td>无血供,内部血流,边缘血流</td><td>无血供见于囊肿、积乳囊肿、脓肿内部,内部和边缘血流良性和恶性肿瘤均可见</td></tr>
<tr><td>弹性评估</td><td>质软,中等硬度,质硬</td><td>质软多见于良性,质硬多见于恶性,中等硬度良性多见,恶性也可有</td></tr>
<tr><td>超声造影</td><td>均匀增强、不均匀增强、环状增强和不增强</td><td>不均匀增强和环状增强恶性多见,均匀增强和不增强良性多见</td></tr>
</table>

九、乳腺常见疾病超声评估

(一)乳腺良性肿瘤和瘤样病变

乳腺常见的良性肿瘤和瘤样病变包括纤维腺瘤、叶状肿瘤、瘤样病变、导管内乳头状病变等。2012年世界卫生组织

WHO乳腺肿瘤分类将导管内乳头状肿瘤命名为导管内乳头状病变，包括了导管内乳头状瘤、导管内乳头状癌、囊内乳头状癌和实性乳头状癌。本书对该类病变不做讨论。

1. 超声诊断要点

(1) 纤维腺瘤：纤维腺瘤因为肿块内上皮和纤维间质的成分不同，导致肿块回声和均匀程度差异较大。典型的纤维腺瘤超声表现为肿块呈卵圆形，方位平行，边缘光整，等回声或低回声，后方特征无变化或增强，有侧壁声影（图5-12）。少数纤维腺瘤肿块内可出现钙化，多为粗钙化。较小的肿块内多数无血流信号或少量血流信号，肿块较大时可有较丰富的血流信号。通常不伴有腋窝淋巴结肿大。肿块大于5cm时称为巨纤维腺瘤，多见于青春期女性，宽景成像可显示肿块的全貌（图5-13）。随着超声仪器图像质量的改善和对低速血流敏感性的提高，临床触诊阴性的乳腺肿块越来越多地被超声检出，纤维腺瘤内检出血流信号的比例也明显地增加。

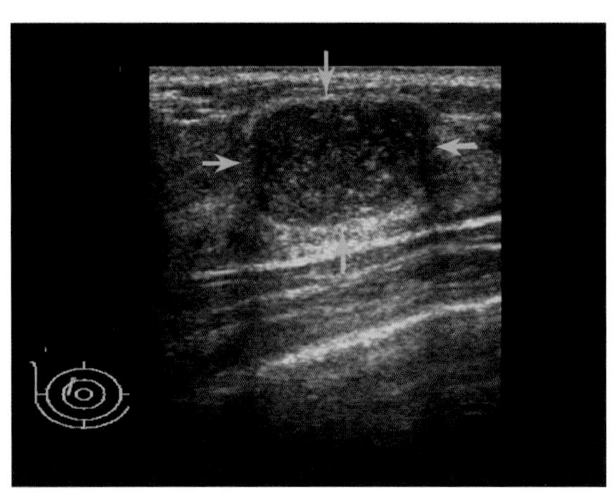

图5-12 乳腺纤维腺瘤

超声图像表现为卵圆形，边缘光整，稍低回声，后方特征增强，有侧壁声影。BI-RADS分类:3。病理：纤维腺瘤

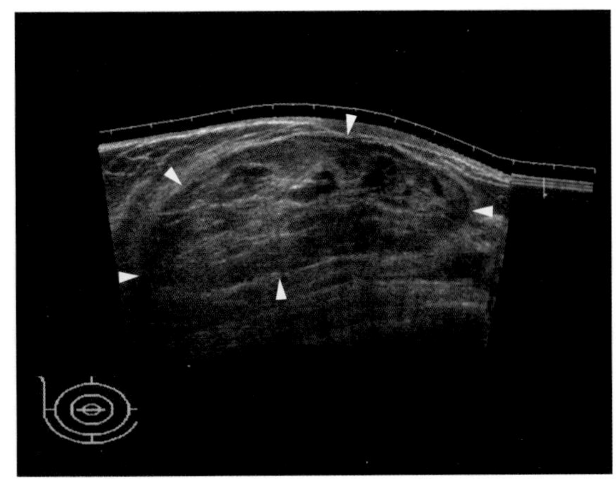

图 5-13　乳腺纤维腺瘤超声宽景成像

显示肿块全貌，椭圆形，方位平行，边缘光整，中等回声，后方无变化。BI-RADS 分类：3。病理诊断：纤维腺瘤

(2) 叶状肿瘤叶状肿瘤包括良性、交界性和恶性。典型的良性叶状肿瘤超声表现为低回声肿块，卵圆形，边缘光整，内部回声均匀，后方回声增强，侧壁声影，肿块无血流信号或有血流信号，肿块体积不大时形态学特征与纤维腺瘤相似，两者不容易鉴别。大多数叶状肿瘤体积较大时呈浅分叶状（图 5-14）。通常腋窝淋巴结无肿大。按照 NCCN 指南，所有 >3cm 的乳腺肿瘤，无论声像学表现如何，临床处理都应该穿刺活检或直接切除。因为超声无法判断其良恶性。所以，分类 BI-RADS 4 较合适。恶性叶状肿瘤早期阶段具有膨胀性生长的特性，肿块不大时，与纤维腺瘤的特征相似，容易误诊为良性肿瘤。肿块进行性长大，容易出现裂隙状无回声和肿块内血流，这是恶性叶状肿瘤的特征（图 5-15）。

(3) 乳腺瘤样病变：乳腺瘤样病变指非肿瘤、非炎症性的一类疾病，是指以乳腺小叶腺泡增生为特征的一组疾病，包括乳腺良性上皮增生和纤维囊性增生等，在女性乳腺十分常见，包括了病因和临床经过均不相同的多种病变。病理类型有硬化性腺病、大汗腺腺病、微腺性腺病、放射状瘢痕等。腺病早

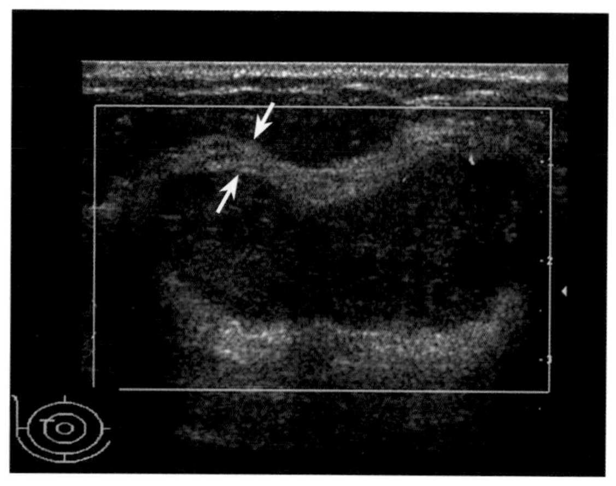

图 5-14 乳腺良性叶状肿瘤

女性,39 岁。右乳 10 点钟距乳头 2cm 处腺体层查见一个肿块,大小 40mm×35mm×17mm,椭圆形,浅分叶,边缘光整,低回声,回声均匀,后方增强,肿块边缘有少量血流信号。BI-RADS 分类:4a。病理:良性叶状肿瘤

期,表现为乳腺终末导管小叶数目增多或小叶内腺泡数目增多,小叶结构无显著改变。腺病晚期,间质纤维增生显著,同时有小叶内腺泡数目增多,没有囊肿结构,称硬化性腺病,增生的腺管呈小囊腔状、裂隙状或内腔不明显的条索状,病变呈分叶状,肌上皮细胞不明显,与浸润性癌极难鉴别。乳腺瘤样病变超声图像表现大致可归纳为以下几种表现:

1)肿块:肿块多数呈等回声或低回声(图 5-16),大小不等,单个或多个,多数体积不大,小于 20mm。椭圆形、圆形、不规则形,边缘光整,无包膜回声,无血流信号或少血流信号,腋窝淋巴结无肿大。硬化性腺病部分表现为肿块形态不规则,边缘模糊,低回声,容易误诊为乳腺癌(图 5-17)。腺病形成的肿块(瘤样病变)多数被影像学评估分类为 BI-RADS 3 类,少数不规则的腺病和硬化性腺病容易误诊为乳腺癌,评估分类为 BI-RADS4 类甚至 5 类,腺病是 4 类活检中病理为良性的主要疾病。

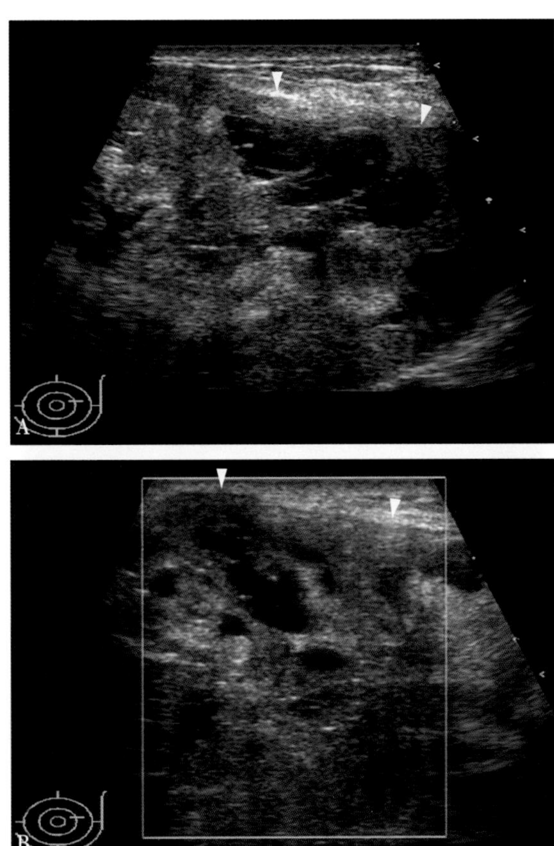

图 5-15　乳腺恶性叶状肿瘤

女性，44 岁。A. 左乳 3 点钟距乳头 3cm 腺体层肿块，60mm×55mm×48mm，形态不规则，边缘模糊，内部回声囊实复合性，以实性为主伴裂隙状不规则无回声；B. 肿块内实性成分有血流信号。BI-RADS 分类：4c。病理诊断：恶性叶状肿瘤

2）囊肿或簇状微小囊肿：囊肿表现形式多种多样，囊肿大小、数目不等，单个或多个，单侧或双侧，集中或散在。典型的囊肿表现为圆形或卵圆形，边界光整，囊壁薄而光滑，囊内呈无回声，后方回声增强，有侧壁声影（图 5-18）。簇状微小囊

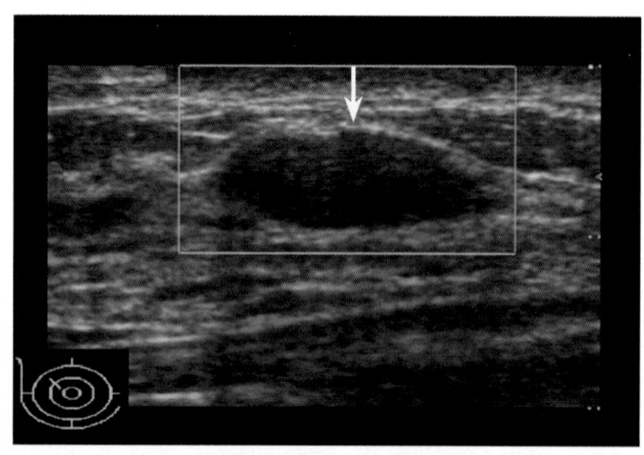

图 5-16 病理诊断:腺病

女性,37 岁,肿块超声表现:椭圆形,方位平行,边缘光整,低回声,肿块内未见钙化,肿块内无血流信号。BI-RADS 分类:3

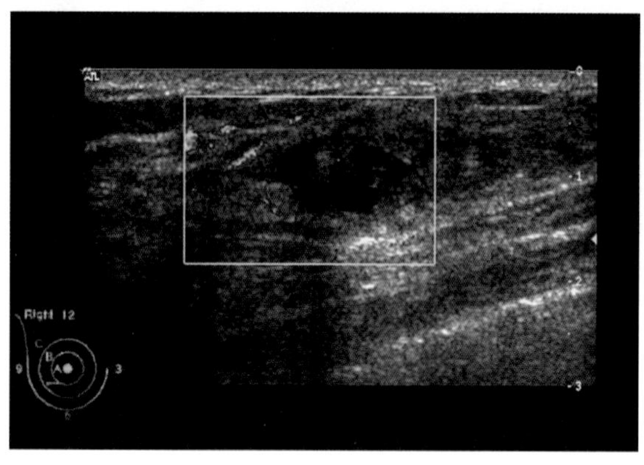

图 5-17 病理诊断:硬化性腺病

超声表现为形态不规则,边缘模糊,低回声,内部回声不均匀,肿块内血流。有可疑恶性征象,不能排除乳腺癌风险。BI-RADS 分类:4b

肿(图 5-19)表现为多数的微小无回声,BI-RADS 给出的标准描述语为:多个内径 <5mm 的囊性病灶集聚,囊间距 <2mm。

3) 局限性腺体回声紊乱或增厚腺病可表现为腺体结构

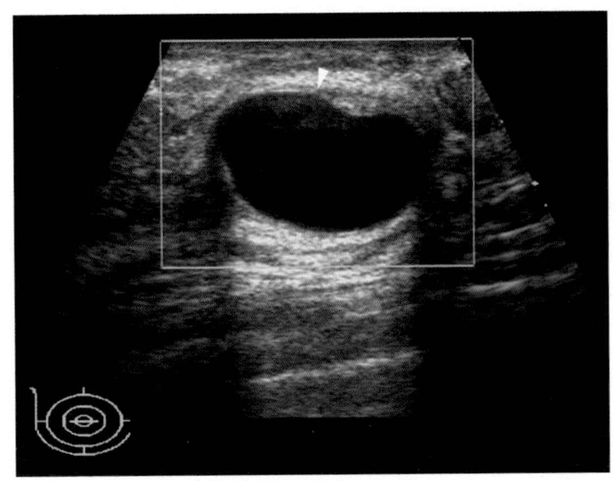

图 5-18　乳腺囊肿

超声表现为圆形或卵形，边缘光整，囊壁薄而光滑，内部呈无回声，后方增强，有侧壁声影。BI-RADS 分类：2

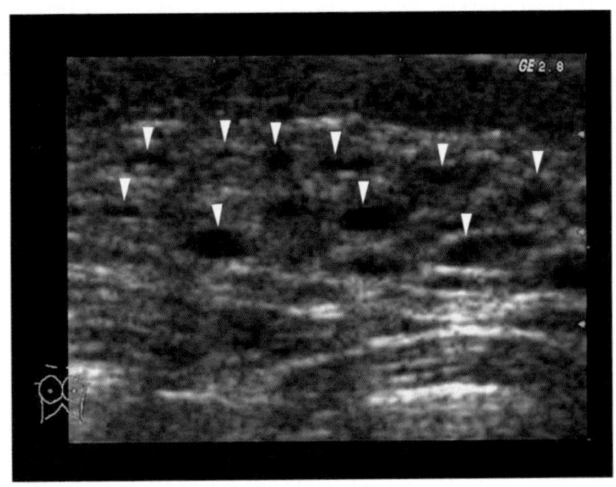

图 5-19　乳腺腺病伴纤维囊性增生

女性，36 岁，左乳外上象限腺体内查见密集的微小无回声，大小 1~4mm，超声提示：簇状微小囊肿。BI-RADS 分类：3。病理诊断：腺病伴纤维囊性增生

紊乱，回声局限性增强或减低，或腺体局限性增厚，扪诊可有质韧增厚感或扪及肿块，但超声图像无占位效应。这类表现最好建议乳腺 X 线检查。

4）混合型：上述 3 种表现形式不同程度并存。最常见的表现是局限性回声减低和簇状微小囊肿，或簇状微小囊肿和实性瘤样病变并存，肿块多无恶性可疑征象。

5）无明显异常表现：患者以乳腺疼痛就诊，超声检查无明显异常征象，至少是未见肿块图像。

2. 鉴别诊断

（1）纤维腺瘤、腺病、叶状肿瘤等常见良性肿瘤的鉴别诊断：纤维腺瘤和腺病是临床最常见的良性肿瘤或瘤样病变，肿瘤体积不大时，大多具有良性肿瘤的特征，超声图像表现为等回声或稍低回声肿块，生长缓慢，椭圆形或圆形，边缘光整，回声均匀，方位平行，后方特征无变化或增强。典型的纤维腺瘤表现为椭圆形、有包膜回声、侧壁声影。叶状肿瘤体积较大时，具有分叶状和裂隙状改变。腺病大小不等，部分体积较小的腺病表现为等回声，形体椭圆形、圆形或轻度不规则，内无血流信号。上述几种病变 BI-RADS 评估分类大多数是 3 类，常规 3~6 个月复查，1~2 年无变化者，可 6~12 个月复查。对于体积较大，形态不规则，回声不均匀者，可评估为 4 类，少数硬化性腺病超声图像特征容易误诊为乳腺癌，BI-RADS 评估分类为 4 类或 5 类，需要穿刺活检明确诊断。

（2）乳腺癌：当上述良性病变表现为形态不规则、边缘不光整（模糊、毛刺、成角、细分叶），或复查时评估为 BIRADS 3 类的肿块最大径增大 >20%，需要考虑具有乳腺癌风险。肿块内出现密集的微钙化灶（>5 个强回声点）以及腋窝淋巴结肿大且门结构消失，提示乳腺癌可能性大。分类为 BI-RADS 4 类或 5 类，建议穿刺活检。

（二）乳腺炎性疾病

1. 超声诊断要点

（1）急性乳腺炎在早期表现为蜂窝织炎时声像图无特

异性。

(2) 乳腺脓肿表现为皮肤红肿,不规则无回声,局部加压和振动后检查可见其内漩涡状流动的点状回声是其特征,形态不规则,边缘模糊(图 5-20)。脓腔单发或多发。脓腔内无血流信号,脓肿壁及周围可见血流信号。

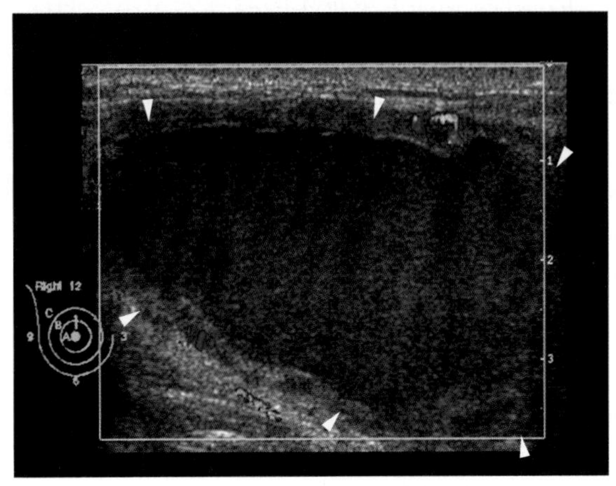

图 5-20 急性乳腺脓肿

超声表现:右侧乳腺内查见一个巨大肿块,内呈无回声,但内见大量细小低回声,囊壁不光滑,囊内无血流信号,囊壁可见血流信号。加压振动探头检查时可见其内点状低回声飘浮和漩涡状流动。BI-RADS 分类:2。超声引导下穿刺抽吸出黄白色黏稠脓液。诊断:乳腺脓肿

(3) 慢性乳腺脓肿常表现为不均质肿块,中心伴有或不伴有小的液性暗区。BI-RADS评估为2类。部分临床症状不明显,慢性炎症过程导致肿块质硬,形态不规则,回声不均匀,边缘模糊,压痛不明显,容易误诊为乳腺癌。可能评估为 BI-RADS 评估为 4 类或 5 类。

2. 鉴别诊断

(1) 乳腺癌:乳腺癌通常以肿块为首要就诊原因,而慢性乳腺脓肿则有慢性炎症的病史,肿块内多数有细小的脓腔。鉴别诊断困难者,建议穿刺活检明确诊断。

(2) 乳腺囊肿：乳腺囊肿伴出血时肿块内表现为细弱回声，但囊肿边缘清楚，囊肿壁薄、囊壁光滑，而脓肿的壁厚、内壁不规则，边缘模糊。

(三) 乳腺癌

乳腺癌是来源于上皮组织的乳腺癌和来源于间叶组织的恶性肿瘤的总称。临床上最常见的病理类型是浸润性乳腺癌，包括非特殊型浸润性乳腺癌、浸润性小叶癌、黏液癌、髓样癌等。癌前病变包括导管原位癌和小叶原位癌等。其他病理类型少见，包括湿疹样乳腺癌、炎性乳腺癌，乳腺间叶组织来源的恶性肿瘤包括恶性叶状肿瘤、乳腺淋巴瘤等。大多数浸润性乳腺癌具有典型的恶性肿瘤的临床表现和超声图像特征，但髓样癌、黏液癌、叶状肿瘤在早期阶段具有膨胀性生长的特性，超声图像类似良性肿瘤的图像特征，容易误诊。部分浸润性癌不具备典型的恶性征象，需要超声多模态(弹性成像，超声造影)和多种影像学检查(乳腺X线检查、乳腺MRI、乳腺导管造影或乳管镜检查等)联合应用，怀疑乳腺癌时，需要穿刺活检和临床处理。

1. 超声诊断要点　乳腺癌的病理类型很多，声像图表现与病理类型相关。

(1) 乳腺癌典型的共同的超声图像特征如下。

1) 形态：肿块形态不规则(图5-21)。

2) 方位：肿块长径与皮肤不平行(肿块纵径≥横径，纵横比≥1)。肿块方位不平行为小乳癌的重要形态学特征(图5-22)。

3) 边缘：乳腺癌边缘特征包括边缘模糊、毛刺、成角、细分叶、边缘强回声晕，是判断肿块恶性风险的重要指标(图5-21，图5-22)。

4) 内部回声：以脂肪为等回声，乳腺癌的肿块绝大多数是低回声或极低回声(图5-21，图5-22)。发生出血和坏死时，可表现为囊实复合性回声。

5) 后方回声：乳腺癌后方回声多数表现为衰减(图5-21，图5-22)，或混合型。

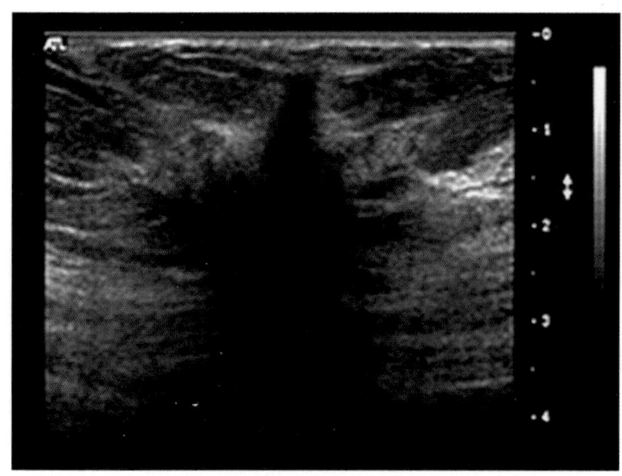

图 5-21　乳腺癌

乳腺癌形态不规则，边缘模糊，成角，毛刺，低回声，后方声影。BI-RADS 分类：5。病理：浸润性癌

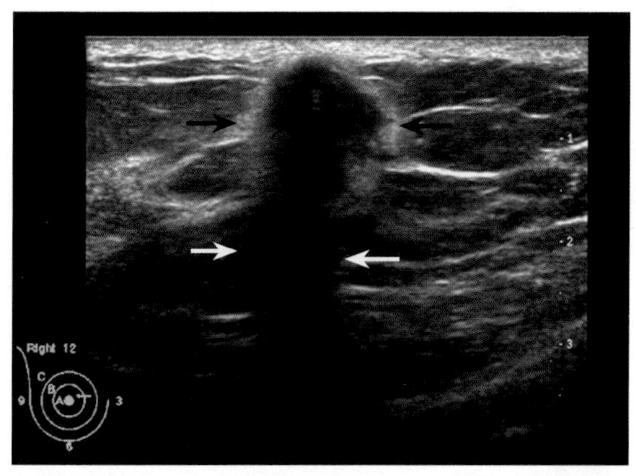

图 5-22　乳腺癌

乳腺癌形态不规则，方位不平行，边缘模糊并可见强回声晕环征，肿块呈低回声，后方声影。BI-RADS 分类：5。病理：浸润性癌

6）钙化灶在高频超声图像上，钙化灶可分为微钙化和粗钙化。肿块内微钙化提示乳腺癌，有较强特征性。典型的乳腺癌钙化灶表现为数目较多且相对集中呈簇状分布，以砂粒样微钙化为主（图 5-23）。粗钙化可见于纤维腺瘤、积乳囊肿后期。

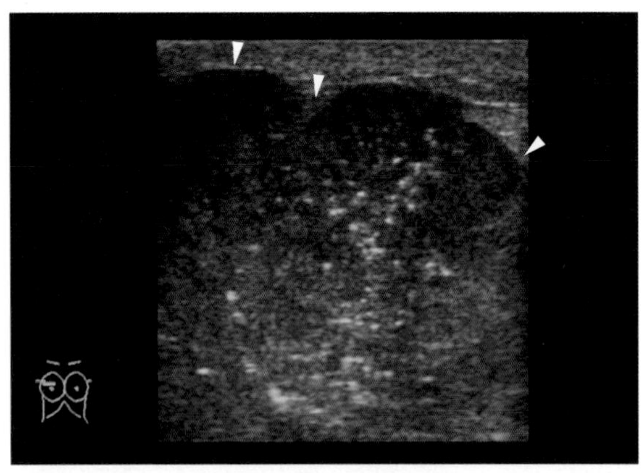

图 5-23 乳腺癌

肿块形态不规则，分叶状，肿块内密集微钙化。BI-RADS 分类：5。病理：浸润性癌

7）皮肤和周围组织改变乳腺癌淋巴管浸润可导致皮肤增厚，皮肤和皮下组织水肿，临床表现为橘皮征，乳腺癌浸润牵拉库柏韧带可导致皮肤凹陷征，乳腺癌浸润周围组织，可导致浅筋膜浅层连续性中断（图 5-24），浸润乳腺后间隙可导致浅筋膜深层连续性中断（图 5-25）。

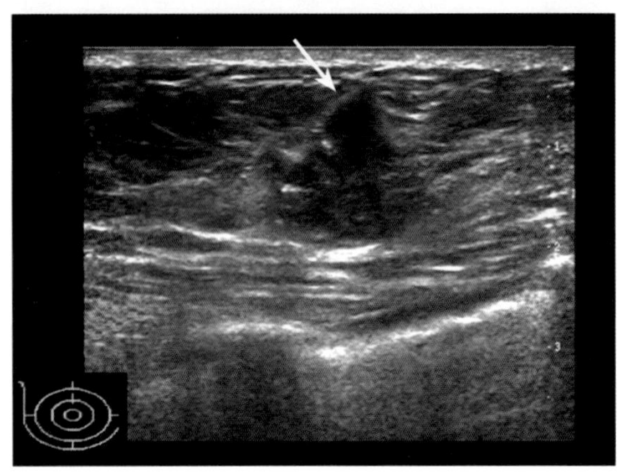

图 5-24 乳腺癌

乳腺肿块浸润浅筋膜浅层和皮下脂肪层，导致浅筋膜连续性中断。BI-RADS 分类：5。病理：浸润性癌

8）肿块血流良性肿瘤无血流或少血流多见，乳腺癌血流丰富多见。典型的乳腺癌血流可表现为血管增粗和走行不规则（图5-26），流速增高。彩色多普勒血流显像和频谱多普勒通常不作为乳腺癌独立的诊断指标。

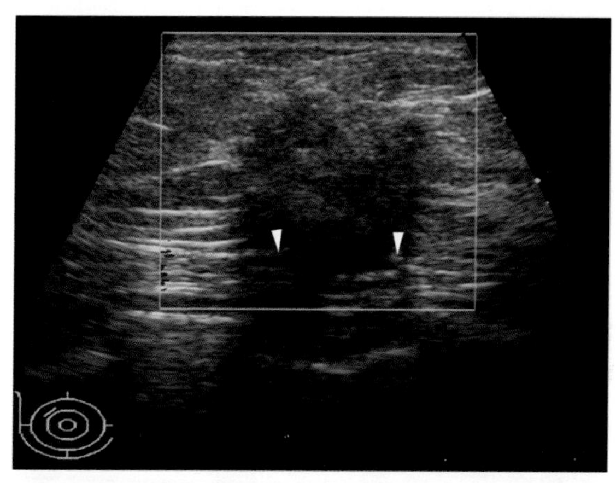

图5-25　乳腺癌

乳腺肿块浸润乳腺后间隙，肿块后方浅筋膜深层连续性破坏。BI-RADS分类：5。病理：浸润性癌

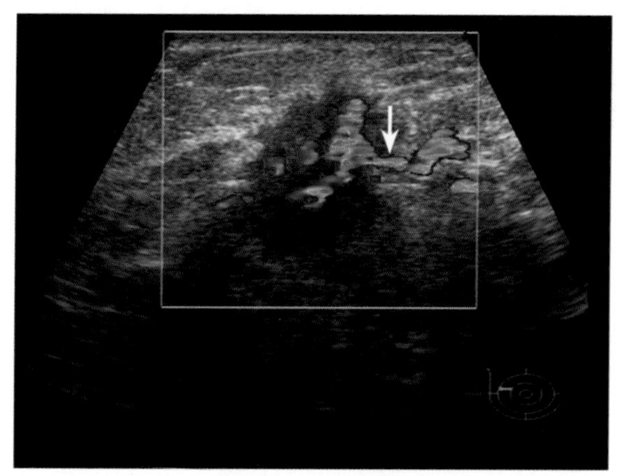

图5-26　乳腺癌

乳腺肿块血流丰富，血管增粗，向肿瘤内不规则分支。BI-RADS分类：5。病理：浸润性癌

9）淋巴结转移 典型的转移性淋巴结（图 5-27）超声表现是淋巴结肿大，长 / 宽比值趋近于 1，呈卵圆形或球形。淋巴门结构破坏或消失，皮质增厚，整个淋巴结呈低回声，门型血流消失，呈周围型血流信号。淋巴结转移是影响乳腺癌预后的决定性因素之一，数目越多，预后越差，转移部位越远，预后越差。乳腺癌引流区淋巴结包括腋下、中、上组，内乳淋巴结和锁骨上区。

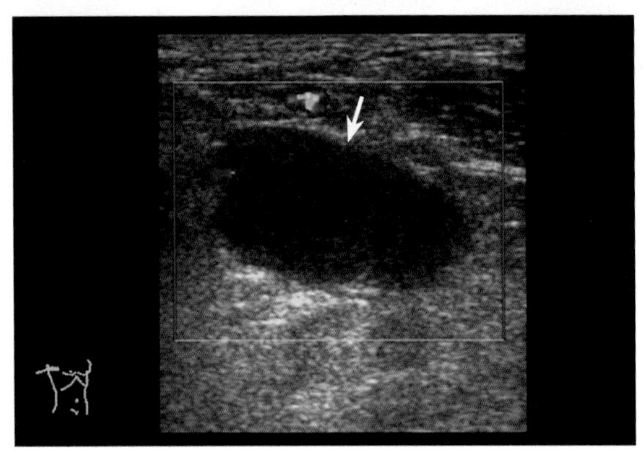

图 5-27 乳腺癌所致腋窝淋巴结转移

淋巴结肿大，淋巴门结构消失，整个淋巴结呈低回声

乳腺癌远处转移主要发生在肺、骨和肝。肺转移主要依靠胸部 CT 发现，骨转移主要依靠核医学骨扫描发现。超声重点是观察肝脏、盆腔和锁骨上淋巴结有无转移。肝转移多表现为肝实质内单发或者多发低回声结节，结节大小不等，边界清楚，形态较规则，背景肝实质回声多正常，接受过化疗的患者表现为肝实质回声多数表现为均匀增强。肝内门静脉和肝静脉血管无异常。盆腔转移表现为盆腔内子宫两侧出现不规则实质性肿块。乳腺癌肺转移、胸膜转移、腹腔和盆腔转移后期均可能出现胸腔积液和（或）腹腔积液。

（2）不同病理类型的乳腺癌有不同的超声表现。

导管原位癌（又称导管内癌）指癌细胞没有浸润超过基底膜，包括多种病理类型，超声表现多种多样。部分导管原位癌超声图像上表现为具有恶性征象的肿块，部分肿块表现为以密集点状强回声为主要特征的无肿块型或局部结构紊乱（图5-28），部分肿块与扩张导管相通（图5-29）。髓样癌和黏液癌

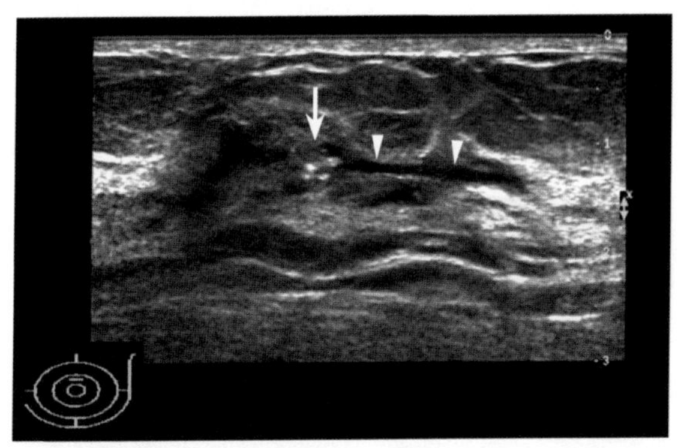

图 5-28　乳腺癌

女性，56 岁，乳头溢血。超声检查发现：左侧乳头上方导管增粗（白色箭头），内径 1.5mm，导管内侧即乳头端见 6mm×6mm×5mm 的低回声肿块，形状不规则，边缘模糊，肿块内密集微钙化。BI-RADS 分类：4c。病理诊断：导管原位癌

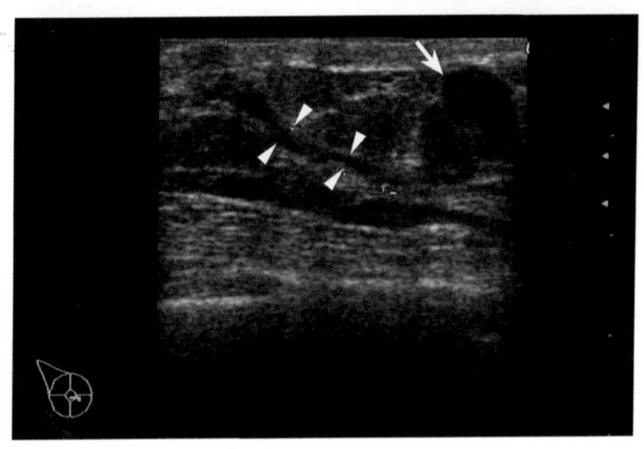

图 5-29　乳腺癌

女性，40 岁，右乳头旁扪及肿块。超声检查发现：右侧乳头旁肿块，12mm×9mm×12mm，形态不规则，边缘模糊，方位不平行，低回声，肿块深面与扩张导管相通（白色箭头），导管一端连接肿块，另一端连接乳头，导管内径 1~2mm。BI-RADS 分类：4b。病理诊断：导管原位癌

呈膨胀性生长，在肿瘤体积不大时，回声均匀，后方特征无变化或增强，超声图像与良性肿瘤特征相似，容易误诊为良性肿瘤。髓样癌可疑征象常常只有形态不规则和边缘模糊(图5-30)，体积增大时容易囊性变，黏液癌分单纯型和混合型，单纯型容易误诊为纤维腺瘤，部分回声不均匀，可见黏液糊(图5-31)，混合型具有部分可疑征象。

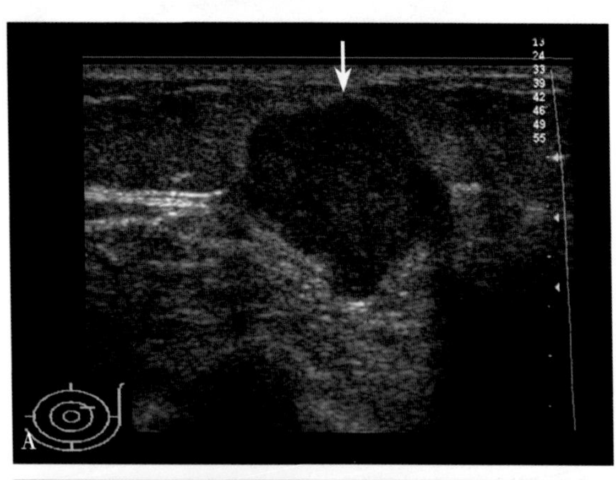

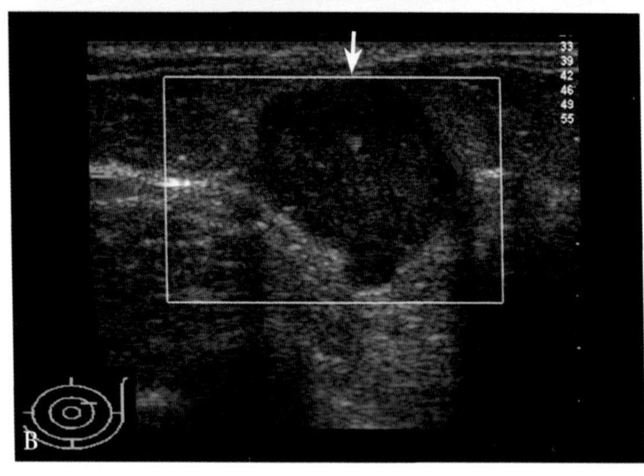

图 5-30 乳腺癌

A. 女性，37 岁，左侧乳腺 2 点钟距乳头 3cm 腺体层查见一个肿块，24mm×20mm×25mm，形态不规则，边缘模糊，低回声，回声均匀；B. 肿块有少量血流信号。BI-RADS 分类：4b。病理诊断：髓样癌

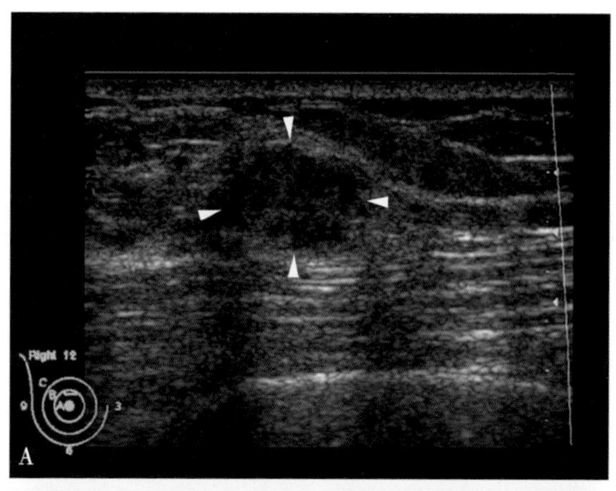

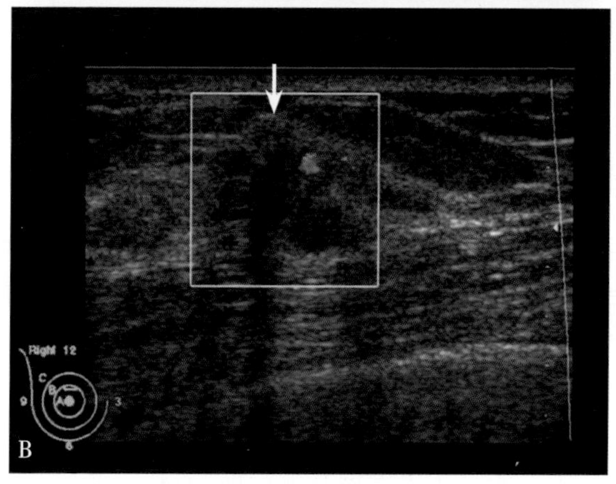

图 5-31　乳腺癌

A. 女性，33 岁，右侧乳腺 12 点钟距乳头 2cm 处腺体内肿块，16mm×12mm×12mm，形态不规则，边缘模糊，低回声，不均匀，后方特征混合；B. 肿块内有少量血流信号。BI-RADS 分类：4c。病理诊断：黏液腺癌合并早期浸润性导管癌

2. 鉴别诊断　乳腺癌最重要的是与乳腺良性肿瘤鉴别，鉴别诊断要点见表 5-1。在临床工作中，乳腺良、恶性肿瘤之间的图像特征存在明显的重叠和交叉，造成乳腺癌的诊断困难。由于乳腺超声最重要的目的是找出恶性病灶，故正确使

用 BI-RADS 就显得非常重要。既要不漏诊恶性病灶,又不能过度诊断。对不能排除乳腺癌风险的乳腺肿块(BI-RADS 4 类),建议超声引导下穿刺活检明确诊断。

表 5-1 乳腺癌与乳腺良性肿瘤的鉴别诊断要点

	良性	恶性
形态	椭圆形	不规则、圆形
方位	平行	不平行
边缘	完整,界面清楚、规则	模糊,毛刺,成角,分叶状,强回声晕征
内部回声	等回声,低回声	低回声,不均匀
钙化灶	少见,粗大	多见,微钙化
后方回声	无改变,增强	衰减,混合改变
侧方声影	有	无
淋巴结受累	无	肿大,结构异常
血供	无血流或少血流	有血流,丰富血流

(四) 男性乳腺肿块

1. 超声诊断要点

男性乳腺肿块主要有男性乳腺发育和男性乳腺癌。男性乳腺发育是指男性在各年龄阶段因不同的原因出现单侧或双侧乳腺发育。多见于青春期及老年期,多数为单侧,少数为双侧,对称或不对称。男性乳腺发育根据发育程度有不同的超声表现。典型的超声表现为乳头深面低回声肿块(图 5-32),椭圆形或不规则形,边缘完整。部分乳腺发育表现为树根状低回声,容易误诊为乳腺癌。部分男性乳腺发育类似女性青春期乳腺声像图,通常不伴导管扩张。

男性乳腺癌罕见,多见于老年人。临床表现主要是扪及乳腺肿块,少数为乳头溢血。肿块质硬,不规则,常无触痛。组织学以浸润性导管癌多见。超声表现为形态不规则,边缘模糊、成角、毛刺、细分叶状,肿块呈低回声,容易囊性变呈囊实复合回声,肿块血流信号丰富(图 5-33)。

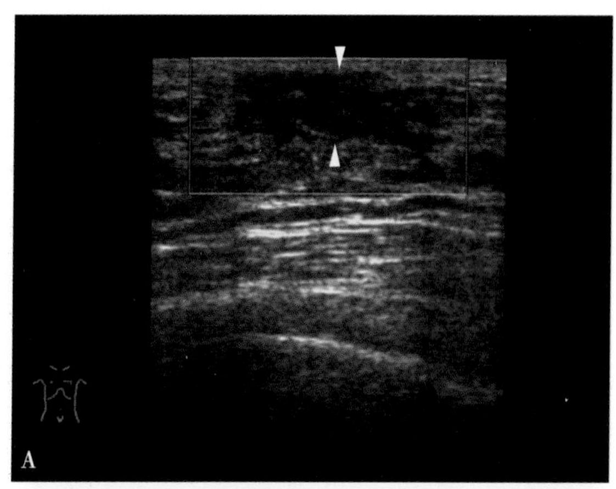

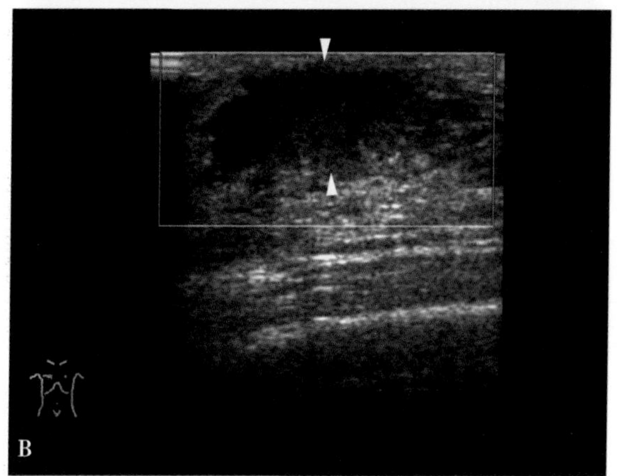

图 5-32　男性乳腺发育

A. 男性，16 岁，左侧乳头深面肿块，20mm×20mm×7mm，卵圆形，低回声，边缘光整，形态规则，回声均匀。BI-RADS 分类：2；B. 男性，16 岁，右侧肿块较左侧稍大，30mm×30mm×11mm，边缘光整，形态规则，回声均匀。BI-RADS 分类：2。超声提示：青春期男性双侧乳腺发育

2. 鉴别诊断　男性乳腺发育的肿块通常边界清楚，形态规则，回声均匀，血流信号不明显。而男性乳腺癌的肿块通常形态不规则，边缘模糊、成角、毛刺、细分叶状，内部囊性变，血

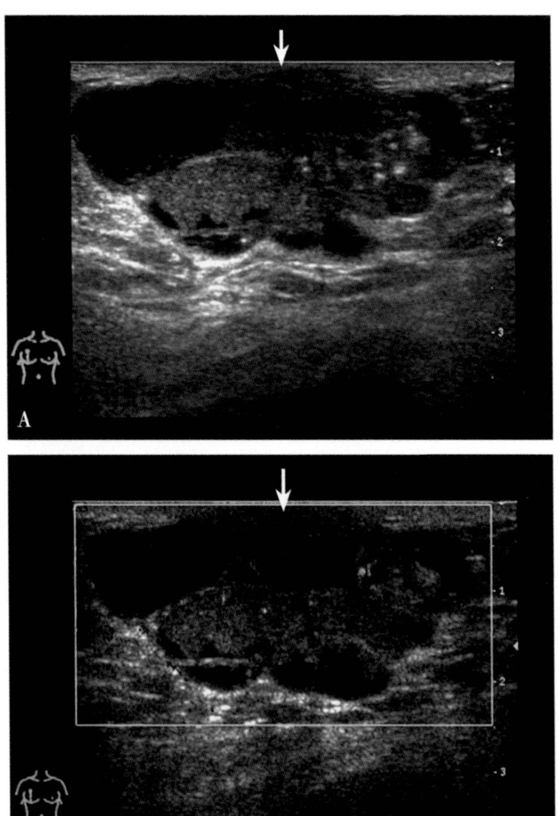

图 5-33 男性乳腺癌

A. 男，80 岁，右侧乳头溢血和乳腺肿块就诊。超声检查见右侧乳腺肿块，46mm×42mm×25mm，形态不规则，边缘模糊，囊实复合性回声，囊性肿块内见乳头状实性回声，肿块内见微钙化；B. 肿块内乳头状实性回声内血流信号丰富，流速加快。BI-RADS 分类：5。病理诊断：浸润性导管癌

流信号丰富。当男性乳腺发育的肿块形态不规则，难以与乳腺癌鉴别时，可行穿刺活检明确性质。

十、乳腺超声报告书写规范

（一）患者的基本信息

包括受检者的姓名、性别、年龄、申请科室、身份识别卡号、住院患者的病室和床号、超声检查号。最好纳入与图像质量密切相关的仪器型号和探头频率。

（二）超声报告图像部分

1. 存储显示病变或肿块的重要超声图像特征，例如肿块的形态、方位、边缘、内部回声、后方回声、钙化、彩色多普勒和(或)频谱多普勒血流特征、周围组织改变和导管特征等。

2. 每幅图像有体表标记，标明探头所在位置和方向。体表标记内代表探头位置和方向的标记线与实际检查时的探头位置和方向一致。体表标记的位置不影响图像和文字显示。

3. 乳腺超声检查无异常发现时建议采集两张图像(左、右侧乳腺各一张)，有异常时增加图像，显示病变的主要特征。

（三）超声报告文字描述及观察要点

1. 超声报告文字描述　清楚地描述任何重要发现，采用BI-RADS标准术语进行图像特征的描述。形态描述词描述肿块形态、边缘和方位特征。病变对周围组织的影响、后方特征、内部回声类型、彩色多普勒和弹性成像可能对诊断提供有效信息，需描述重要阳性特征。如果有单纯性或复杂性囊肿、簇状小囊肿、乳腺内淋巴结、乳腺内异物等非典型病变发现，则需要在报告中给予简要解释。对重要阳性发现，特别是可疑恶性征象的肿块，对肿块大小进行测量并存储图像，肿块大小与前次检查对比。注明病变位于哪侧乳腺，病变定位常规采用钟表表盘式定位法进行准确描述，记录肿块位于几点钟、距离乳头的距离，怀疑肿块有恶性风险时，描述区域淋巴结情况。对于多发的、超声图像相似的囊性或实性肿块,考虑为良性病变时,可只描述最大的病变,测量每侧最大肿块的最大径,存储最有代表性的图像。最后的报告结论可统一评估为良性(BI-RADS 2类或3类)。针对乳腺X线摄影的异常区域或者患者、医师所关注的区域,超声检查需要对目标区域进行描述和记录。腋窝正常淋巴结可以不记录,但是对于乳腺内淋巴结应该记录,尽管可能无症状并考虑良性淋巴结,评估分类为2类。

2. 观察要点

(1) 有无肿块:肿块应该具有占位效应,在两个不同的断面都能显示。如有肿块,观察肿块及周围组织的图像特征。

(2) 有无导管异常:观察有无导管扩张、扭曲、导管壁增厚、导管内肿块、导管周围肿块等,导管扩张时在导管长轴断面测量导管外径。

(3) 围组织改变:库柏韧带基底增宽,常常代表乳腺癌浸润库柏韧带。浅筋膜浅层或深层连续性破坏可能系乳腺癌浸润性生长所致。局限性回声减低或回声增强,局部腺体增厚,多与乳腺良性上皮增生有关,偶见于导管内癌。

(4) 有无淋巴结肿大:淋巴结肿大,特别是皮质增厚和淋巴门结构破坏或消失,多系乳腺癌转移所致。

(四) 超声诊断意见

超声检查最重要的原则是判断病变的恶性风险,超声报告结论建议给出BI-RADS评估分类,但BI-RADS评估分类并不是取代超声诊断意见,而是建立了数据库标准,对病变的恶性风险评估采用统一的标准和一致的临床处理意见。因此,超声结论最好先给出物理诊断(囊性、实性、囊实复合性),有经验者可提示临床诊断或病理诊断。

1. 超声诊断首先是确定病变的物理性质(囊性,实性,囊实复合性) 尽管超声仪器越来越先进,超声诊断水平越来越高,临床应用越来越广,超声诊断仍不能超越物理性质的判断。乳腺超声检查首先是判断有无病变,如果有病变,则根据声像图特征确定病变的物理性质(囊性、实性或囊实复合性)。

2. 乳腺超声 BI-RADS 评估分类　根据超声图像特征和检查者的临床经验,推测肿块良、恶性质,重点是肿块的恶性风险评估。在实际工作中,可以根据掌握的临床资料和对疾病的认识,对可能产生这些物理学改变的病因或疾病进行提示,严格地说这个提示属于假说。任何的乳腺超声检查结论都应该给出相应的 BI-RADS 评估分类(详见后面编译的 BI-RADS 标准)。

(五) 落款

落款包括具有签字权的医师签名(手写签名或电子签名),检查者和报告录入者姓名,检查时间。如果检查者为超声技师或尚未取得职业医师资格证的规范化培训医师或研究生等,报告必须由具有签字资格的医师审核和签名。不具备电脑录入和编辑报告的条件时,应按照上述内容提供手写报告。涂改报告需要在涂改处盖章或签名。

附录 1　ACR BI-RADS®—超声辞典分类表(2013)

在以下分类中,选择能最佳描述主要病灶特征的选项。如有可能,乳腺 X 线摄影 BI-RADS 中的定义和描述词也可应用于超声。

乳腺组织

A. 组织构成(限于筛查时):乳腺不均匀的背景回声质地可能影响乳腺超声探测病变的灵敏度。(选择一项)

1. 均匀背景回声 - 脂肪
2. 均匀背景回声 - 纤维腺体
3. 不均匀背景回声

检查发现

B. 肿块:肿块具有三维空间和占位效应。使用二维超声肿块应该在两个不同的观察断面显示;使用容积成像应该在三个不同的观察断面显示。

1. 形状(选择一项)

a. 椭圆形　椭圆形或卵形(可能包括 2 或 3 个波状起伏,即平缓分叶或大分叶)

b. 圆形　球形、球状或环形

c. 不规则形　既非圆形,也非椭圆形

2. 方位(选择一项)

a. 平行　肿块长轴与皮肤平行(宽径大于前后径,水平位)

b. 不平行　肿块长轴与皮肤不平行(前后径大于宽径,垂直位,包括圆形)

3. 边缘(选择所有适合项)

a. 光整　肿块的全部边缘有明确界定或锐利,病灶和周围组织有突变

b. 不光整　肿块具备以下一项或多项特征:肿块的任何部分呈模糊、成角、微小分叶或针状

i. 模糊　在边缘的任何部分,肿块和周围组织间无清晰分界

ii. 成角　部分或全部边缘有锐利角度,通常形成锐角

iii. 微小分叶　边缘具有微小波动的特征

iv. 毛刺　从肿块放射状突出的锐利线状物

4. 回声模式(选择一项)

a. 无回声　肿块内部没有回声

b. 高回声　回声高于脂肪组织,与乳房腺体纤维成分相同

c. 囊实性复合回声　肿块含有无回声(囊性或液性)和有回声(实性)成分

d. 低回声　回声低于脂肪组织

e. 等回声　回声等于脂肪组织

f. 不均匀回声　实性肿块内各种回声模式的混合

5. 后方回声特征(选择一项)

a. 无改变　无后方声影或回声增强

b. 增强　后方回声增强

c. 声影　后方回声减低(侧方边缘声影除外)

d. 混合性　肿块后方一项以上后方特征,包括声影和回声增强

C. 钙化:超声不易很好地定性钙化,但能识别肿块内钙化。(如果存在,选择所有适合项)

1. 肿块内钙化　相对于纤维腺体组织,肿块内和导管内钙化更易显示。除非微钙化聚集得很紧密或是每个钙化都较粗大,否则不会造成声衰减。

2. 肿块外钙化　和位于肿块内部的钙化相比,超声不容易发现位于脂肪和纤维腺组织内的钙化。

3. 导管内钙化

D. 相关特征(选择所有适合项)

1. 结构扭曲

2. 导管改变　表现为一支或多支导管囊状扩张,包括管径不规则和(或)树枝状,导管延伸至肿块或从肿块向外延伸,或出现导管内肿块、血栓或碎屑。

3. 皮肤改变(选择所有适合项)

a. 皮肤增厚　皮肤增厚可以是局灶性或弥漫性,厚度>2mm定义为皮肤增厚(在乳晕周围区域和乳房下皱襞,正常的皮肤厚度可达4mm)

b. 皮肤回缩　皮肤表面凹陷或边界不清,出现牵拉。

4. 水肿　周围组织回声增强,呈网状(低回声线构成的成角的网状图像)

5. 血供(选择一项)　必须与对侧正常乳腺区域或同侧乳腺非病变区域进行对比

a. 无血供

b. 内部血供　血流出现在肿块内部

c. 边缘血供　血流出现在边缘,部分或全部环绕肿块

6. 弹性评估(选择一项) 硬度是肿块和周围组织的特征,应该和更重要的形态学特征一起考虑

a. 质软

b. 质中

c. 质硬

E. 特殊征象:指有独特诊断意义或表现的征象(选择所有适合项)

1. 单纯囊肿 边缘光整,圆形或椭圆形,无回声,后方回声增强

2. 簇状小囊肿 一簇直径小于2mm的微小无回声灶,分隔薄,小于0.5mm,无实性成分

3. 复杂囊肿 囊肿内含碎屑,特征性地表现为囊内均匀低回声无独立的实性成分,具有不易分辨的囊壁。可能出现分层表现,在改变体位时分层可发生缓慢移动;可包含点状高回声,当发生移位时可出现回声闪烁征象。

4. 皮肤内部或表面肿块 这些肿块临床表现很明显,包括皮脂囊肿或表皮囊肿、瘢痕、痣、神经纤维瘤和副乳头

5. 异物(包括植入物) 可能包括标记夹、线圈、金属线、导管套管、注射或泄露的硅酮、与金属或玻璃有关的外伤以及植入物

6. 淋巴结-乳腺内 界限清楚的椭圆形团块,包含低回声皮质和高回声淋巴门,常呈肾形,包含淋巴门脂肪。最常见于乳腺外上象限(特别是腋尾部);大小通常为3~4mm到约1cm。

7. 淋巴结-腋窝

8. 血管异常(选择一项)

a. 动静脉畸形(动静脉畸形/假性动脉瘤)

b. 胸壁浅表性血栓性静脉炎(Mondor病)

9. 术后积液

10. 脂肪坏死

附录2 乳腺超声BI-RADS评估分类及处理建议（附表2-1）

附表2-1 超声BI-RADS分类以及处理建议

评估	处理方法	恶性可能
0类:评估未完成——需要进一步影像学检查	召回,进一步影像学检查	N/A
1类:阴性	常规筛查	恶性可能基本上为0
2类:良性	常规筛查	恶性可能基本上为0
3类:可能良性	短期随访(6个月)或继续监控	恶性可能>0但≤2%
4类:可疑恶性	组织病理学诊断	恶性可能>2%但<95%
4A:低度可疑恶性		恶性可能>2%但≤10%
4B:中度可疑恶性		恶性可能>10%但≤50%
4C:高度可疑恶性		恶性可能>50%但<95%
5类:高度提示恶性	组织病理学诊断	≥95%
6类:活检证实的恶性	当临床上合适时,手术切除	N/A

1. 评估未完成(assessment is incomplete)

BI-RADS 0类(category 0):评估未完成——需要进一步的影像学评估和(或)与既往影像学检查相比较。

2. 评估完成(assessment is complete)——最终分类

(1) BI-RADS 1类(category 1):阴性(negative):1类是正常的超声检查结果。乳腺结构回声紊乱是一种正常的超声表现,属于1类。1类结果的患者无需处理,只需要进行和年龄相适应的常规筛查。

(2) BI-RADS 2类(category 2):良性(benign):2类是良性的评估结果,如单纯囊肿、乳房内淋巴结、术后积液、乳腺植入物,或至少经2年或3年无改变的复杂囊肿/可能的纤维腺瘤。

和 1 类结果相似,2 类结果的患者也只需进行和年龄相适应的常规筛查。

(3) BI-RADS 3 类(category 3):可能良性(probably benign):指恶性可能 >0 但≤2% 的超声发现。超声 BI-RADS 指出,有以下 6 种超声改变可以评估为 3 类:①边缘光整的椭圆形平行位生长肿块;②单发的复杂囊肿;③簇状小囊肿;④脂肪坏死;⑤脂肪小叶的边缘产生的折射声影;⑥术后瘢痕所致的结构扭曲。

以上 6 种超声改变中,第 1 种和第 2 种有强有力的证据支持,但对于第 1 种文献仅强力支持小于 40 岁的女性。有不是很强有力的证据支持第 3 种超声改变。另外 3 种超声改变则仅有专家意见支持。另外,超声医师根据个人经验,通过观察足够数量的病例,证实某一种超声改变的恶性可能在≤2% 的界限范围内,则也可将这种超声改变评估为 BI-RADS 3 类。

对于 BI-RADS 3 类的可能良性病灶,初次的短期随访间隔通常是 6 个月。如果在这 6 个月的检查中病灶稳定,再次给予 3 类的评估,推荐第二次 6 个月内短期随访检查,如第二次随访结果还是 3 类,则建议将随访的间隔延长至 1 年,如果经 2~3 年病灶保持稳定,最终的评估等级改为良性(BI-RADS 2 类)。如果肿块完全消失,可评估为 1 类;如果在 6 个月内直径增加大于 20%,或出现其他可疑的改变,应立刻将评估升为可疑(BI-RADS 4 类),推荐进行活检;在完成上述 3 类病灶的随访分析之前,如果随访所见无恶性可能,根据阅片者的意见,也可以给病灶良性评估结果,即 BI-RADS 2 类。

(4) BI-RADS 4 类(category 4):可疑恶性(suspicious):4 类病灶的恶性可能 >2% 但 <95%,因而包含了大范围间距的恶性可能。证明一个良性评估结果的描述词是边缘光整、椭圆形(包括术语大分叶)和平行位生长,如果这 3 组特征分类的任何其他描述词适合于肿块,比如边缘模糊、形态不规则或非平行位,则肿块至少应被评估为 4 类。

可以将 4 类病灶分为 4A(低度可疑恶性,恶性可能 >2%

但≤10%)、4B(中度可疑恶性,恶性可能 >10% 但≤50%)和 4C(高度可疑恶性,恶性可能 >50% 但 <95%)。但超声 BI-RADS 没有提出亚分类的划分原则。对 4 类病灶建议进行活检。

(5) BI-RADS 5 类(category 5):高度提示恶性(high suggestive of malignancy):该类病灶有高度的恶性危险(≥95%)。对于该类病变,如果经皮组织学活检为非恶性,则需要进行再次活检(通常真空辅助或手术活检)。一般将具有非常典型恶性特征的肿块判定为 5 类,如果合并有腋窝异常淋巴结,则判定为 5 类的证据将更充分。

(6) BI-RADS 6 类(category 6):活检证实的恶性(known biopsy-proven malignancy):在获得恶性的活检证据后,但是在手术前进行影像学检查的病灶属于 BI-RADS 6 类。

参考文献

1. 国家卫生计生委能力建设和继续教育中心 . 超声医学专科能力建设专用初级教材:浅表器官分册 . 北京:人民卫生出版社,2016.
2. 詹维伟,周建桥 . 乳腺超声影像报告与书记系统解读 . 北京:人民卫生出版社,2015.
3. 中国医师协会超声医师分会 . 血管和浅表器官超声检查指南 . 北京:人民军医出版社,2011.
4. Laszlo Tabar,Tibor Tot,Peter B Dean.Understanding the breast in health and disease(Vol 1). C & C offset priting Co.,Ltd. 2013:1-64.
5. A.ThomasStavros.Breastultrasound.Lippincott Williams & Wilkins,2004.
6. 杨文涛,朱雄增 .2012 版 WHO 乳腺肿瘤分类解读 . 中华病理学杂志,2013,42(2):78-80.
7. 刘标,周晓军 . 解读 2012 年 WHO 乳腺肿瘤分类 . 临床与实验病理学杂志,2012,28(11):1185-1187.
8. 李泉水 . 浅表器官超声医学 . 北京:人民军医出版社,2013.
9. 张建兴 . 乳腺超声诊断学 . 北京:人民卫生出版社,2012.
10. 严松莉 . 乳腺超声与病理 . 北京:人民卫生出版社,2009.
11. 林礼务,林新霖,薛恩生 . 浅表器官与血管疾病彩色多普勒超声诊断图谱 . 厦门:厦门大学出版社,2006.

第六章　阴囊超声检查

一、检查目的

了解阴囊及其内容物（睾丸、附睾、精索、附件）的解剖结构及毗邻关系，对阴囊及其内容物的疾病作出诊断，以及相关疾病治疗后随访与评估。

二、超声在阴囊影像学中的地位和价值

高频超声是诊断阴囊疾病的首选检查方法，大部分阴囊疾病通过超声检查即可获得明确诊断，尤其是对于微小病变的检出率远高于其他影像技术检查。

三、适应证

1. 阴囊急症（急性炎症、扭转、梗死等）的诊断与鉴别诊断。
2. 阴囊外伤程度的判断。
3. 阴囊疼痛等不适症状病因的鉴别。
4. 精索静脉曲张的诊断与曲张程度的评估。
5. 实验室检查，发现肿瘤指标或生化免疫指标异常（AFP、HCG、性腺激素等）者，睾丸肿瘤的排查。
6. 判断阴囊结节、肿块的来源与性质。

7. 不育症病因的筛查。
8. 了解睾丸、附睾的发育。
9. 相关疾病随访、治疗后评估。
10. 超声引导定位睾丸、附睾活检、抽吸等。

四、禁忌证与局限性

1. 无特殊禁忌证。
2. 部分腹腔、盆腔隐睾不易发现。
3. 诊断的准确性受检查者技巧及仪器性能影响。

五、检查前准备

一般不需特殊准备，寻找盆腔内隐睾时，膀胱保持适度充盈。检查婴幼儿时，可给予适量镇静剂。

六、检 查 技 术

（一）仪器设备

1. 选用彩色血流显像的超声检查仪。

2. 采用高频率线阵探头，频率8~14MHz，阴囊明显肿大，不能显示全貌时，以及寻找腹盆腔内隐睾时加用低频率(3~8MHz)凸阵探头。

（二）仪器调节

1. 灰阶超声　调节灰阶超声成像的频率、增益、TGC曲线、聚焦点和成像深度等，以保证能够完整、清晰显示阴囊内各结构。

2. 彩色多普勒超声　调节彩色多普勒超声的血流速度标尺、频率、增益、聚焦点等，以保证既无噪声信号、又最敏感。

3. 脉冲多普勒超声　调节血流速度标尺、增益、零位基线等，校正取样角度。

（三）体位

1. 患者取仰卧位，以充分暴露阴囊。

2. 检查精索静脉曲张时，应取站立位或坐位。

（四）检查方法

1. 嘱患者处于平静呼吸状态。

2. 双侧对比扫查阴囊及其内容物。

3. 按解剖结构序贯扫查。

4. 用灰阶超声完整显示阴囊及其内容物。

5. 彩色多普勒观察睾丸、附睾及精索内血流的变化，观察病灶血流的变化。必要时，脉冲多普勒测量相关血管的血流参数。

6. 检查精索静脉曲张时，患者立位或坐位，应用彩色多普勒和（或）脉冲多普勒，在不同的呼吸状态（平静呼吸，深呼吸，Valsalva 动作）下，观察静脉血流各参数。

7. 检查隐睾、斜疝时，应取坐位或立位，并加用 Valsalva 动作。

七、正常阴囊及其内容物的超声表现

（一）阴囊壁及鞘膜腔

1. 阴囊壁　前壁厚度一致，皮肤呈等回声，内膜呈低回声，睾丸鞘膜壁层呈高回声。中隔及后壁内可有脂肪堆积。阴囊壁内血流信号不易显示。

2. 鞘膜腔　内壁光滑，腔内有少量液体。

（二）睾丸

1. 位置与数目　位于两侧阴囊内，左右各一（图 6-1）。

2. 形态与体积　呈微扁椭圆形，体积随年龄的不同而有变化。

3. 边界　表面被膜光滑，呈线状高回声。

4. 内部回声　实质呈中等的细密回声，分布均匀。可见

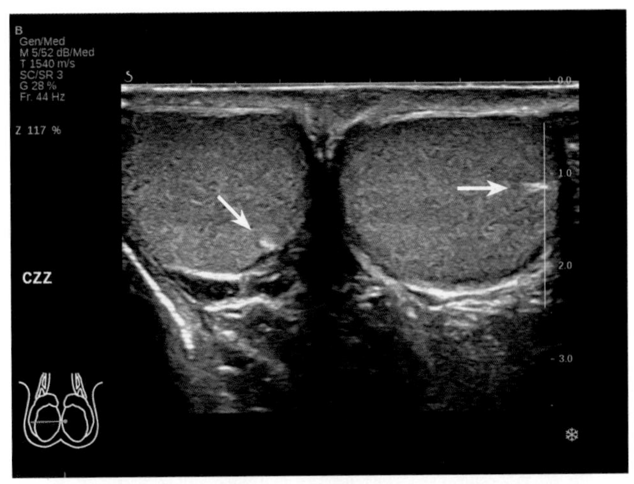

图 6-1　正常睾丸

睾丸横切，箭：睾丸纵隔

穿隔血管穿行。

5. 纵隔　位于睾丸边缘、附睾一侧，呈条索状高回声。

6. 彩色多普勒　向心动脉和离心动脉的血流信号呈点状、短棒状、条状，包膜动脉位于被膜下，穿隔动脉自纵隔穿过实质至对侧包膜下。

7. 脉冲多普勒　睾丸穿隔动脉、包膜动脉血流频谱呈低速低阻型，向心动脉和离心动脉呈低速低阻型。

（三）附睾

1. 位置与数目　通常位于睾丸后外方，与睾丸阴囊壁相连，头部附着于睾丸上极，尾部附着于睾丸下极。左右各一。

2. 形态与大小　头部和尾部膨大，体部狭小。

3. 边界　与睾丸阴囊壁分界清晰。

4. 内部回声　头部回声与睾丸实质相似，呈中等的细密回声，分布均匀。体部尾部呈低回声，分布均匀。

5. 彩色多普勒　附睾内可有少量血流信号，以头部容易显示。

6. 脉冲多普勒　动脉血流频谱以低速低阻型为主。

(四) 附件

1. 位置与数目 通常位于睾丸上极、附睾头部旁，睾丸附件、附睾附件左右各一个，少数者可超过 4 个(图 6-2)。

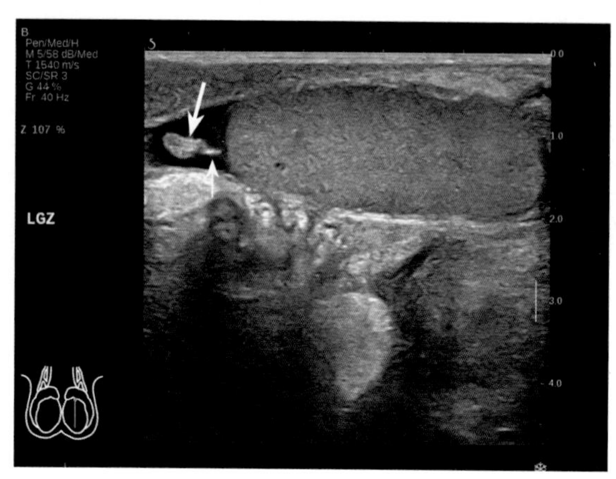

图 6-2 正常睾丸附件

2. 形态与边界 大多数呈带蒂椭圆形，被膜光滑，少数呈其他形状。

3. 内部回声 大多数呈均匀等回声，少数呈低回声或呈囊性或伴有钙化灶。

4. 彩色多普勒 附件内血流信号不容易显示。

(五) 精索

1. 位置与数目 位于阴囊根部、睾丸上极后方，左右各一。

2. 形态与边界 呈条索状，横断面呈椭圆形或圆形，被膜显示尚清晰。

3. 内部回声 回声不均匀，内可见到数条管状样结构。

4. 蔓状静脉丛 呈多条走向弯曲的管状结构。

5. 输精管 大多数可显示，位于精索背侧，走行平直，管壁厚、管腔小。

6. 彩色多普勒 精索内可见数条走向较平直的动脉，不易显示蔓状静脉丛、精索内静脉及精索外静脉的血流信号。

7. 脉冲多普勒 睾丸动脉(精索内动脉)为低阻型频谱,提睾肌动脉(精索外动脉)为高阻型频谱。

八、正常阴囊及其内容物的正常测量方法与参考值

1. 阴囊壁 切面垂直于阴囊壁,测量壁的厚径,前壁<5mm,中隔、后壁的厚度有变异,可达 10mm 以上。

2. 睾丸 最大纵切面和横切面,分别测量长径(上下径)、宽径(左右径)、和厚径(前后径)。长径 3.5~4.5cm,宽径 2~3cm,厚径 1.8~2.5cm。

3. 附睾 最大纵切面,在附睾头膨大部、附睾中部和尾部,垂直于附睾表面,分别测量头部、体部和尾部的厚径。头部厚径 <1cm,体部厚径 <0.5cm,尾部厚径 <0.8cm(图 6-3)。

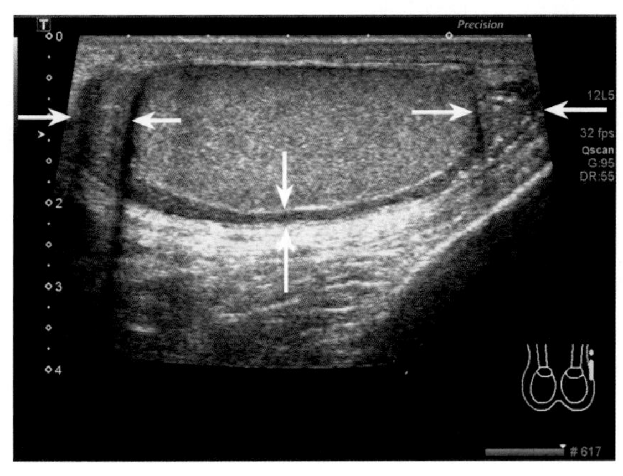

图 6-3 附睾测量方法

4. 精索 精索最大横切面,测量其最大横径(左右径)或厚径(前后径)。横径 <1cm。

5. 附件 最大纵切面,测量其长径(上下径)和厚径(前后径)。长径 <1cm,厚径 <0.5cm。

九、阴囊超声检查的观察内容与评估指标

（一）阴囊及鞘膜腔

1. 阴囊壁　形态是否完整、中膈是否存在，壁有无增厚，回声是否均匀，血流信号是否增多；壁内有无病灶，其形态、边界、内部回声及血供状态。

2. 鞘膜腔　内壁是否光滑；有无积液及其透声与形态（包裹性与非包裹性）、积液量；有无斜疝及结石等。

（二）睾丸附睾

1. 睾丸附睾的位置与毗邻关系，数目、大小与形态，内部回声是否均匀，血流信号是否增多。

2. 睾丸附睾内有无病灶，其大小、形态、边界、内部回声、血供状态及与周围组织之间的关系。

（三）精索与精索静脉

1. 精索的位置与睾丸附睾的关系，是否增粗，血管是否扩张。

2. 精索内有无病灶，其大小、形态、边界、内部回声、血供状态及与周围组织之间的关系。

3. 精索的走行是否迂曲，或扭曲，呈线团征、漩涡征，血流信号是否中断。

4. 精索内静脉、蔓状静脉丛及精索外静脉是否扩张与反流，静脉内径大小，在不同的呼吸状态（平静呼吸，深呼吸，Valsalva 动作）下的血液反流程度。

（四）输精管道

1. 睾丸网、输出小管及附睾管是否扩张，是否存在梗阻，先天性或是获得性。

2. 阴囊内输精管能否显示，连续性是否完整，管腔有无扩张或狭窄，管壁有无增厚，均匀增厚或局限性增厚，血供状态。

3. 管腔内透声情况，有无碎屑、钙盐等沉积物，有无

结节。

(五) 附件

附件的大小、回声、血供状态,位置是否固定,有否触痛。

十、阴囊及其内容物常见疾病的超声表现与评价

(一) 急性睾丸附睾炎

1. 超声表现

(1) 急性附睾炎,多发生于附睾尾部,尾部明显肿大,呈不均匀低回声,血流信号明显增多。严重者,炎症累及整个附睾。

(2) 急性睾丸炎,单侧多见,睾丸弥漫性肿大,回声不均匀,血流信号明显增多,呈扇形分布。动脉血流频谱呈高速低阻型。

(3) 脓肿表现为含细点状、絮状回声的液性区,边界不清晰,内无血流信号(图 6-4)。

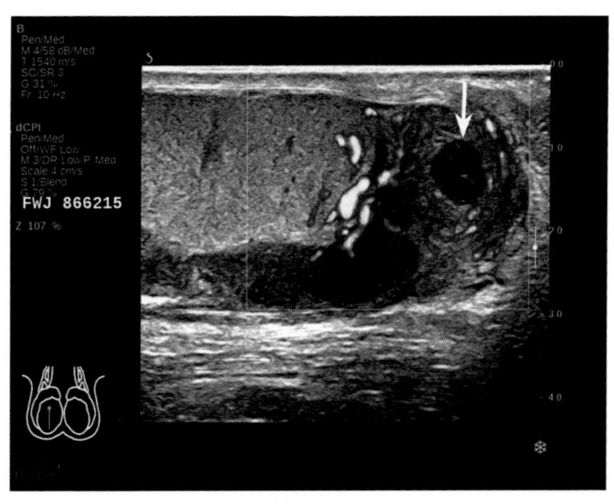

图 6-4　急性附睾炎伴脓肿

右侧附睾肿大,回声不均匀,血流信号增多,尾部内见脓肿(箭)

(4) 精索炎症多伴发于急性附睾炎,精索增粗,回声增强,分布不均匀。

(5) 伴发阴囊壁增厚,回声不均匀,血流信号增多。

(6) 睾丸鞘膜腔少量积液。

2. 超声评价

(1) 彩色多普勒超声通过观察睾丸附睾的形态、回声及血流状态,能够判别炎症的存在及其程度。

(2) 急性睾丸附睾炎的超声表现,结合其临床表现如阴囊急性肿大、发红、疼痛等,能够与睾丸附睾结核相鉴别。

(3) 急性睾丸附睾炎治疗过程中的超声随访,能够帮助临床了解疗效。

(二) 慢性附睾炎

1. 超声表现

(1) 炎症多发生于附睾尾部。

(2) 尾部轻度肿大,病灶无明显边界,呈不均匀低到等回声。

(3) 病灶内可见少量血流信号。

2. 超声评价

(1) 慢性炎性所形成的附睾结节,有时易与附睾精子肉芽肿、附睾结核相混淆,超声引导下进行病灶组织活检有助于鉴别。

(2) 附睾慢性炎性病灶呈等回声时,超声检查容易误诊。应结合触诊进行甄别。

(三) 睾丸附睾结核

1. 超声表现

(1) 附睾结核,附睾尾部肿大,病灶无明显边界,多呈不均匀低回声,血流信号增多、分布不均匀,严重者结核累及整个附睾,甚至睾丸、阴囊壁(图 6-5)。

(2) 睾丸结核,多伴发于附睾结核,病灶以散在低回声结节多见,血流信号增多。

(3) 结核脓肿,呈含有细点状、絮状回声的液性区,边界不

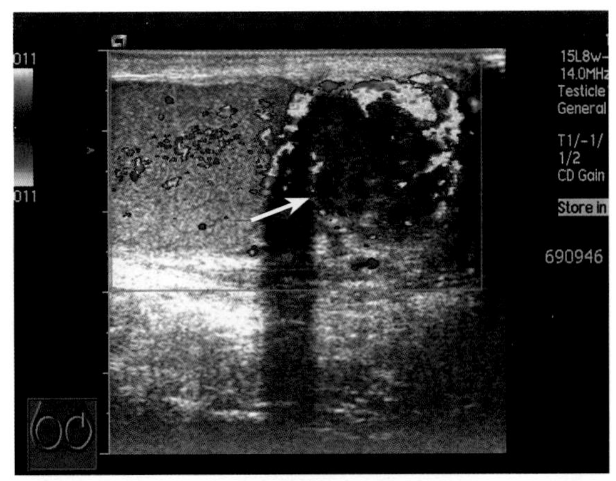

图 6-5　附睾尾结核

左侧附睾尾部肿大,呈不均匀低回声,血流信号增多

清楚,内无血流信号显示。

(4) 慢性期,病灶无明显边界,多呈等至高回声,分布不均匀,也可见到钙化斑。病灶内有少量血流信号显示。

(5) 阴囊壁结核,壁局部增厚,病灶无明显边界,多呈不均匀低回声,或可见到脓肿液性区,常伴有鞘膜腔积脓。

2. 超声评价

(1) 根据睾丸附睾结核的彩色多普勒超声特征性改变及相关病史,能够作出诊断。

(2) 对附睾结核不典型的声像图表现,容易与慢性炎症及肿瘤相混淆。

(3) 部分患者附睾结核可无相应的症状与体征,当超声表现怀疑附睾结核时,要进一步检查泌尿系、肺脏等,以帮助诊断。

(四) 睾丸恶性肿瘤

1. 超声表现

(1) 肿瘤小者数毫米,大者可占据整个睾丸。单发为主,双侧多发性见于继发性睾丸肿瘤。睾丸不同程度肿大,瘤体多呈低~等回声,分布不均匀,边界清楚或不清楚。睾丸被膜回声不完整,提示肿瘤的浸润。

(2) 精原细胞瘤,多呈不均匀低回声团块,边界较清楚,血流信号丰富,分布杂乱(图 6-6)。

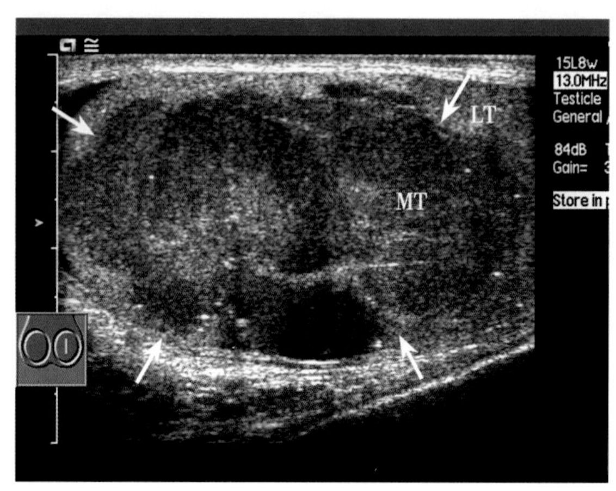

图 6-6 睾丸精原细胞瘤

左侧睾丸肿大,瘤体(箭)占据大部分睾丸

(3) 畸胎癌,回声杂乱,可呈多房性囊性团块,边界较清楚,分隔厚薄不一,实性区域血流信号较丰富。

(4) 卵黄囊瘤,以实性为主,回声不均匀,边界清楚,血流信号丰富。

(5) 肾上腺残余瘤,睾丸网处低回声不均匀团块,边界较清楚,血供丰富,以双侧多见。

2. 超声评价

(1) 高频超声能够发现毫米级的睾丸肿瘤,结合临床病史以及 AFP、β-HCG 等血液瘤标检查,能够进一步提高睾丸肿瘤的诊断准确性。

(2) 睾丸肿瘤大多数为恶性肿瘤,结合患者的年龄有助于肿瘤性质的判断。睾丸卵黄囊瘤、肾上腺残余瘤多见于儿童,中老年人的睾丸肿瘤多为精原细胞瘤、混合生殖细胞瘤。

(五) 睾丸良性肿瘤

1. 超声表现

(1) 表皮样囊肿，呈圆形或椭圆形，边界清楚，内部回声不均匀，内部常常呈“洋葱环”征，或呈“漩涡”状分布。瘤内无血流信号显示(图 6-7)。

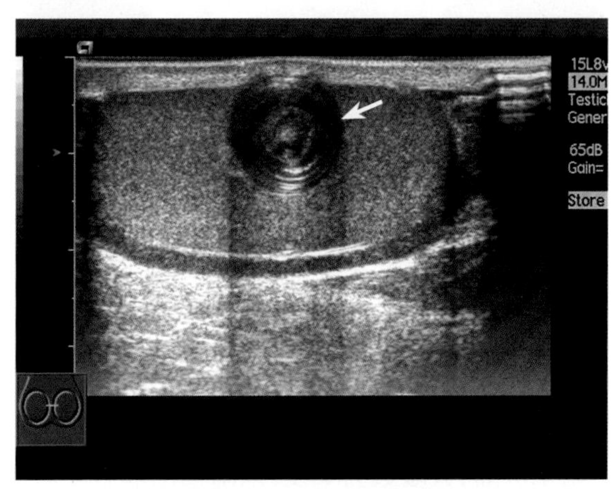

图 6-7　睾丸表皮样囊肿

囊肿内部呈“洋葱环”征(箭)

(2) 畸胎瘤，多呈多房性囊性团块，边界清楚，囊腔内含有细点状回声及团状强回声等，实性区域见少量血流信号(图 6-8)。

(3) 间质性肿瘤，呈圆形或椭圆形，边界清楚，内部多呈低回声，分布较均匀，有的瘤内可见钙化斑。大多数瘤体可见到较丰富血流信号。

2. 超声评价

(1) 睾丸良性肿瘤，临床不多见。表皮样囊肿、良性畸胎瘤有较特异超声表现，可获得明确诊断，但对恶性畸胎瘤的诊断有一定难度。

(2) 睾丸间质性肿瘤，常常与恶性肿瘤相混淆。

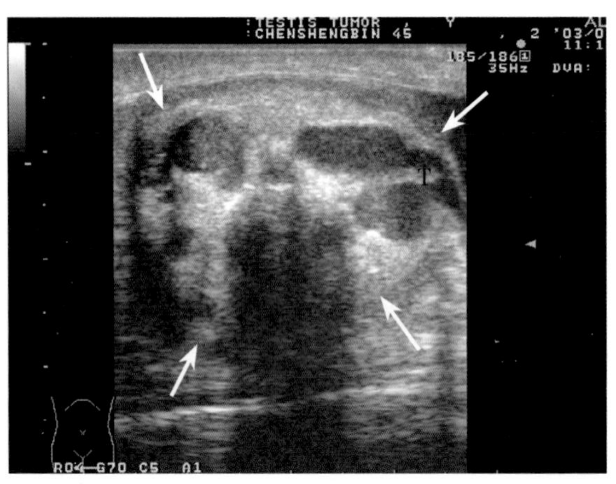

图 6-8 睾丸畸胎瘤

瘤体(箭)占据大部分睾丸,呈多房性,囊腔内见团状强回声

(六) 附睾肿瘤

1. 超声表现

(1) 附睾肿瘤,大多数为单发,以附睾尾部居多。

(2) 良性肿瘤,呈圆形或椭圆形,边界清楚,内部呈低至高回声,分布均匀或欠均匀,血流信号不丰富(图 6-9)。囊腺瘤

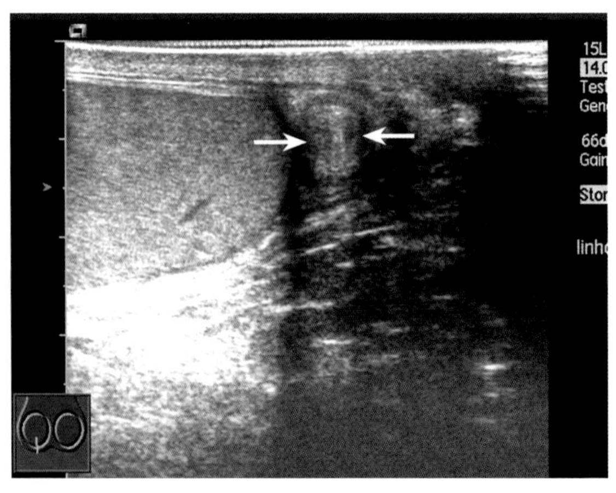

图 6-9 附睾尾部腺瘤样瘤

右侧附睾尾部等回声结节,边界清楚

呈多房囊性。

(3) 恶性肿瘤，呈块状，边缘不规则，边界不清晰，内部回声不均匀，血流信号较丰富。

2. 超声评价

(1) 附睾肿瘤临床不多见，大多数为良性肿瘤，常见的有腺瘤样瘤等。

(2) 附睾肿瘤，常常与炎症结节、精子肉芽肿、结核相混淆，应注意结合病史进行鉴别。

(七) 睾丸附睾囊肿

1. 超声表现

(1) 睾丸囊肿，单发为主，呈圆形或椭圆形，壁薄，囊内透声好，或伴有后方回声增强。位于纵隔内为睾丸网囊肿，位于睾丸被膜内为白膜囊肿(图 6-10)。

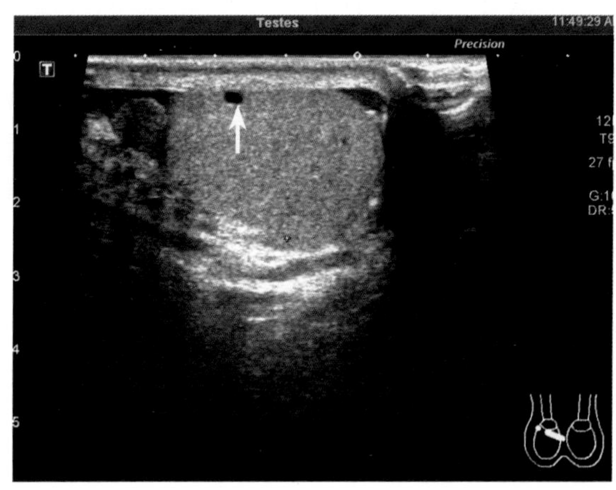

图 6-10　睾丸白膜囊肿

囊肿(箭)呈圆形，囊内透声好

(2) 附睾囊肿，单发或多发，以附睾头内多见，呈圆形或椭圆形，壁薄，囊内透声好(图 6-11)。

(3) 精液囊肿，多位于附睾头内或附睾头旁，囊液内可见大量细点状回声。

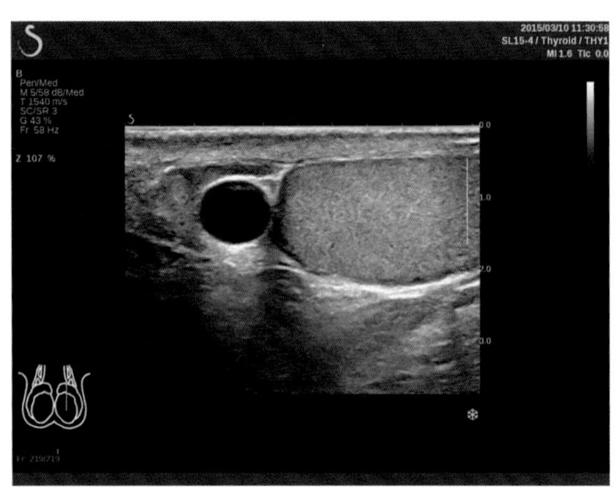

图 6-11 附睾囊肿

2. 超声评价

(1) 睾丸囊肿，超声检查容易获得可靠诊断，但白膜囊肿体积较小、位置表浅，容易漏诊，应结合触诊进行检查。

(2) 附睾囊肿，为圆形或椭圆形。附睾头内，液性区呈条状，要考虑为输出小管扩张。

(八) 睾丸及睾丸附件扭转

1. 超声表现

(1) 睾丸扭转，睾丸体积增大，实质回声不均匀，或见小片状低回声区，或见放射状低回声。血流信号明显减少、动脉血流阻力指数增高，或无血流信号显示。精索末段扭曲，呈“线团”征。附睾肿大，回声不均匀。患侧阴囊壁增厚，回声不均匀。患侧睾丸鞘膜腔少量积液(图 6-12)。

(2) 睾丸附件扭转，附件肿大，位于睾丸上极或附睾头旁，边界尚清楚，内部回声不均匀，无血流信号显示。附睾头或附件周围组织肿胀，回声不均匀，血流信号增多。同侧阴囊壁增厚、睾丸鞘膜腔少量积液(图 6-13)。

2. 超声评价

(1) 睾丸扭转、附件扭转是阴囊急症的常见病因，临床检查不易明确诊断。彩色多普勒超声检查，能够判断是否

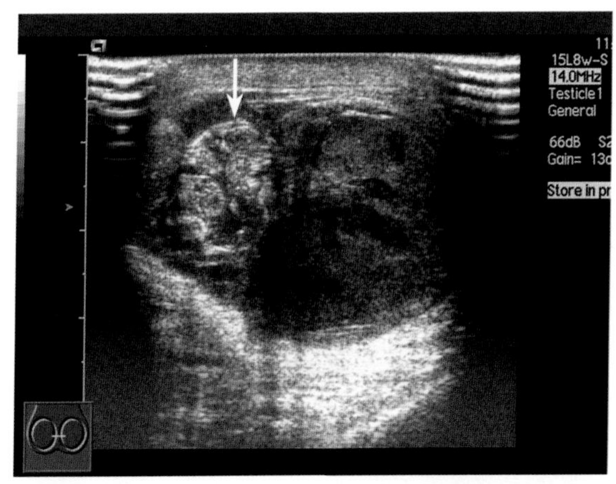

图 6-12　睾丸扭转

睾丸横切，实质内见小片状低回声区，精索末段扭曲呈“线团”征（箭）

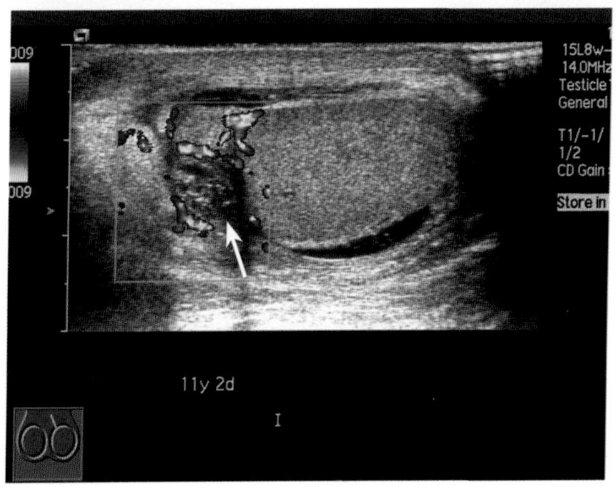

图 6-13　附件扭转

扭转，评估睾丸缺血程度，结果可靠，是鉴别阴囊急症的最佳方法。

(2) 少数不典型睾丸扭转（<360°）、睾丸扭转自动松解及小附件扭转也可能被误诊，应结合临床表现、体征及超声密切随访进行鉴别。

（九）睾丸及阴囊损伤

1. 超声表现

(1) 睾丸钝挫伤，睾丸大小正常或轻度增大，被膜连续完整，损伤区位于被膜下，多呈不均匀低回声，边界不清晰，或为液性区，内多无血流信号显示（图 6-14）。

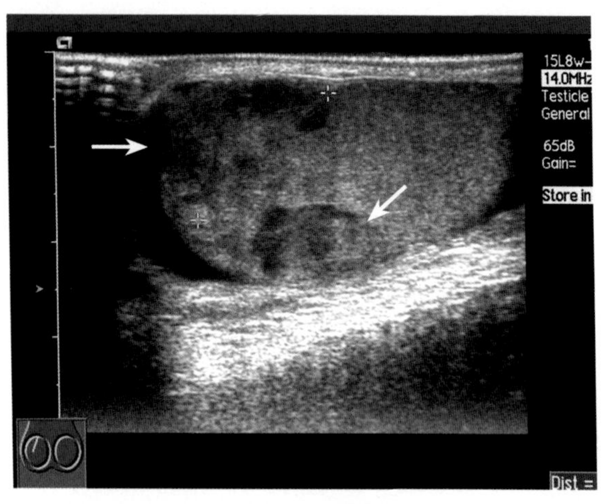

图 6-14 睾丸外伤

睾丸钝挫伤，被膜完整，损伤区（箭）呈不均匀低回声，边界不清晰

(2) 睾丸挫裂伤，睾丸明显增大，被膜连续性中断，实质回声不均匀，边界不清晰，内多无血流信号显示。鞘膜腔积液，内可见回声不均匀团块，形态不规则，无血流信号显示。

(3) 睾丸破碎，睾丸附睾显示不清，阴囊内回声杂乱，含有不规则液性区，无明显血流信号显示。

(4) 阴囊壁损伤，局部壁增厚，回声不均匀，血流信号增多。血肿，呈椭圆形或不规则形的液性区，边界不清晰，内含有细点状、絮状回声。

2. 超声评价

(1) 睾丸、阴囊外伤主要表现为阴囊胀痛，临床检查难以判断其损伤程度。超声检查能够明确判断睾丸、阴囊外伤的程度，为临床治疗提供及时可靠的信息。

(2) 通过观察阴囊、睾丸、附睾的形态、内部结构及血流信息，大多数外伤病例可获得明确诊断。但也要注意与睾丸梗死、斜疝嵌顿、睾丸扭转等相鉴别。

(十) 睾丸先天发育异常

1. 超声表现

(1) 隐睾，多位于腹股沟、盆腔内环处，呈椭圆形，边界清楚，内部呈均匀低回声。隐睾明显增大、回声不均匀，或内见低回声结节，要注意恶变的可能。隐睾突然肿大，疼痛明显要注意扭转的可能(图 6-15)。

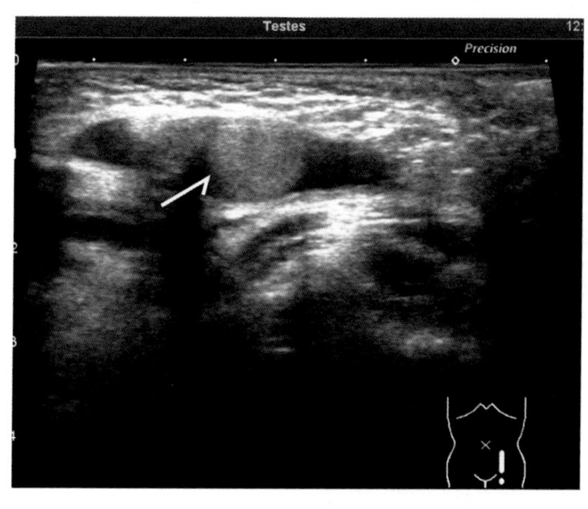

图 6-15　腹股沟隐睾

隐睾(箭)周围伴有积液

(2) 睾丸发育不良，大多数为双侧，实质回声均匀，血流信号减少。体积明显小于同龄组睾丸，达 30% 以上。

(3) 多睾畸形，三睾畸形最为常见，多余的睾丸呈圆形或椭圆形，多位于同侧主睾丸旁，其体积小于健侧睾丸，主睾丸体积也小于健侧睾丸。多余睾丸的回声与正常睾丸相似，也可见到少量血流信号(图 6-16)。

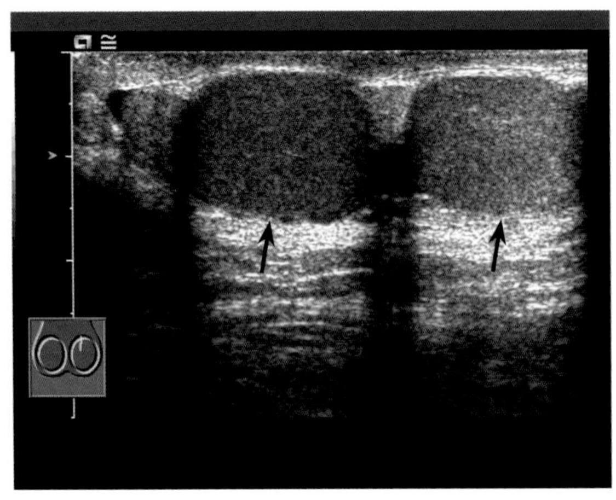

图 6-16 多睾

左侧阴囊内见 2 个上下排列的睾丸(箭)

2. 超声评价

(1) 睾丸先天发育异常包括睾丸下降异常、发育不良、畸形等，超声检查能够发现这些异常，并进行鉴别，可为临床治疗方案的选择，提供极有价值的信息。

(2) 睾丸下降异常是指出生后睾丸仍未降入并固定于阴囊底部，根据睾丸的位置和移动情况，可分为隐睾、阴囊高位睾丸、滑行睾丸、回缩睾丸和异位睾丸。超声检查能够发现这些异常，并进行详细的解剖定位和分类。

(十一) 精索静脉曲张

1. 超声表现

(1) 蔓状静脉丛扩张，内径超过 1.5mm，Valsalva 试验时，静脉丛内出现反向血流。静脉明显扩张者，血液回流缓慢，或伴精索外静脉的扩张、回流增多。

(2) 精索静脉反流阳性的彩色多普勒诊断标准：患者站立位，Valsalva 试验时，蔓状静脉丛连续出现反流、时间超过 1 分钟。

(3) 精索静脉反流的彩色多普勒分级

1) 0 级：Valsalva 试验，蔓状静脉丛反流呈阴性，静脉丛最大内径小于 1.5mm；

2）Ⅰ级：仅 Valsalva 试验，蔓状静脉丛反流呈阳性，静脉丛静脉最大内径大于 1.5mm（图 6-17）；

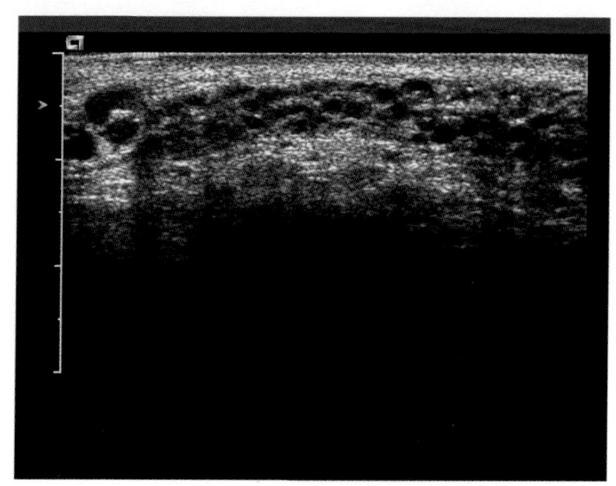

图 6-17　精索静脉曲张

3）Ⅱ级：深呼吸时，蔓状静脉丛反流呈阳性，Valsalva 试验反流加重，静脉丛静脉最大内径多大于 2.2mm；

4）Ⅲ级：平静呼吸时，蔓状静脉丛反流即呈阳性，深呼吸及 Valsalva 试验反流加重，静脉最大内径多大于 2.5mm（图 6-18）。

2. 超声评价

（1）目前，彩色多普勒超声检查已替代了 X 线静脉造影、成为精索静脉曲张诊断和分级的主要方法。

（2）既往认为精索静脉曲张时蔓状静脉丛多超过 1.8~2mm。应用高分辨力彩色多普勒技术研究发现，蔓状静脉丛正常内径≤1.5mm，内径在 1.6~1.8mm 之间的蔓状静脉丛常常可检测出较明显的反流。蔓状静脉丛内径与反流程度成正比。

（3）根据蔓状静脉丛反流血液的回流方向，可分为“回流型”“分流型”和“瘀滞型”。

（4）继发性不育症患者中，精索静脉曲张的发病率高达

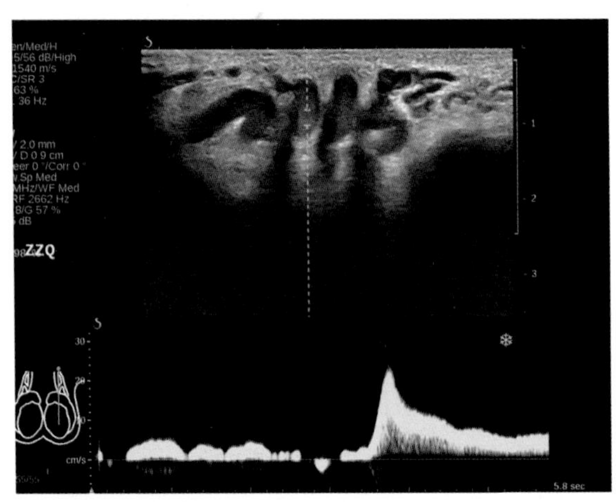

图 6-18 精索静脉曲张

左侧精索静脉丛Ⅲ级反流，平静呼吸时可见少量反流，Valsalva 试验大量反流

80% 左右，精索静脉曲张的彩色多普勒超声诊断分级和分型，目的在于指导治疗。研究认为，Ⅱ级、Ⅲ级反流的精索静脉曲张术后患者的精液质量容易得到改善，但Ⅰ级反流术后患者精液质量改善不明显。

(十二) 鞘膜积液

1. 超声表现

(1) 睾丸鞘膜积液，少量积液，液体常聚集于睾丸上极、下极周围的鞘膜腔，中~大量积液，液体聚集、充盈整个鞘膜腔(图 6-19)。

(2) 精索鞘膜积液，液体沿精索聚集于其周围，呈长椭圆形，边界清楚(图 6-20)。

(3) 睾丸精索鞘膜积液，液体同时聚集于睾丸鞘膜腔及精索(阴囊段)鞘膜腔(图 6-21)。

(4) 交通性鞘膜积液，精索或(和)睾丸鞘膜腔内聚集的液体，在平卧位或挤压时可流入腹腔。

(5) 鞘膜积液常为无回声，伴有炎症、出血时，积液内出现细点状、带状或絮状回声。

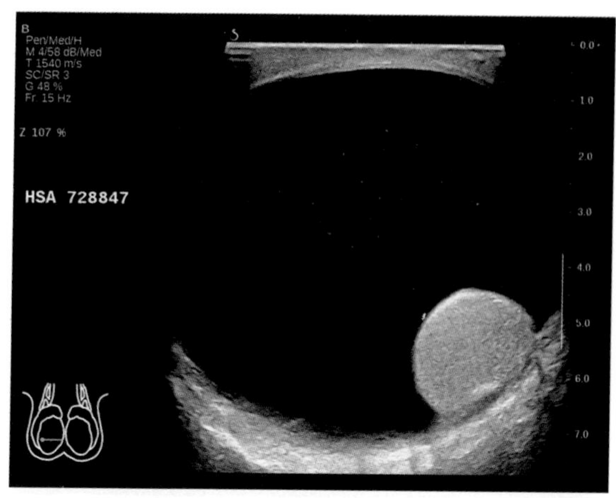

图 6-19　睾丸鞘膜大量积液

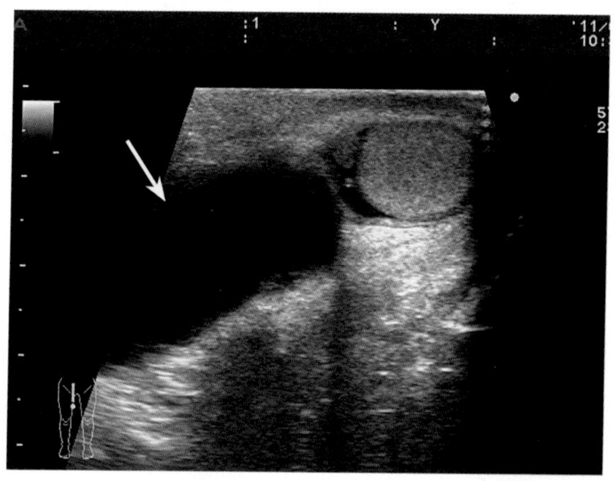

图 6-20　精索鞘膜积液

2. 超声评价

(1) 阴囊透光试验可区别单纯性鞘膜积液或实性肿块，但鞘膜积液合并鞘膜壁层增厚、炎症或出血时，透光试验可能误诊。同时也不能排除是否存在睾丸附睾的疾病。超声检查可很好解决这些问题。

(2) 不同类型的鞘膜积液，各有相应的声像图表现，超声

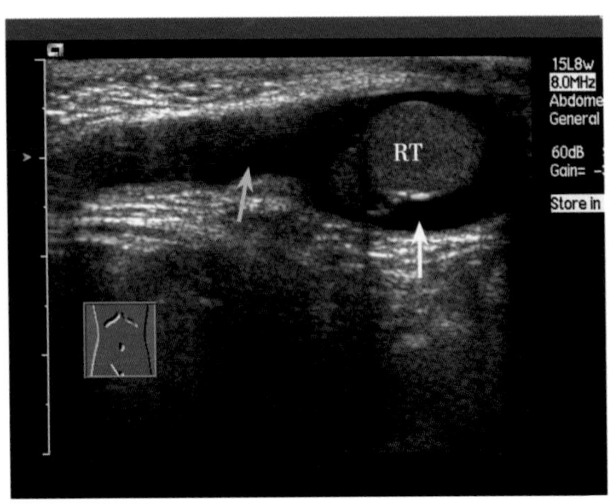

图 6-21 睾丸精索鞘膜积液

检查容易区别。

（十三）睾丸微小结石

1. 超声表现

(1) 睾丸大小正常，实质内血流信号分布正常。

(2) 结石多发生于双侧睾丸内，多为散在分布。

(3) 结石呈点状强回声，后无声影，直径 <1mm（图 6-22）。

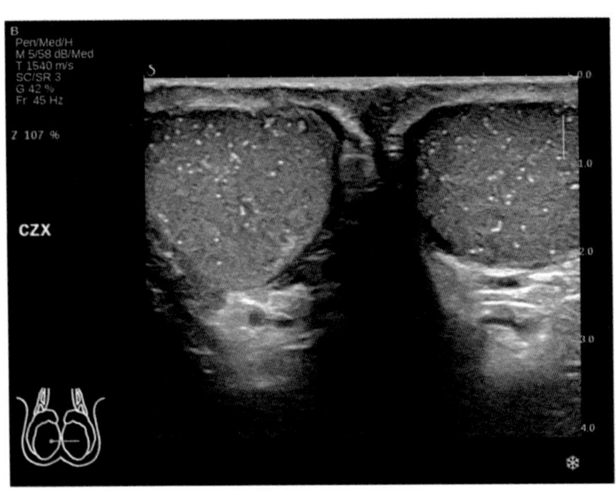

图 6-22 睾丸微小结石

2. 超声评价

(1) 随着超声探头分辨力的提高，睾丸微小结石的检出率也逐渐提高。

(2) 睾丸微小结石是由于睾丸曲细精管萎缩、上皮细胞脱落和钙盐沉着所引起的，是良性病变。多伴发于睾丸发育不良、精索静脉曲张等，可能与不育症有关。应该定期进行超声检查。

(3) 睾丸微小结石具有典型的超声表现，也要注意不要将钙化灶误为睾丸微小结石。

(十四) 鞘膜腔结石

1. 超声表现

(1) 结石位于鞘膜腔内，单个或多个，大多数呈椭圆形，多为数毫米，可移动。

(2) 结石呈点状、团状强回声，或伴有声影(图 6-23)。

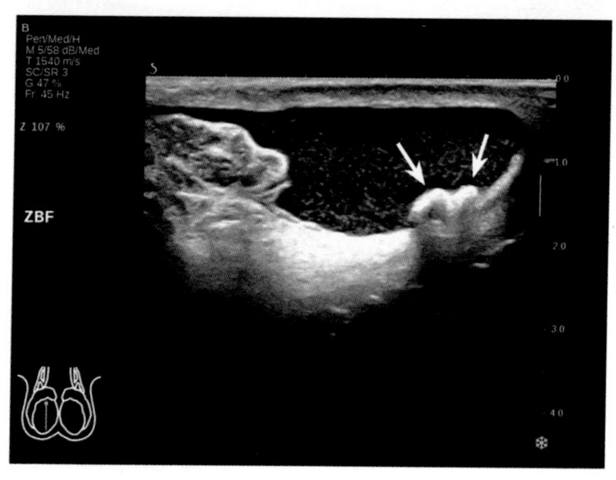

图 6-23　睾丸鞘膜腔结石

2. 超声评价

(1) 鞘膜腔结石是由鞘膜腔结构组织的坏死脱落、钙化引起的，可移动，具有典型的超声表现。

(2) 不要将钙化的附件、鞘膜壁钙化灶误为鞘膜腔结石。

（十五）斜疝

1. 超声表现

(1) 斜疝，呈条索状，其体积容易变化。疝内容物为大网膜时，呈不均质高回声，无明显蠕动现象，但可滑动，内有少量血流信号显示；疝内容物为肠管时，可见到肠壁、肠腔，存在肠蠕动，肠壁内有少量血流信号显示（图 6-24）。

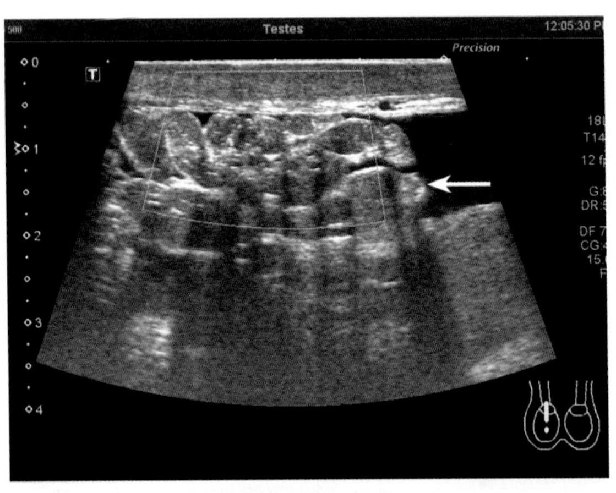

图 6-24 斜疝

疝内容物为大网膜（箭）

(2) 大网膜嵌顿，大网膜不滑动，内无血流信号显示；肠管嵌顿，肠腔明显扩张，肠壁内无血流信号显示，肠蠕动亢进或消失。

2. 超声评价

(1) 斜疝内容物主要为大网膜和肠管，这两者具有可滑动性和相应的声像图表现，容易与鞘膜积液、精索肿瘤相鉴别。

(2) 通过识别疝囊入口与腹壁下动脉的关系，能够区别腹股沟斜疝或直疝。

（十六）近段输精管道先天性梗阻

1. 超声表现

(1) 先天性睾丸网扩张，多为双侧性，纵隔内睾丸网呈“网格”样囊状扩张，“网格”内多无血流信号显示（图 6-25）。

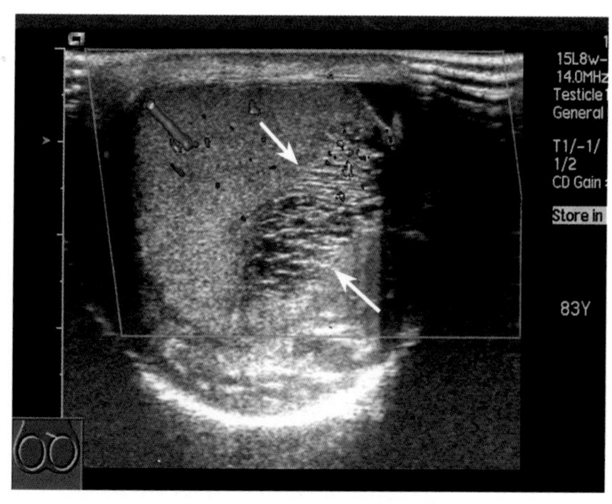

图 6-25　睾丸网扩张

睾丸网扩张呈“网格”样，内无血流信号显示

(2) 附睾畸形，附睾形态异常，常见的有体尾部局部缩窄或缺如。畸形部位以上的附睾管、输出小管、或睾丸网的扩张(图 6-26)。

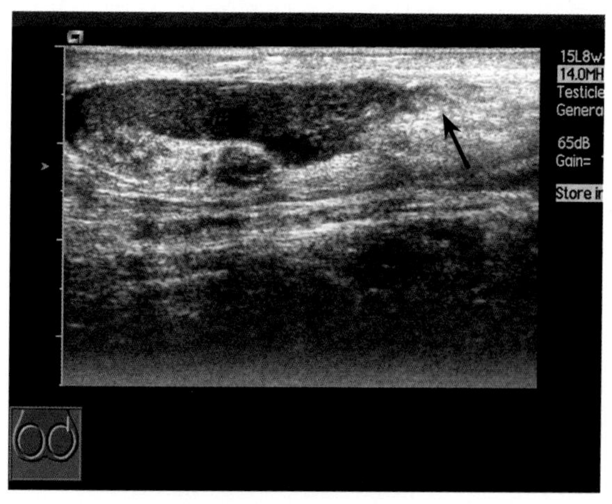

图 6-26　附睾畸形

左侧附睾体尾部缺如(箭)，头体部回声不均匀，附睾管、输出小管轻度扩张

(3) 输精管缺如，节段性缺如者，缺如部位以上（近段）的输精管扩张，同时伴有附睾管、输出小管及睾丸网扩张，均呈细“网格”样改变。

2. 超声评价

(1) 近段输精管道包括睾丸网、附睾管、输出小管、阴囊段输精管，高频超声检查能够发现这些管道是否扩张，并可初步判断扩张的原因。

(2) 通过超声检查，能够判别梗阻性或非梗阻性无精症，能够区别先天性梗阻或继发性梗阻。

十一、阴囊疾病的超声鉴别诊断

（一）睾丸附睾的炎症与结核的鉴别诊断

1. 急性睾丸附睾炎，临床表现为阴囊急性肿大、发红、疼痛，以一侧多见，少数患者伴有高热、寒战等症状；大多数的睾丸附睾结核继发于泌尿系结核，以附睾肿块为常见表现，并有反复发作病史。重症者，结核病灶可蔓延至精索、阴囊壁。

2. 急性睾丸炎多伴发于急性附睾炎，双侧睾丸炎症常继发于流行性腮腺炎。

3. 急性睾丸炎应注意与睾丸扭转后松解相鉴别。扭转松解，疼痛明显减轻，而睾丸内血供增多。

4. 少数附睾结核并无相应的症状与体征，也无典型的声像图表现，不易与慢性炎症及肿瘤相鉴别。

（二）睾丸附睾肿瘤的鉴别诊断

1. 大多数的睾丸肿瘤为原发性恶性肿瘤，精原细胞瘤为成年人最常见，胚胎癌、畸胎瘤（癌）多见于青少年，卵黄囊瘤为婴幼儿最常见。

2. 血液瘤标检查，α-FP 升高见于卵黄囊瘤、畸胎癌及大部分的胚胎癌；HCG 阳性见于绒癌、大部分的胚胎癌及少部分的精原细胞瘤。

3. 附睾肿瘤较少见，大部分为良性肿瘤，以腺瘤样瘤居多。

4. 良性肿瘤生长缓慢,恶性肿瘤生长迅速。

5. 肿瘤要注意与结核、炎症相鉴别。原发性肿瘤形态多呈球形,常为偶然发现;结核、局灶性炎症,一般无明显球形感,具有相应的症状与体征。

(三) 睾丸附睾囊肿的鉴别诊断

1. 睾丸囊肿应注意与睾丸小肿瘤、睾丸内静脉曲张及动脉瘤等相鉴别。

2. 附睾头部囊肿要与附睾囊性附件相鉴别。

(四) 睾丸及睾丸附件扭转的鉴别诊断

1. 睾丸扭转应注意与急性睾丸炎相鉴别。睾丸不完全扭转早期(<6 小时),睾丸的声像图可无明显变化,应结合发病急骤、剧痛等临床表现及超声随诊进行甄别。

2. 睾丸扭转自行松解也应注意与急性睾丸炎相鉴别。扭转时一侧阴囊突发剧痛,扭转自行松解时,睾丸内血流信号虽然明显增多,但疼痛可明显减轻。

3. 附件扭转要与睾丸扭转、急性附睾炎症相鉴别。附件扭转一侧阴囊轻度红肿,局部触痛明显,或局部阴囊皮肤呈现"蓝点"征,声像图可见到无血流信号、肿大的附件。

(五) 睾丸及阴囊损伤的鉴别诊断

1. 睾丸钝挫伤要注意与睾丸梗死或局灶性炎症相区别,通过相关病史进行鉴别。

2. 睾丸破碎要注意与斜疝嵌顿相鉴别,寻找睾丸是鉴别的关键。

3. 阴囊外伤也可导致睾丸扭转,应注意相关声像图的识别。

(六) 睾丸先天发育异常的鉴别诊断

1. 隐睾要与腹股沟或腹膜后肿大的淋巴结相鉴别。隐睾单个、回声均匀,肿大淋巴结呈多发、回声不均匀,或可见髓质。在外力作用下,腹股沟淋巴结不移动,隐睾可滑动。

2. 睾丸发育不良要注意与睾丸萎缩相鉴别。睾丸扭转、外伤或急性炎症均可导致睾丸萎缩。

3. 多睾要与睾丸旁肿瘤相鉴别。多睾自幼就被发现，常常随着睾丸发育而增大。

（七）精索静脉曲张的鉴别诊断

1. 蔓状静脉丛扩张程度与反流量呈正比，当蔓状静脉丛内径超过1.5mm、并于Valsalva试验出现反流阳性，即可考虑精索静脉曲张的诊断。

2. 精索静脉曲张要注意与精索外静脉扩张及阴囊后壁静脉曲张相鉴别，精索外静脉走向平直、位于静脉丛后方，阴囊后壁静脉位于阴囊后壁及中隔内，两者即使Valsalva试验也不易出现反流。

3. 亚临床型精索静脉曲张是指因肥胖、或阴囊收缩等原因，以致临床触诊未发现精索静脉曲张，而经彩色多普勒超声证实存在蔓状静脉丛扩张和反流。

4. 大多数精索静脉曲张反流的血液沿精索内静脉回流至下腔静脉，即为“回流型”；有的病例，部分反流的血液是通过精索外静脉回流至髂外静脉，即为“分流型”；极少数病例，因精索内静脉受压（远端“胡桃夹”征）使蔓状静脉丛扩张明显，但反流不显著，即为“淤滞型”。

（八）鞘膜积液的鉴别诊断

鞘膜积液要注意与囊肿相鉴别，鞘膜积液围绕睾丸、精索周围，囊肿位于睾丸、精索一侧。

（九）睾丸微小结石、鞘膜腔结石的鉴别诊断

1. 睾丸微小结石应与睾丸钙化灶相鉴别，钙化灶呈局灶性强回声，为小斑片状或短棒状或其他形状。

2. 鞘膜腔结石要与睾丸鞘膜壁钙化灶鉴别，后者位于鞘膜壁内、不移动。

（十）斜疝的鉴别诊断

1. 斜疝为大网膜时，应注意与精索肿瘤相鉴别，精索肿瘤位置固定，不滑动。

2. 腹股沟斜疝应与直疝相鉴别。注意识别疝囊入口与

腹壁下动脉的关系。疝囊入口位于腹壁下动脉外上方者为斜疝，疝囊入口位于腹壁下动脉内下方者为直疝。

（十一）输精管道先天性梗阻的鉴别诊断

输精管道的先天性梗阻要注意与继发性梗阻相鉴别，继发性梗阻包括输精管道及周围组织的炎症、肿瘤、外伤、手术等，均可导致病灶、损伤部位以上（近段）的输精管道扩张，均有病灶或损伤的相应的病史及超声表现。

十二、检查报告书写规范

检查报告作为临床诊断治疗的参考，要用电脑打印为妥，并将图像与报告以电子文档形式长期保存于 PACS 或超声工作站。

（一）图像部分

检查脏器与阳性结果应有超声图片，图像清晰，体位标识清楚。条件允许时，应在超声工作站或 PACS 留存检查脏器及病变在不同超声断面上的图片，包括动态影像。

（二）文字部分

1. 一般项目　一般项目包括受检者的姓名、性别、年龄、申请科室、检查部位等，超声影像号、门诊号或住院号、病区、床号。

2. 超声描述

（1）阴囊壁（厚度、回声、血流信号等）

（2）鞘膜腔（有否积液等）

（3）睾丸（大小、形态、被膜、内部回声、血流信号等）

（4）附件（是否可见、形态、大小、内部回声等）（必要时描述）

（5）附睾（形态、附睾头体尾厚度、内部回声、血流信号等）

（6）输精管（能否显示、内径、内部回声等）（必要时描述）

（7）精索（形态、厚度、内部回声、精索静脉是否扩张、血流信号等）

3. 超声诊断及建议　超声诊断意见是对上述文字描述和图像的总结，是超声医师依据专业知识对它的主观判断，包括物理诊断和疾病诊断，对于不明确的诊断，还可根据具体情况，给予相关的建议。

(1) 物理诊断：病变的物理性质，包括部位、形态、解剖结构比邻关系及性质(实性、囊性、囊实性、钙化等)。

(2) 疾病诊断：结合临床资料给出可能的诊断，可按可能性的大小依次给出多个(一般不超过2个)。

(3) 建议：必要时给出建议，譬如定期复查、建议其他检查等。

4. 落款　包括检查超声医师的签名、检查时间及报告时间，记录者的署名。

参 考 文 献

1. 薛恩生，林礼务，林晓东，等．高频彩色多普勒超声对近段输精管道梗阻部位与病因的研究．中华超声影像学杂志，2003，12(12)：739-741.
2. 薛恩生，林礼务，林晓东，等．高频彩色多普勒超声对附睾肿块诊断方法的研究．中国超声医学杂志，2004，6(20)：23-25.
3. 薛恩生，林礼务，林晓东，等．睾丸下降异常的超声解剖定位及其分类的研究．中华超声影像学杂志，2005，14(8)：601-603.
4. 陈舜，薛恩生，林礼务，等．彩色多普勒超声在睾丸生殖细胞瘤诊断中的价值．中华医学超声杂志，2006，3(4)：229-231.
5. 薛恩生，林礼务，林晓东，等．多睾的高频彩色多普勒超声诊断．中华超声影像学杂志，2005，14(1)：77.
6. 薛恩生，黄毅斌，林礼务，等．彩色多普勒超声在睾丸不全扭转治疗中的应用价值．中国超声医学杂志，2006，22(8)：622-624.
7. 余亮，薛恩生，林礼务，等．彩色多普勒超声在附睾结核治疗中的应用价值．中华医学超声杂志，2008，5(2)：46-48.
8. 薛恩生，梁荣喜，林礼务，等．彩色多普勒超声对精索静脉曲张术后生育力指数变化的预测价值．中华超声影像学杂志，2010，19(1)：36-39.
9. 陈舜，薛恩生，梁荣喜，等．高频彩色多普勒超声诊断与鉴别诊断附睾肿瘤．中国医学影像技术，2012，28(6)：1166-1167.

10. 薛恩生 . 阴囊及其内容物疾病的超声诊断 . 福州:福建科技出版社,2016.
11. 李泉水 . 浅表器官超声医学 . 北京:人民军医出版社,2013.
12. 姜玉新,王志刚 . 医学超声影像学 . 北京:人民卫生出版社,2010.
13. Xue ES, Chen S, Liang RX, et al. High-frequency ultrasound findings in epididymal malformations. J med Ultrasonics, 2014, 41(1):57-62.
14. Alam K, Maheshwari V, Varshney M, et al. Adenomatoid tumour of testis. BMJ Case Reports, 2011, doi:10.1136/bcr.01.2011.3790.
15. Jedrzejewski G, Ben-Skowronek I, Wozniak MM, et al.Testicular adrenal rest tumors in boys with congenital adrenal hyperplasia:3D US and elastography-Do we get more information for diagnosis and monitoring? J Pediatr Urol, 2013, 9(6):1032-1037.
16. Sung EK, Setty BN, Castro-Aragon I.Sonography of the Pediatric Scrotum:Emphasis on the Ts—Torsion, Trauma, and Tumors.AJR Am J Roentgenol, 2012, 198(5):996-1003.
17. Rifkin MD, Cochlin DLI.Imaging of the Scrotum and Penis. by Martin Dunitz, London, 2002.

第七章　腹外疝超声检查

一、检 查 目 的

1. 评估腹外疝的发生部位、腹壁缺损层次和范围、疝环及疝囊大小、疝内容物结构和血供及活动度等信息，以帮助解剖分类、分型，判断疝的可复性以及内容物有无嵌顿和绞窄等并发症。

2. 评估有无隐匿性疝的存在。

3. 评估疝修补术后补片的位置、有无复发、有无血肿或血清肿等并发症。

4. 在超声引导下行血清肿穿刺抽吸术。

二、超声在腹外疝影像学中的地位和价值

高频彩超能显示腹外疝的直接征象（四要素：疝环、疝囊、疝内容物及疝的外被盖），可以清楚地显示腹壁层次和筋膜缺损以及突出的疝内容物，以便与其他软组织肿块相鉴别；高频彩超可以观察疝内容物的活动度和血供情况，判断有无绞窄和坏死，从而对疝的定位、定性作出客观评价；高频彩超还可以明确疝修补术后补片位置，判断手术区域的肿胀情况，区分术后血肿和复发疝，并对术后并发症的介入治疗起到辅助引导作用。

总之，超声较 CT、MRI 具有价廉、无创、实时动态、可重

复、对软组织分辨率好等优点，成为腹外疝常规及首选检查方法，尤其对于间隙性疝出或隐匿性疝的患者价值更大。

三、适　应　证

1. 患者扪及腹壁肿块或有局部疼痛、酸胀等不适症状。
2. 其他影像检查发现腹壁肿块者。
3. 随访以前超声检查发现的腹壁软组织肿块，观察包块大小变化及内容物结构。
4. 患者疝修补术前评估疝内容物与周围重要解剖结构的关系、内容物可否回复等。
5. 患者疝修补术后随访。
6. 患者疝修补术后又出现肿块。
7. 超声引导下行疝修补术后血清肿穿刺抽吸。

四、禁忌证和局限性

无绝对禁忌证。皮肤有破损时，应使用消毒耦合剂或用消毒手套包裹探头。

五、检查前准备

(一) 医师的准备

在进行检查前，超声医师应尽可能了解受检者的相关病史，实验室检查及其影像学资料，必要时还应对重点检查部位进行相关体格检查，以便更好掌握受检部位的具体情况。

(二) 患者的准备

常规检查一般无需特殊准备。检查时充分暴露肿块部位。根据要求配合做乏氏动作或站立及平卧交替检查。

介入前准备：签署知情同意书，检查凝血功能。

六、检查技术

（一）仪器设备

1. 一般选用中、高档彩色多普勒超声诊断仪。

2. 通常采用高频线阵探头，频率为7.5~14MHz或更高；肥胖患者或深部较大的疝可用3.5~5MHz凸阵探头显示较好；如疝较大，可以使用宽景成像技术显示病变全貌。

3. 选用浅表器官条件。

（二）仪器调节

1. 灰阶超声　调节灰阶超声成像频率、增益、TGC曲线、聚焦点位置、成像深度和局部放大等至达到最佳成像质量。

2. 彩色/能量多普勒超声　调节彩色/能量多普勒超声的取样框大小。调节速度量程、彩色增益和壁滤波至最佳水平，在不出现噪音的前提下显示最多的彩色血流信号。

3. 脉冲多普勒超声　调节取样门、声束-血流夹角、脉冲重复频率、基线、脉冲多普勒增益、壁滤波和流速范围，以获得最佳的多普勒速度-时间曲线显示效果。

（三）体位

1. 患者的体位因疝的部位不同而各异。以采取病变部位显示最为清晰的体位为原则。一般取仰卧位。如查腹股沟区，则嘱患者将大腿外展，使其腹股沟部位充分暴露。

2. 检查腹股沟疝时，通常采用仰卧位和站立位对照检查。

（四）检查方法

1. 探头初始轻放于疝块部位，勿用力，以免疝内容物迅速回纳入腹腔，影响观察。

2. 对疝块所在部位作纵横切面连续扫查，十字交叉法予以定位，必要时通过平卧位和站立位、增加腹压（用力咳嗽或Valsava动作）和探头加压、双侧区域对照检查以及高频低频双重检查，观察其是否与腹腔相通、大小及内部结构有无改变、能否回纳入腹腔。重点观察腹壁各层次的连续性、疝环大小、疝内容物结构及其与周围组织的关系。

例如，扫查腹股沟区时，可以通过髂前上棘和耻骨结节作为标志斜扫腹股沟区。其他的标志还有腹直肌、髂外和股动脉、腹壁下动脉。注意探查髂外动脉，然后沿其前内侧探及腹壁下动脉。若未能探及腹壁下动脉，则向下沿股动脉探查。找到腹壁下动脉后，首先观察其起始和走向，再嘱患者增加腹压（屏气、咳嗽或采用站立位），并同时观察疝囊颈和疝囊与腹壁下动脉的关系。根据疝囊颈和疝囊位于腹壁下动脉内侧还是外侧，确定患者为直疝抑或斜疝。

腹股沟疝扫查时，需对盆腔、腹股沟、会阴部或阴囊进行依次检查。如果病患表现出腹痛指征，还需予以腹部超声检查，查看病患是否有肠梗阻征象。

3. 在获得理想的灰阶声像图后，加上合适的彩色多普勒取样框，观察其内容物血流状况，必要时再使用脉冲多普勒进行阻力指数等定量测量。

（五）腹外疝检查的特殊试验

1. 探头挤压试验　在清晰探及疝环口后，探头逐渐加压，观察疝内容物是否可完全回纳入腹腔。另外，加压后如见肿块与周围组织同向位移，或移动度很小，表明肿块与周围组织发生粘连。

2. 用力咳嗽或 Valsava 动作试验　如患者不适之处未探及肿块，嘱患者用力咳嗽或 Valsava 动作后，可见腹腔内容物从局部突出体表或有明显冲击感，可进一步确诊存在可复性疝或隐匿性疝。

（六）测量方法

1. 疝环大小的测量　即腹壁缺损口大小（图 7-1）。

2. 疝囊大小的测量　需测量疝囊长轴所在切面的最长径及与长轴垂直切面的最长径（图 7-2）。

（七）图像记录

腹外疝超声报告存储图像包括两方面内容：

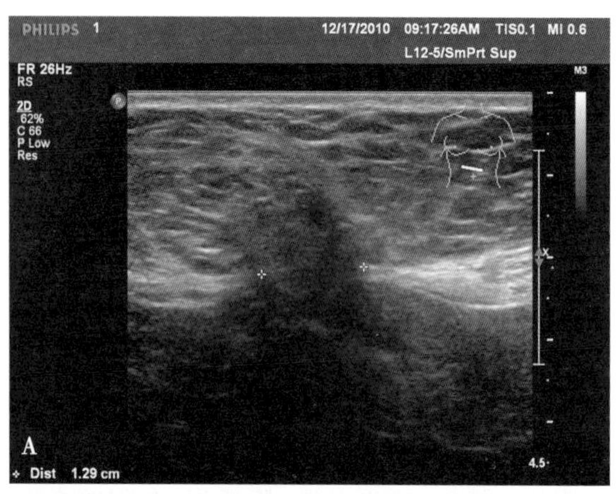

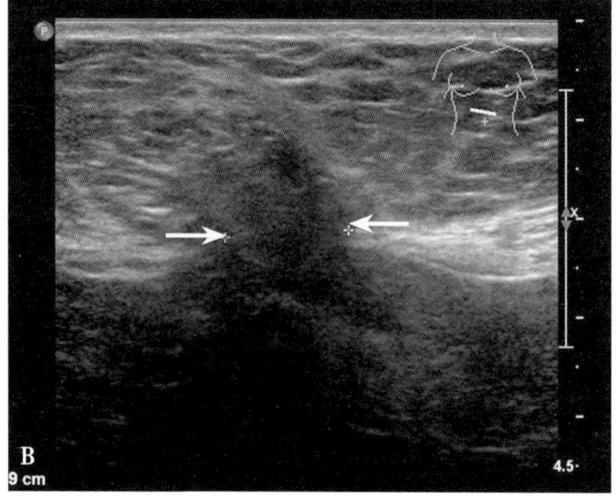

图 7-1 白线疝

箭头标示腹白线缺口即疝环位置，提示疝环大小

1. 疝环图像　重点要留存腹壁缺损（疝环）大小、疝颈与周围重要解剖结构的关系（如腹股沟疝与腹壁下动脉的关系）的照片。

2. 疝囊及内容物图像　重点要留存疝囊大小、疝内容物结构及血供分布的照片。

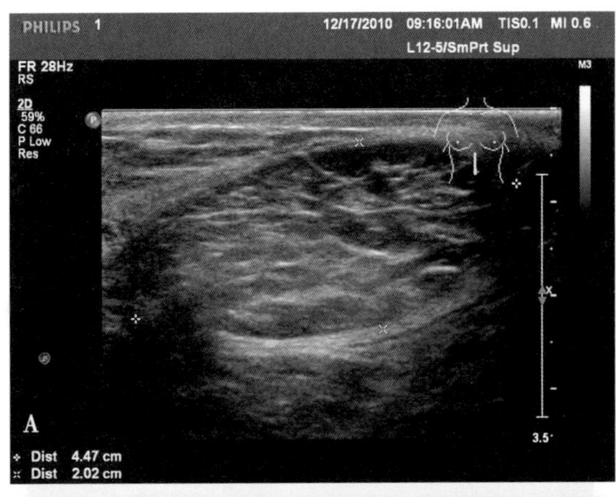

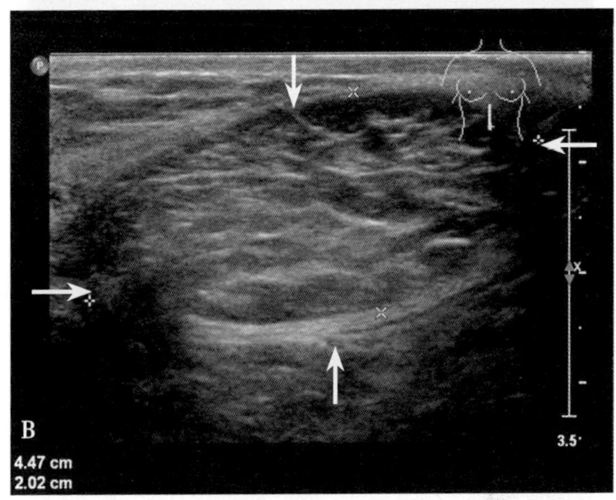

图 7-2　白线疝

箭示疝囊大小

七、正常腹壁层次的超声表现

皮肤:强回声带。

皮下脂肪组织:呈低回声。

皮下浅筋膜:与其他组织交错分布呈强回声带。

腹外斜肌、腹内斜肌和腹横肌:呈低回声,长轴呈纹状,短轴呈斑点状。

腹横筋膜:强回声带。

腹膜外脂肪和腹膜:低回声和强回声带。

八、腹外疝的超声评估

(一) 灰阶超声

1. 典型腹外疝可见疝环(腹壁筋膜的缺损处)和疝囊(腹壁的膨出处),疝囊呈"口小体大"的烧瓶状结构,囊壁较薄、光滑,疝囊向外突出于腹壁,向内经疝环与腹腔相通(图 7-3)。

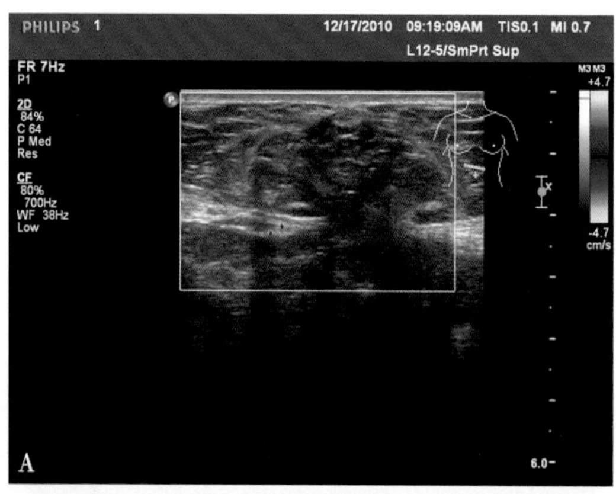

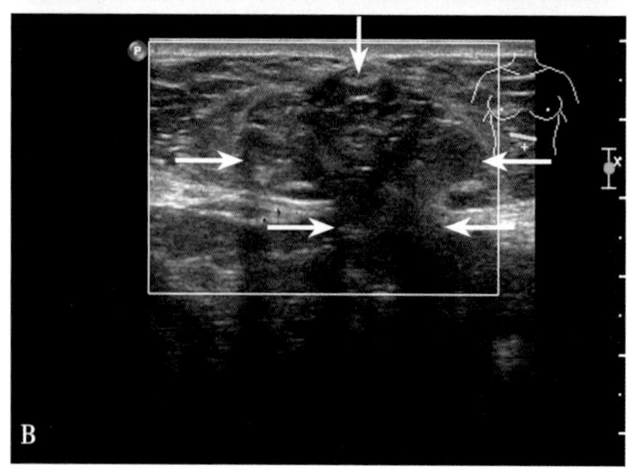

图 7-3 典型腹外疝声像图

箭示典型"口小体大"的烧瓶状结构,疝内容物为腹膜后脂肪

2. 当增加腹压时，疝囊突出和增大；当压力减小时，疝囊可以缩小。

3. 疝内容物不同，声像图也各异。当内容物为大网膜时，声像图表现为高回声团块；当内容物为小肠肠管时，声像图可清晰地显示蠕动的肠管壁结构；当内容物为脂肪组织时，声像图则表现为低回声团块。特别要注意是否有滑动性疝的存在，即腹腔脏器或组织构成疝囊的一部分，常见的如膀胱、直肠等。

4. 嵌顿性疝常见征象为疝囊壁增厚，疝囊内积液；内容物为肠管时，可见疝出的肠壁增厚（>4mm）、肠管内积液及腹腔内肠袢扩张；如果疝囊内肠管坏死，则其肠蠕动消失；腹腔内游离气体或疝囊内游离气体则提示肠管坏死；如果疝内容物仅为脂肪，则疝囊积液可能是嵌顿性疝的唯一征象。尤其要警惕肠管壁疝（richter hernia）、小肠憩室疝（littre hernia）、逆行性嵌顿疝（waydl hernia）的存在，即当嵌顿的内容物仅为肠壁的一部分、或为小肠憩室、或为两个肠曲同时从疝囊口突出，嵌顿在疝囊内的两个肠袢之间有一段肠管隐藏在腹腔内时，要注意避免漏诊及观察留在腹腔内的肠管是否有坏死。

5. 上腹壁疝内容物主要是腹白线深面的镰状韧带、肝圆韧带及其周围的脂肪组织；脐疝内容物大多为肠管和网膜组织，由于疝环较大不容易嵌顿；半月线疝内容物大多为网膜组织，其疝块形状多较扁平，较易嵌顿；腰疝内容物大多为腹膜后脂肪组织，由于位置相对较深，疝环较其他几类疝不容易显示清晰；小儿先天性斜疝内容物还常为子宫、卵巢或阑尾等。

（二）彩色/能量多普勒超声

观察疝块内部的血流丰富程度和血流分布形式。当疝嵌顿时，疝块内血流信号明显减少或不能测及。

（三）脉冲多普勒超声

必要时观察疝内容物内血流的阻力指数；腹股沟斜疝时，还可测精索动脉的阻力指数，阻力指数增高，提示有嵌顿的可能。

九、常见腹外疝超声评估

(一) 腹股沟斜疝

1. 灰阶超声　腹股沟斜疝包块位于腹股沟或阴囊内(女性可位于大阴唇),疝内容物周围可以伴少量积液;疝囊呈“茄子状”。

疝内容物为大网膜时,多表现为不均质高回声,无蠕动现象(图 7-4)。

疝内容物为肠管时,可见肠壁、肠腔及肠蠕动(图 7-5)。

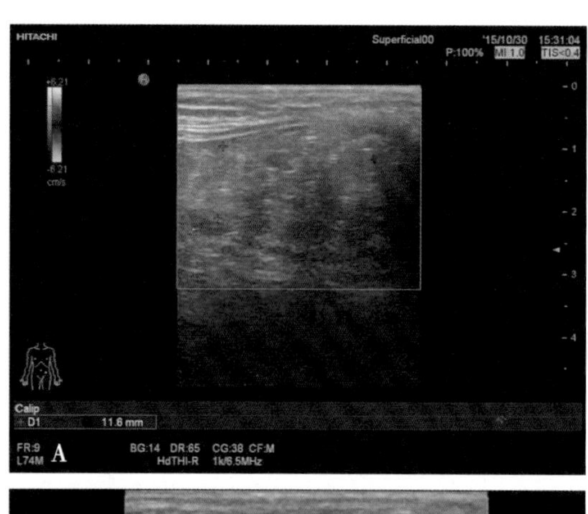

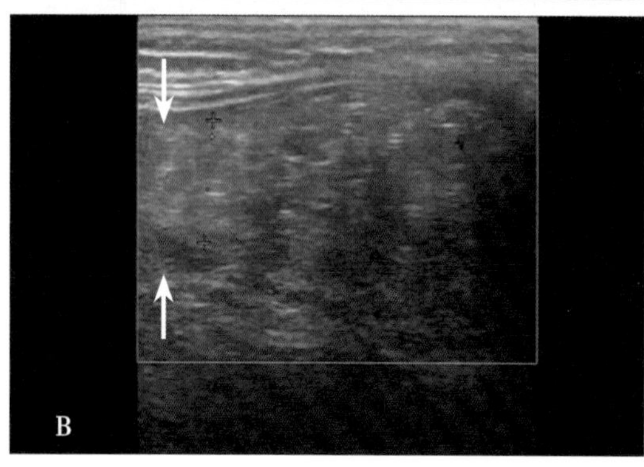

图 7-4　腹股沟斜疝

箭示疝环大小,疝内容物为大网膜

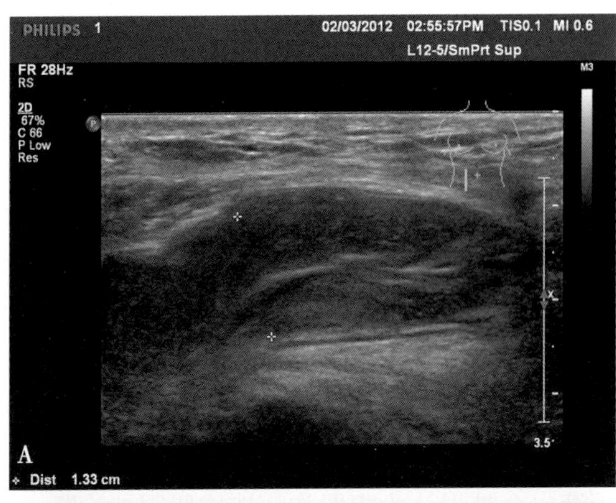

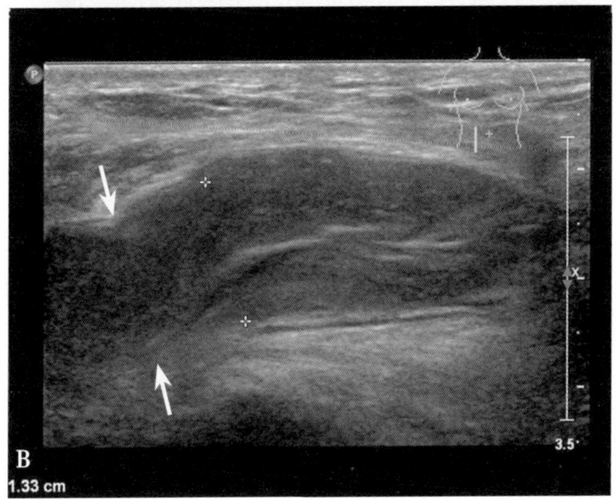

图 7-5 腹股沟斜疝

箭示疝环大小，疝内容物为肠管

可回纳的疝内容物可随腹压改变而滑动。

当疝发生嵌顿时，包块不能活动，疝囊壁增厚，疝囊内大量液体，疝出的肠壁增厚，疝出的肠袢内含有大量液体，肠管扩张，肠蠕动亢进或消失。

2. 彩色 / 能量多普勒超声 疝块可回纳时，疝内容物（肠管或大网膜）可有血流信号显示；当疝发生嵌顿时，疝内容物（肠管或大网膜）的血流信号则减少或消失。

3. 诊断评价　高频超声诊断腹股沟斜疝具有很高的敏感性和准确性。可以直观显示疝囊大小、疝内容物性质及血供情况，并可通过乏氏试验动态观察疝内容物活动情况，从而快速明确诊断是可复性疝还是嵌顿性疝；高频超声能清楚地显示腹股沟区的解剖结构，鉴别不同类型的腹股沟疝，能较准确地测量疝环的内径，为临床术前诊断及术式选择提供准确的参考依据。

但很小的可复性疝、或当检查时使用探头用力过猛、或患者不合作或疝囊内只含有液体时被误认为囊肿等也会造成假阴性诊断；同时腹股沟区肿大的淋巴结、精索的脂肪瘤、交通性鞘膜积液也会被误认为腹股沟疝造成假阳性诊断。

（二）腹股沟直疝

1. 灰阶超声　腹股沟直疝的灰阶声像图与斜疝相似，只是疝环的位置位于腹壁下动脉起始段的内侧。从腹壁下动脉内侧的直疝三角直接由后向前突出于体表，并不经过内环，疝囊呈半圆形。

2. 彩色多普勒超声　腹股沟直疝的彩色 / 能量声像图与斜疝相似。

3. 诊断评价　高频超声可以根据疝块与精索或腹壁下动脉的位置关系，对直疝作出明确诊断。但由于乏氏运动直疝疝囊变化不明显或因腹壁下动脉显示不清晰，故常常造成假阴性诊断。

（三）股疝

1. 灰阶超声　股疝的灰阶声像图与斜疝相似，只是疝环的位置位于腹股沟韧带后下方，股血管内侧，耻骨关节外侧，且疝环较小，不易显示，疝囊也较小，呈半球形，做乏氏运动后增大不明显，平卧后不能完全消失（图 7-6）。

2. 彩色多普勒超声　股疝的彩色 / 能量声像图与斜疝相似。

3. 诊断评价　高频超声可以根据疝块解剖位置对股疝作出诊断。但由于股疝疝环小且位置深，疝环较难显示，且乏

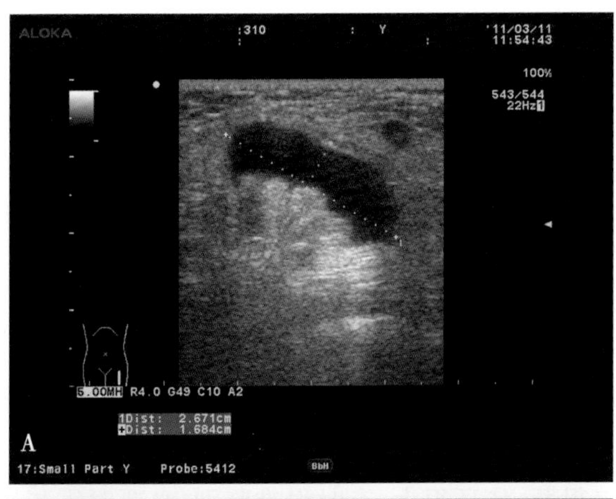

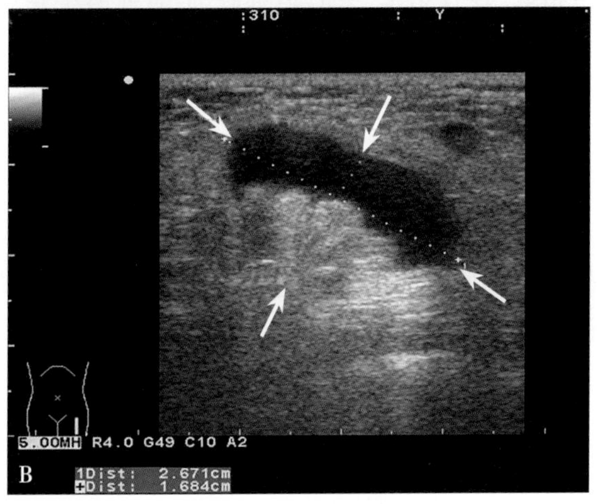

图 7-6　嵌顿的股疝

箭示疝囊大小，疝囊呈半球形，内容物为积液和网膜

氏运动疝囊变化也不明显，故常常造成假阴性诊断。如疝内容物为网膜时常常易误诊为脂肪瘤。

十、腹外疝的超声鉴别诊断思路

(一) 详细询问病史及体检

1. 仔细询问病史很重要，认真倾听并加以鉴别患者主

诉,切勿主观臆断。需询问腹壁肿块的病程、大小变化、是否可复性,有无疼痛、恶心呕吐等症状,

2. 必要时进行查体,触诊了解肿块硬度、与周边组织关系、活动度、肿块可否回纳,增加腹压有无冲击感等。检查时一定要改变体位或增加腹压反复检查,尤其对隐匿性疝的诊断。

(二) 定位

1. 熟悉腹壁解剖层次及各种疝的定义,根据腹壁缺损即疝环的解剖位置,明确腹壁疝的定位。

2. 扫查时要尽量增大范围,尤其对于巨大的切口疝,其疝外被盖很薄,疝环很大,有时很难鉴别;必要时需与健侧腹壁对比可以帮助识别正常的腹壁解剖层次。

3. 熟悉各种补片的声像图,了解手术方式,有助于术后复发疝的诊断。

(三) 定性

根据反复增加腹压及探头加压扫查疝块,观察疝内容物在疝环处有无与腹腔之间的往返运动,通过彩色多普勒超声观察疝内容物内的血供丰富程度与分布情况,从而判断疝的性质(易复、难复、嵌顿、绞窄)。

(四) 鉴别诊断

腹股沟斜疝应与交通性鞘膜积液、精索鞘膜积液(子宫圆韧带囊肿)、精索脂肪瘤、腹股沟淋巴结相鉴别,尤其不完全性斜疝与交通性鞘膜积液很难鉴别。

不完全性白线疝、脐疝、半月线疝、腰疝应与腹壁脂肪瘤相鉴别。

切口疝应与局部腹壁薄膨出相鉴别。

十一、检查报告书写规范

(一) 腹外疝超声报告图像部分

阳性结果应存有超声图片。条件允许时,可在超声工作

站或 PACS 留取病变在不同超声断面上的图片，包括疝可复性的动态影像，实时记录下声像图特征，提供复查对比，为临床医生提供有价值的诊断依据。

（二）腹外疝超声报告文字部分

腹外疝报告文字部分包括四部分内容：一般项目、超声描述部分、超声诊断意见和落款。

1. 一般项目　一般项目包括受检者的姓名、性别、年龄、申请科室、检查部位、超声仪器及型号、探头型号或频带范围等，门诊患者要有门诊号，住院患者要有住院号、床号。

2. 超声描述部分　报告内容应科学严谨，实事求是。合格规范的超声检查报告应遵循以下顺序：腹壁解剖层次的连续性、疝环的位置及大小、与周围重要解剖标志的关系、疝囊的大小形态活动度、疝囊内容物及其性质（回声、蠕动及血供分布情况）、是否可回复（探头加压或平卧后可否消失、增加腹压或站立后可否重新出现）、有无并发症，如存在特征性声像改变需注明。

3. 超声诊断意见　包括腹外疝的定位、定性（是否可回复）、内容物。如需其他影像学辅助诊断或介入定性给予建议。

4. 落款　落款包括检查超声医师的签名（手写签名或电子签名）和检查时间，有时还需记录者的签名（手写签名或电子签名）。如果检查者为超声技师、尚未取得职业医师资格证的规培医师、研究生等，必须有具有资格的审核医生签名。涂改纸质报告需要在涂改处盖章或签名。

参考文献

1. 陈国平，房仲平．高频彩色多普勒超声诊断股疝的临床研究．华西医学，2015，30(2)：300-302.

2. Jacobson JA，Khoury V，Brandon CJ. Ultrasound of the Groin：Techniques，Pathology，and Pitfalls. Musculoskeletal Imaging. ReviewAJR，2015，205：513-523.

3. 中华医学会外科学分会疝和腹壁外科学组 . 成人腹股沟疝诊疗指南(2014 年版). 中国实用外科杂志,2014,34(6):484-486.
4. 中华医学会外科学分会疝和腹壁外科学组 . 腹壁切口疝诊疗指南(2014 年版). 中国实用外科杂志,2014,34(6):487-489.
5. 余婷婷 . 高频彩色多普勒超声诊断腹股沟疝 70 例分析 . 实用医技杂志,2014,21(12):1286-1287.
6. 马静丽,程琦,朱贤胜,等 . 高频超声诊断白线疝的临床价值及误诊分析 . 医学研究生学报,2014,27(2):174-175.
7. 浦明娟,骆继芳,邬萍雨,等 . 原发性腹壁疝超声表现与应用 . 浙江创伤外科,2013,18(5):740-741.
8. 丁雪丽,刘海飞,梁晓璐 . 高频彩色多普勒超声在小儿腹股沟疝中的应用 . 辽宁医学院学报,2013,34(3):59-60.
9. 余方芳,林小瑜,周秀萍,等 . 高频超声在不同类型腹股沟疝中的临床应用 . 温州医学院学报,2012,42(4):372-374.
10. 陈双 . 腹股沟疝外科学 . 广州:中山大学出版社,2005.

第八章　浅表软组织肿块超声检查

一、检 查 目 的

1. 浅表肿块的解剖位置、形态、大小、毗邻关系。

2. 判断肿块的物理性质，即囊性、实性、混合性，内部血供情况。

3. 良恶性肿块的超声诊断及鉴别诊断。

4. 浅表肿块及术后随访。

二、超声在浅表软组织肿块影像学检查中的地位和价值

1. 浅表软组织肿块影像诊断主要包括超声、X 线、MRI。

2. 在各种影像学检查中，超声检查对浅表软组织肿块的检出和诊断具有绝对优势。随着高频超声在临床的应用，尤其是近区图像的改善，获得血流信息更加敏感可靠，在超声定位引导下还可以进行浅表软组织肿块细针或粗针穿刺活检，并进行相应的介入治疗。

3. X 线对于软组织分辨率不高，对浅表肿块诊断应用价值有限，但对于软组织内钙化显像有着独特的优势；MRI 软组织对比最佳，可辨认脂肪、出血、坏死囊性变以及较大的钙化，显示病变与周围组织的关系佳，但易受到呼吸、心脏搏动伪像影响，检查费用昂贵，对微小病变及周围神经显示能力较浅表

超声差。

三、适 应 证

1. 出现浅表软组织肿块相关症状及体征

(1) 诊断及定位浅表肿块。

(2) 评估临床症状:如体表局部疼痛,扪诊异常。

2. 浅表软组织肿块的随访

(1) 随访以前发现的肿块,观察病变的稳定性和周期性变化。

(2) 术后评估早期可了解局部血肿、积液及水肿状况。

(3) 浅表软组织恶性肿块定期随访,可检查有无局部复发及淋巴结转移等。

3. 超声引导下介入诊断和治疗

(1) 超声引导下经皮穿刺抽吸细胞学检查和组织学活检等。

(2) 超声引导下囊液抽吸(术后积液、囊肿、脓肿等)、药物灌注治疗(如血管瘤、淋巴管瘤等)。

四、禁忌证和局限性

无绝对禁忌证。皮肤有破损时,应使用消毒耦合剂。

局限性:病灶过大肿块不易显示全貌。位置过于表浅的肿块不易显示,血流显示亦较差。

五、仪 器 设 备

一般选用中、高档彩色多普勒超声诊断仪,采用高频线阵探头,频率 7~15MHz 或更高。

若病变位置表浅,近场伪像难以鉴别时,需提高探头频率或使用大量的耦合剂或使用合适的声学垫衬(如水囊,凝胶垫等)。

对于深部较大的肿块可用5MHz或3.5MHz探头显示效果更好。

六、检查前准备

1. 常规检查前一般无需特殊准备。检查时充分暴露肿块。

2. 问病史有无外伤史，病程变化等，必要时进行查体。

3. 介入前准备：签署知情同意书，检查凝血功能。

七、检查技术

1. 患者的体位根据不同部位的肿块而异，以采取病变部位显示最为清晰的体位为原则。

2. 通常可选用10MHz以上的高频率探头。

如肿块突向体表，呈凹凸不平时，应用较多的耦合剂来避免接触不良之缺点。

如肿块较大，可以使用宽景成像技术显示病变全貌。

3. 对肿块所在部位作纵横切面的扫查，十字交叉法予以定位，必要时采用深呼吸、吞咽、改变体位、探头加压来确定肿块质地、内部性质及与周围组织的关系。

4. 大小需测量肿块长轴所在切面的长径、与长轴垂直切面的长径以及与皮肤垂直切面的深度，取三个切面上各自的最长径记录，并以其中的最长径作为衡量肿块大小的标准。

5. 在获得理想的灰阶声像图后，加上彩色多普勒。

嘱患者安静、浅呼吸和不作吞咽动作，以获取清晰的声像图(主要针对颈部)，探头施压应轻，以免静脉或实质内的小血管受压，致血流信号消失。

血流信号稳定后，再用脉冲多普勒检测血流。调整扫查方向，尽可能使声束与血管的夹角减小。

八、正常软组织的超声表现(图 8-1)

皮肤:高回声带。

脂肪组织:皮下呈低回声。

纤维组织:与其他组织交错分布呈强回声。

肌肉组织:长轴呈纹状,短轴呈斑点状。

血管:呈无回声管道。

骨骼:骨皮质呈强回声带,后有声影。

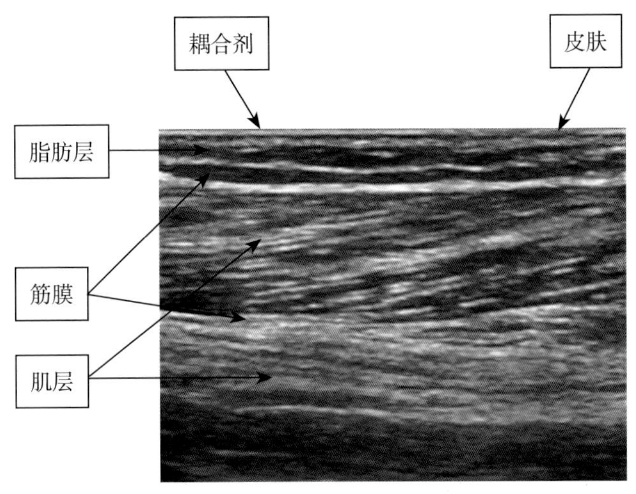

图 8-1 浅表组织结构超声图

九、浅表软组织肿块的超声评估

1. 是否有肿块。

2. 确定肿块的囊实性:通过灰阶超声,描述病变的位置、大小、境界、形态、有无包膜;内部回声强弱及均匀程度、后方回声及其与周围组织之间的关系;必要时注意与正常组织的对照检查。

3. 通过多普勒超声观察肿块内部的血流情况,鉴别实性肿块及血管来源肿块(血管瘤)。

4. 对肿块作出诊断,应包括解剖位置及与周围组织的关系。

十、浅表软组织肿块常见疾病超声评估

(一) 脂肪瘤

1. 脂肪瘤可见于软组织层、肌间隔、肌肉深层,甚至骨表面等部位。可发生于任何有脂肪组织的部位。浅表者多见于皮下脂肪层,按位置可分为:脂肪层脂肪瘤、肌间脂肪瘤、筋膜间脂肪瘤。按成分可分为:纤维脂肪瘤、血管脂肪瘤等。

2. 生长缓慢,病程较长,患者多无自觉症状,常无意中或体检时发现。

3. 常为单发性,亦可为多发性,肿块大小不等,恶变罕见。超声可描述其大小,内部血流,对于生长较快,内部有血流信号的肿块,则应排除恶性的可能。

4. 灰阶超声(图 8-2)

(1) 与皮下软组织或者肌层内长轴、或与皮肤平行。

(2) 回声可为高回声、等回声或低回声。

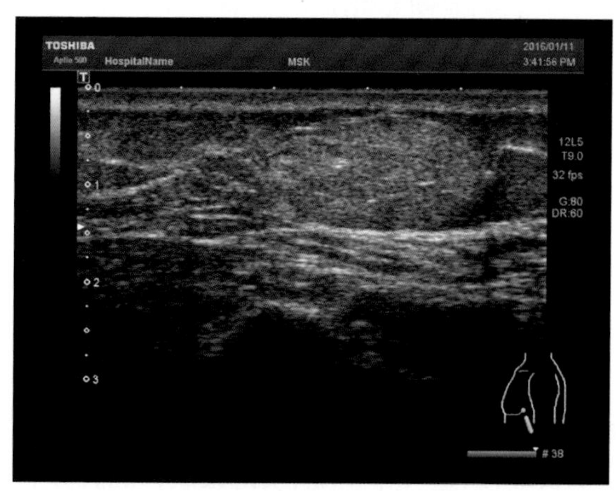

图 8-2　左侧胸壁皮下脂肪层内高回声肿块

(3) 椭圆形、梭形或分叶形，绝大多数境界清楚。

(4) 内部见条索状、带状高回声，与皮肤平行，呈典型的“条纹”或“羽毛状”。

(5) 后方回声无明显改变。

(6) 表浅者可压缩变形。

5. 彩色多普勒　大多数瘤体内部无血流信号显示，偶尔扫及少许点、线状血流信号。

(二) 血管瘤

1. 血管瘤可生长在身体任何部位。

2. 生长范围又可分为局限型(部位表浅)和弥漫型(广泛浸润，可累及皮肤、皮下组织、肌肉乃至骨骼)。

3. 临床触诊为质软肿块，有压缩感，压迫后原来皮肤的蓝紫色会消失，解压后迅速复原。

4. 常见毛细血管瘤、海绵状血管瘤和蔓状血管瘤三种。

5. 灰阶超声(图 8-3A)

(1) 边界清楚的混合性回声。

(2) 形态不规则，无明显包膜，有压缩性。

(3) 内部回声不均匀，部分可见强回声(血栓钙化形成的静脉石)。

6. 彩色多普勒(图 8-3B)

(1) 内无回声区可见红蓝相交的血流信号填充(低速血流为主)。

(2) 以静脉血流为主，蔓状血管瘤内还可探及动脉或动静脉瘘频谱。

(3) 后方有时可见其供血大血管血流信号。

(4) 加压试验可见肿块内蓝红信号交替出现。

(三) 淋巴管瘤

1. 常沿神经血管轴分布，可发生在含淋巴组织的全身任何部位。

2. 生长缓慢、边界不明显、质地柔软，无痛，穿刺可抽及淡黄色的液体。

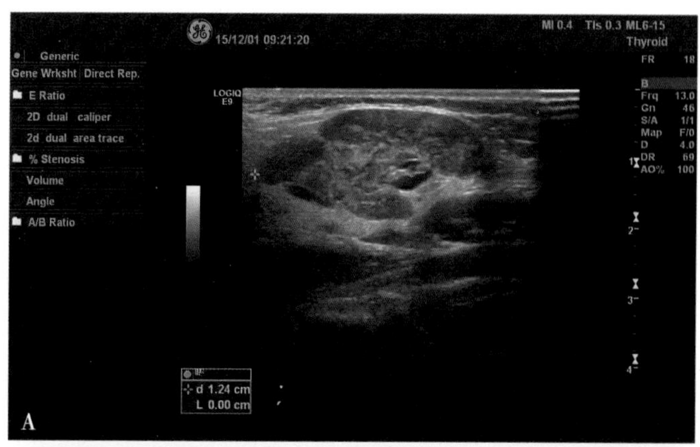

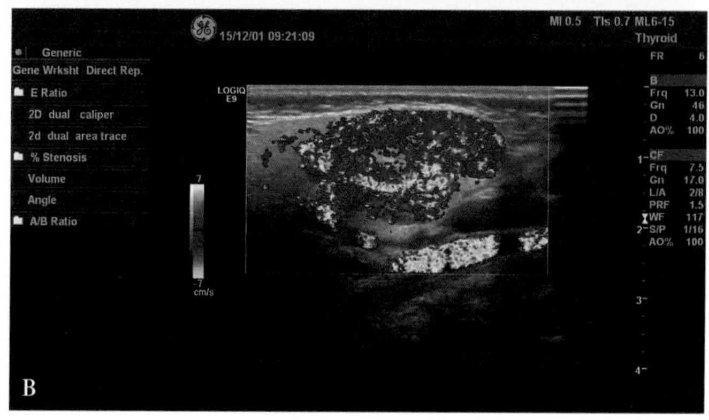

图 8-3　血管瘤

A. 软组织内低回声肿块图；B. 彩色多普勒超声显示肿块内血流丰富

3. 病理上分为毛细管型、海绵状及囊性淋巴管瘤（囊状水瘤）三种类型。

4. 灰阶超声（图 8-4）

(1) 可位于皮下、黏膜下或肌肉中。

(2) 边界不清的混合性回声，无包膜，可成蜂窝状或伴多条纤细的带状回声分隔。

(3) 大小不等、形态多样、可压缩。

5. 彩色多普勒　淋巴管瘤的周边及部分分隔内有少许短状或斑点状动静脉血流信号。

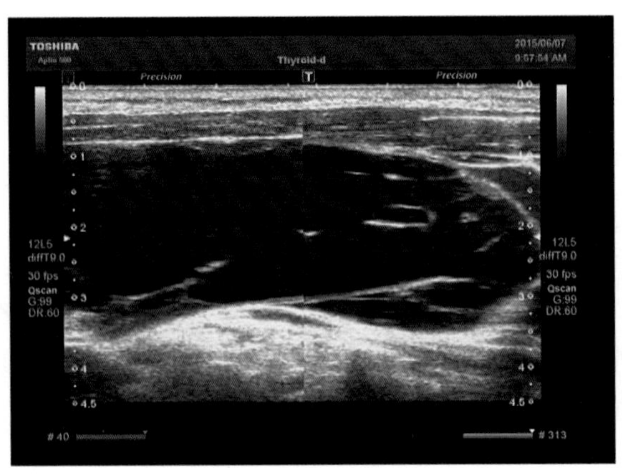

图 8-4 淋巴管瘤

软组织内囊性结构,内有纤细的带状回声分隔

（四）神经来源肿瘤

神经来源肿瘤的超声特点:①多为单发,多发者沿神经干聚集排列或分布于神经干不同节段。②生长缓慢,压迫不浸润神经,触诊形态规则、质韧,活动方向与神经干相垂直。③灰阶超声呈低回声,少数似无回声;形态多为规则的椭圆形,境界清晰,可见高回声包膜;内部回声均匀,内部出现液性无回声及点片状、团状强回声是其较具特征性的表现;病灶两端与神经干相连,纵切面显示为平行线性强回声,内为等回声。④彩色多普勒:内部血流信号呈细点状,少数为较丰富。

1. 神经鞘瘤　神经干走行区域,多偏心生长,压迫不浸润神经,病灶两端与神经干相连,呈“鼠尾征”,瘤体两端三角形高回声 - 瘤体撑起来的神经外膜(图 8-5,图 8-6)。

2. 神经纤维瘤　是指起源于神经鞘膜细胞一种良性周围神经瘤样增生性病变。可表现为孤立性神经纤维瘤和神经纤维瘤病。神经纤维瘤病为常染色体显性遗传疾病,多见于四肢、躯干、头颈部的较大神经干及其皮下分支,常多系统、多器官受累,多有皮肤色素斑,呈淡棕色、暗褐色或咖啡色(“牛奶咖啡斑”)。

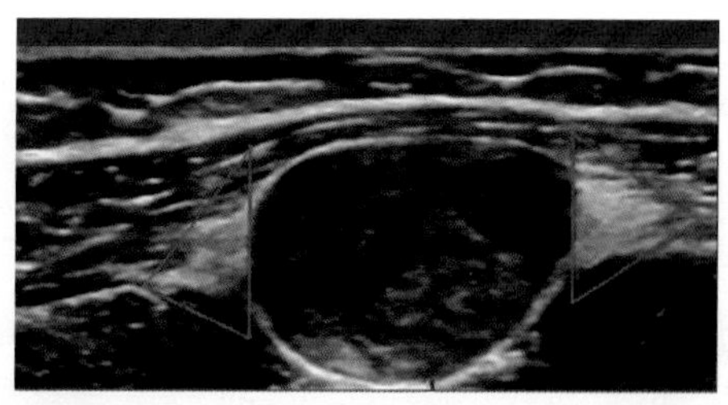

图 8-5 神经鞘瘤

瘤体两端三角形高回声 - 瘤体撑起来的神经外膜，呈圆锥形包绕瘤体两端

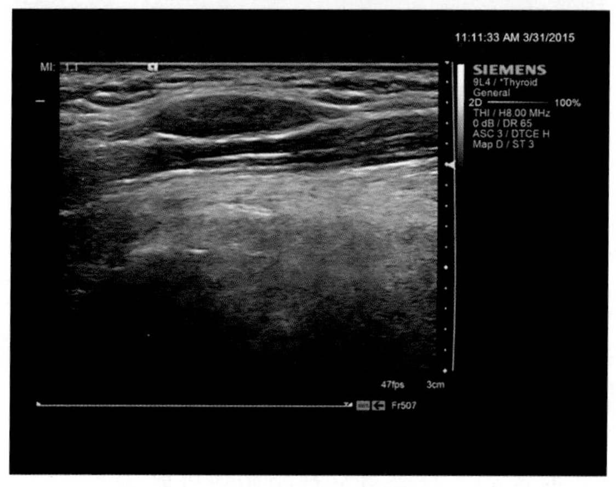

图 8-6 神经鞘瘤

软组织内低回声肿块，两端与神经干相连

（五）软组织脓肿

1. 局部表现为红、肿、热、痛和功能障碍，触诊疼痛，可伴有波动感。

2. 严重者伴高热、寒战、脱水、白细胞计数升高、食欲减退等。

3. 灰阶超声（图 8-7）

(1) 形成阶段，病变区出现无回声，边缘欠清，囊壁厚不光整。

(2) 腔内透声欠佳，部分可见斑片状、可漂浮的高回声。

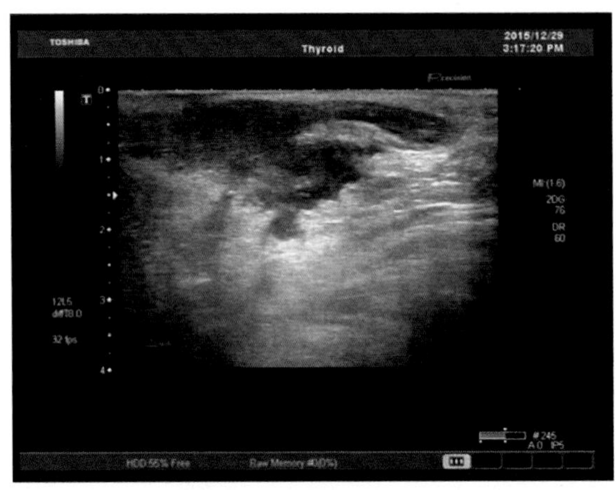

图 8-7 软组织脓肿

软组织内囊性肿块，壁厚，内透声欠佳

(3) 周边软组织结构回声增强，可见条状无回声（水肿）。

(4) 吸收阶段，被不规则的杂乱点状回声或纤维条索状的带状回声取代。

4. 彩色多普勒　内部一般无血流信号，而脓肿周边血流信号增多，血流阻力较低。

(六) 肉瘤

1. 脂肪肉瘤　是常见的软组织恶性肿瘤之一，可发生于全身的各个部位，以腹膜后、四肢、臀部、躯干常见。体积巨大，常位于四肢肌肉间隙，位置深在，呈高回声，内部回声杂乱。瘤体内多无血流信号，或仅见点状、条状血流信号。

2. 纤维肉瘤　典型征象为肌肉之间呈实性不均匀性低回声，体积较大，内部及周边可见丰富的血流信号，分布杂乱，频谱多普勒多为动脉性为主（图 8-8）。

(七) 皮下囊肿

1. 皮脂腺囊肿　又称粉瘤或皮脂腺瘤，来源于皮肤，皮脂腺排泄受阻所致，多见头面、背部皮脂腺分布密集的部位。紧邻皮下圆形、椭圆形低回声，呈类实性；多无血流信号，当合并感染时，周围可有点状血流（图 8-9）。

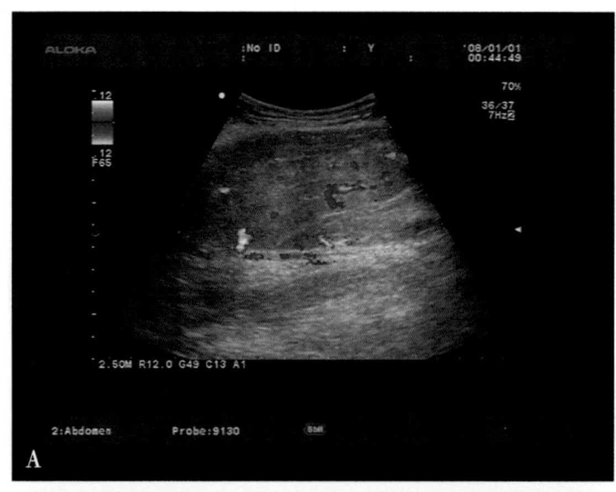

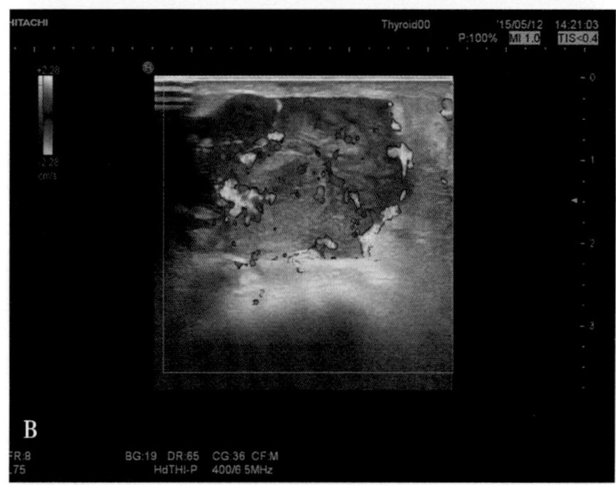

图 8-8　纤维肉瘤

A. 股部肌层内肿块，血流丰富；B. 高频线阵探头扫查血流显示更丰富

2. 表皮样囊肿　多为外伤导致表皮基底细胞层进入皮下生长，囊壁为表皮，囊内为角化鳞屑，多见于易受外伤或磨损的部位，紧贴皮肤（图 8-10）。典型的图像呈“洋葱征”多见于睾丸表皮样囊肿。

3. 皮样囊肿　又称囊性畸胎瘤，浅表者好发于眉梢或颅骨骨缝处；口底、颏下多位于黏膜、皮下较深的部位，口底诸肌之间。超声表现为混合性包块，内部回声杂乱，可见钙化。

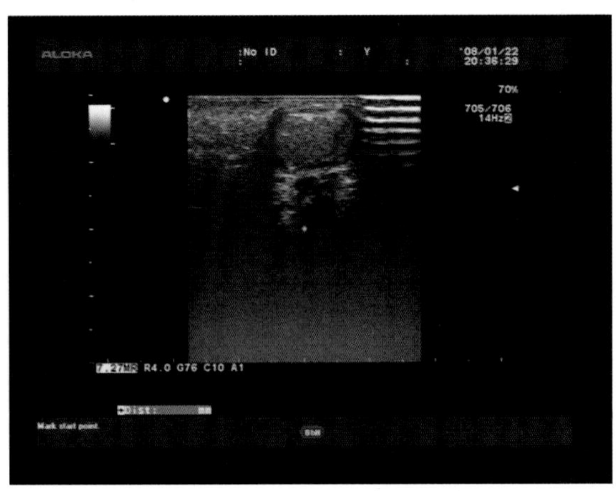

图 8-9 皮脂腺囊肿

颈部皮下类实性肿块,边界清

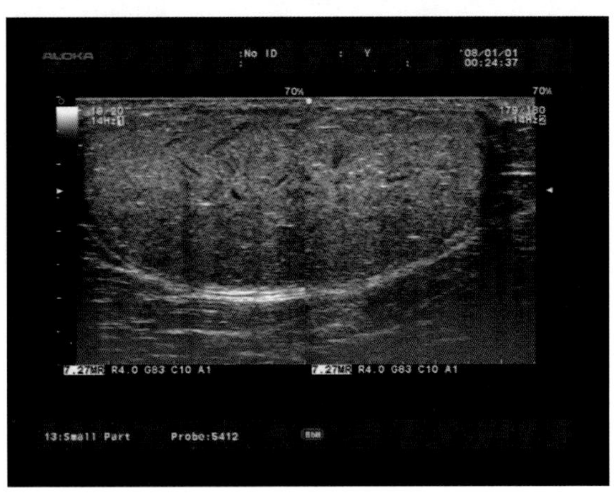

图 8-10 表皮样囊肿

肩部皮下类实性肿块,囊内为角化鳞屑

4. 毛母质瘤 又称钙化性上皮瘤,总体发生率低,但它是所切除的、发生于儿童的皮样囊肿中最常见的浅表肿物之一。好发的解剖部位:颈部、腋窝、臀部、关节周围区和四肢。超声表现为:相对肌肉的高回声肿物伴后方声影,说明内部钙化或骨化。多数情况下,围绕钙化周围可见低回声晕。

（八）关节周围囊肿（参见《中国肌骨超声检查指南》）

1. 腱鞘囊肿　好发于腕、手、足部的关节或肌腱附近，呈圆形的无回声区，壁薄光滑。与关节通联，压迫探头应有流动感（图 8-11）。

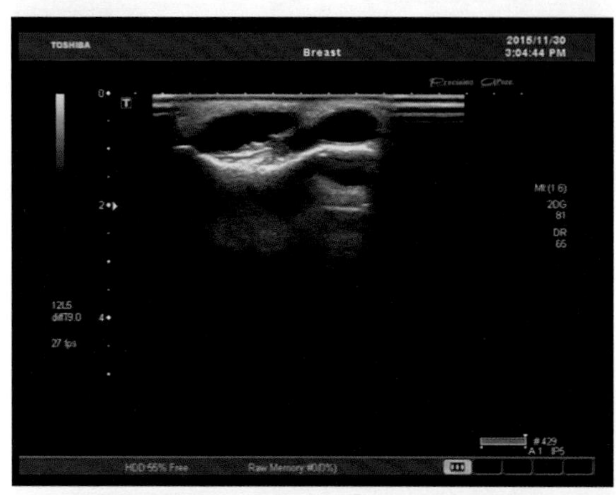

图 8-11　腱鞘囊肿腕关节周围囊性包块

2. 腱鞘巨细胞瘤　多见于青壮年的手部及手指部，足趾部少见。好发于腱鞘及滑囊的滑膜，手术切除后可复发，但不转移。占手、腕部肿块第二位，多为低回声的实质包块，有包膜，边界清，可见血流。

3. 腘窝囊肿　位于腓肠肌内侧及半膜肌之间的滑膜囊肿，与膝关节相交通是腘窝内滑液囊肿的总称。超声表现为：囊性包块，滑膜可炎性增厚，可见游离体（图 8-12）。下极变锐伴下肢水肿、疼痛，类似血栓性静脉炎，需考虑破裂。

（九）颈部常见浅表肿块（参见第二章）

1. 甲状舌管囊肿　是由于胚胎早期甲状腺舌导管未闭合，部分开放管壁的上皮细胞生长并分泌黏液形成为颈正中或偏一侧的无痛性肿块，可随伸舌运动而上下移动（图 8-13）。

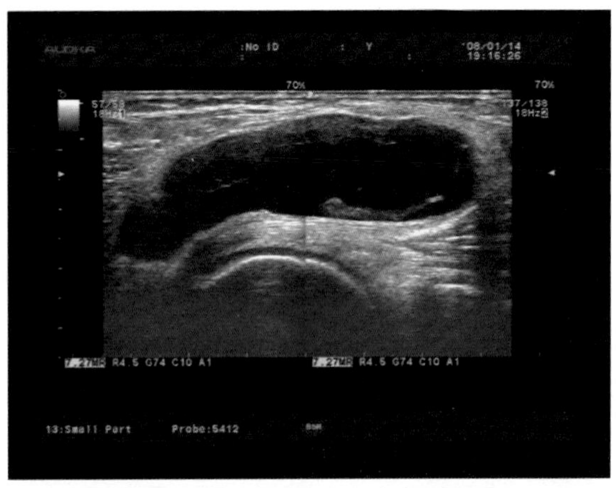

图 8-12 腘窝囊肿腘窝囊性包块

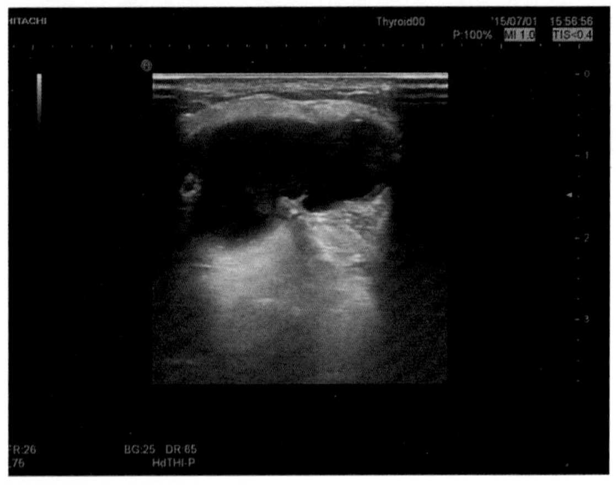

图 8-13 甲状舌管囊肿

颈部正中囊性包块，内透声欠佳

2. 鳃裂囊肿 为胚胎发育过程中鳃弓和鳃裂未能正常融合形成。多位于胸锁乳突肌前缘，呈单房囊肿，壁清晰。囊肿偶可见窦道（图 8-14）。

(十) 浅表软组织异物

超声对所有异物多显示为高回声，后伴声影或“彗星尾

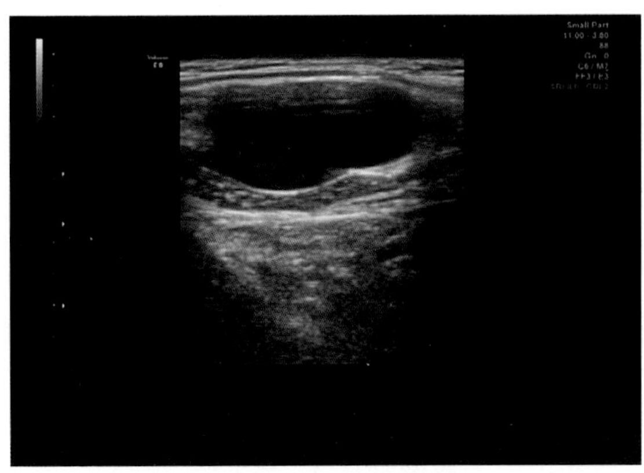

图 8-14　鳃裂囊肿

颈部胸锁乳突肌前缘囊性包块

征”，如木材、塑料和玻璃等，有着高度的敏感性和特异性，是监测和评估软组织异物的首要成像手段。异物周围的肉芽组织，水肿和出血，蜂窝织炎都能增加异物在超声下的显示，同时也提示感染相关的并发症（图 8-15）。

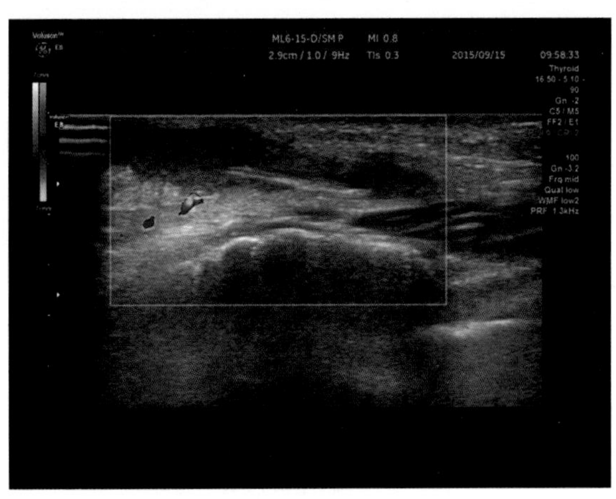

图 8-15　浅表软组织异物

软组织内线样高回声为木屑，周围低回声区为炎性水肿

十一、浅表软组织肿块的超声诊断步骤

(一) 定位

位置、解剖层次的局灶性和弥漫性病变性质是不同的。

1. 根据解剖位置,准确描述病变所处位置

(1) 皮脂腺囊肿、脂肪瘤、淋巴管瘤等可以发生在全身不同部位。

(2) 颈部肿块,定位所处的解剖三角区、分区。

(3) 注意识别重要解剖标志:颈动脉、甲状腺、甲状软骨、气管等。

2. 不同解剖层次所对应的疾病也有所不同,明确病变所处层次,对诊断很重要。

(1) 皮肤含有较多皮脂腺、汗腺和毛囊,是皮脂腺囊肿和疖肿的好发部位。

(2) 皮下或黏膜下层是皮样囊肿和表皮样囊肿的好发部位。

(3) 脂肪层内的肿块常首先考虑皮下脂肪瘤。

(4) 肌间隙、肌深层的肿块可见于弥漫型血管瘤以及脂肪肉瘤。

(二) 定性

依据病变灰阶、彩色多普勒声像图,结合临床表现、其他影像学或化验结果。

1. 病变的大小

(1) 差异较大,位置表浅或易触及区即使较小,常较早被发现。

(2) 鉴别肿块间的病理类型特异性差,但对鉴别良恶性肿块仍有一定意义。

2. 病变的数目

(1) 浅表组织肿块大多为单发。

(2) 多发肿块可见于淋巴结、脂肪瘤、神经纤维瘤病、转移

性肿瘤等。

(3) 感染性病灶可以局限，也可经相通间隙扩散至多间隙感染（多见于颌面颈部）。

3. 病变的形态　形态分为规则和不规则形。

(1) 形态规则还可再分为：类圆形、椭圆形、长条形、纺锤形等，如向外呈三瓣或三瓣以上弧形突起的，归为分叶状，多数良性病变形态是规则的。

(2) 不规则形，炎症感染与恶性病变可表现为不规则形。

4. 病变的边界　分为边界清晰和边界模糊两类。

(1) 炎症感染与周边组织粘连，表现为边界模糊，恶性肿瘤因其有侵袭性，浸润周边软组织，也表现为边界模糊。

(2) 边界清晰的病变包括大多数良性肿块、转移性淋巴结等。

5. 病变的内部回声

(1) 病变的回声强度与周围软组织回声比较可以分为：无回声、低回声、中等回声以及高回声，如同时存在几种回声称为混合回声。

1) 无回声为液性病灶，主要见于甲状舌管囊肿、鳃裂囊肿、皮样囊肿和囊性水瘤。

2) 低回声是大部分肿块声像表现，如神经鞘瘤、神经纤维瘤、颈动脉体瘤，也可见于炎症感染的囊肿以及少部分血管瘤、淋巴管瘤和脂肪瘤等。

3) 中等回声及高回声见于实质性肿块，主要多见于脂肪瘤、血管平滑肌脂肪瘤等。

4) 混合性回声通常为囊实性肿块，回声分布不均匀，可见于炎症感染和脓肿、血管瘤、淋巴管瘤等。

(2) 根据回声的分布情况，分为回声均匀和回声不均匀。

6. 病变的压缩性　指其形态可随探头挤压、说话或吞咽而改变。可压缩的肿块常见于脂肪瘤、血管瘤、淋巴管瘤（主要为海绵状淋巴管瘤），皮样囊肿和囊状水瘤的可压缩性更大。

7. 病变的血供 分为内部血供程度和血供分布情况。

(1) 一定程度上可鉴别囊性和实质性肿块。

(2) 甲状舌骨囊肿、鳃裂囊肿、皮样囊肿、表皮样囊肿和脂肪瘤等内部无彩色血流信号。

(3) 神经鞘瘤、神经纤维瘤、血管瘤、淋巴管瘤、颈动脉体瘤等一般可探及血流信号。

(4) 血流信号丰富可见于颈动脉体瘤及恶性病变，如鳞状细胞癌、恶性神经鞘瘤或转移性肿瘤等。

8. 病变邻近结构的位移改变 肿块较大时，可使其周正常结构发生移位。

(三) 注重临床指标的采集

1. 密切结合患者的年龄、病程、体征等有助于诊断。

2. 注意肿块与周围组织的活动度的关系。活动度好的肿块首先考虑良性；活动范围受限则先考虑炎症或倾向恶性肿块。

3. 注意肿块表面皮肤的变化，红、肿、热、痛的首先考虑炎症，观察是否有窦口，触诊有无搏动等。

(四) 鉴别诊断

明辨伪像、同图异病。

注意观察各种浅表组织肿块的特征，例如：

1. 囊性水瘤的无回声区可呈特征性的“触手状”突起伸入筋膜间隙或肌肉内。

2. 典型“靶征”样结构见于神经纤维瘤，横切面中央呈回声偏高，边缘呈低回声环。

3. 脂肪瘤内部回声不均匀，呈典型的“条纹”或“羽毛状”，即内部见条索状、带状高回声、与皮肤平行。对于生长较快，内部有血流的脂肪瘤的诊断需谨慎。

4. 血管瘤(海绵状和蔓状血管瘤)随探头的挤压和放松，无回声区的血流信号可出现蓝色及红色的交替现象。

5. 与颈动脉血流方向相同(即向颅侧)是颈动脉体瘤的特征性表现。

6. 血流呈涡流状、五彩镶嵌的则是颈动脉瘤的特殊表现。

7. 注意局灶性血肿和肉瘤及恶性软组织肿瘤的鉴别。

十二、报告基本内容和要求

(一) 图像部分

采集的图像尽可能显示浅表肿块的具体特征，如肿块的边缘、后方回声、内部血流等。使用图像体表标记和注释，标明图像取自哪个部位。

(二) 文字部分

1. 包括超声描述和超声诊断两个部分。重点是对占位病变的描述。对肿块的横切面及纵切面进行扫查，分别测量3个径线，确定与周围组织的毗邻关系。

2. 合格规范的超声检查报告应遵循以下顺序：位置、解剖层次、大小、形态、边界、回声类型、回声分布、血供情况、与周边重要组织的关系，如存在特征性声像改变需描述。

3. 术语要准确、科学。

4. 对于超声诊断结论，一般需列出重要的病变声像表现，随之提示可能的临床诊断，如需其他影像学辅助或介入定性给予建议。

5. 如不能在诊断上给出确定的提示或可能性的推断，结论仅描述具体位置和肿块性质。

十三、注 意 事 项

1. 浅表组织病变可能体积较小，但扫查不能局限，注意观察周边组织情况，如提示恶性病灶，注意扫查相关区域淋巴结情况。

2. 切勿主观臆断，遵循一定的检查步骤和诊断思维。

3. 了解病史，必要时进行查体，触诊了解肿块硬度、与周边组织关系、放射痛等。

4. 对于肿块中流出的分泌物要注意清除消毒，避免交叉感染(放入注意事项)。

5. 报告内容科学严谨，为临床医生提供有价值的诊断依据，实时记录下声像图特征，提供复查对比。

6. 随访有利于加深对疾病的了解，也有助于对疾病声像图表现和诊断思维的再认识，拓宽视野。

7. 对软组织肿块的超声扫查及描述，不能仅局限于囊实性的鉴别，还应包括对大小、边界及血流的描述，以及与周围组织的毗邻关系，特别是与关节、肌腱及神经血管束的关系。

参考文献

1. 张缙熙，姜玉新．浅表器官及组织超声诊断学．北京：科学技术文献出版社．
2. 轩维峰．浅表组织超声与病理诊断．北京：人民军医出版社，2015.
3. Carra BJ, Mansfield LT, Chen D, et al. Making a Sound Diagnosis: Sonography of Soft Tissue Masses—Technique, Pearls, and Pitfalls to Keep Radiologists out of Danger. Radiological Society of North America 2012 Scientific Assembly and Meeting.
4. Anonymous. AIUM practice guideline for the performance of ultrasound examinations of the head and neck. Journal of Ultrasound in Medicine, 2014, 33(2): 366.
5. Guidelines for professional working standards. Ultrasound practice. United Kingdom Association of Sonographers, 2008.

第九章　浅表淋巴结超声检查

一、检查目的

1. 明确是否有浅表淋巴结肿大，并与来源于软组织或其他浅表器官的病变进行区别。

2. 判断肿大的浅表淋巴结的位置与分区、数目、大小等信息。

3. 鉴别淋巴结病变良恶性，并进一步推测其病变类型（如炎性、结核性、转移性、或淋巴瘤等）。

4. 超声引导下介入诊断与治疗。

二、适应证

1. 自检、体检或其他影像检查方法发现的任何部位的浅表淋巴结肿大。

2. 肿瘤性疾病、感染性疾病、血液系统疾病及免疫系统疾病等需检查是否伴有浅表淋巴结肿大或受累。

3. 恶性肿瘤术前判断和术后随访是否有区域或远处淋巴结转移，即 N 分期。

4. 需术中超声再次确认浅表淋巴结转移与否，如协助精细化颈部淋巴结清扫术。

5. 任何正在治疗中的浅表淋巴结病变的监控和随访。

6. 超声引导下浅表淋巴结组织学活检、细针穿刺细胞学检查及消融治疗。

三、禁 忌 证

无明显禁忌证。

四、检查前准备

一般不需特殊准备。

五、浅表淋巴结分区

(一) 头颈部

美国癌症联合委员会(American Joint Committee on Cancer,AJCC)将头颈部淋巴结自上而下分为七个区域,即AJCC的Level分区(图9-1):

1. Ⅰ区 又分成ⅠA和ⅠB两亚区。前者即颏下淋巴结,位于二腹肌前腹与舌骨之间;后者即颌下淋巴结,位于二腹肌前后腹、茎突舌骨肌、下颌骨体之间。

2. Ⅱ区 即颈内静脉上组(颈深上)淋巴结,位于颈内静脉上1/3段周围,上界为颅底(相当于乳突与下颌骨之间的最高点)、下界为舌骨下缘,前内侧界为茎突舌骨肌(相当于颌下腺后缘),后外侧界为胸锁乳突肌后缘。此区又以副神经穿出斜方肌部位为界(相当于颈内静脉外侧缘),分为前方的ⅡA和后侧的ⅡB两个亚区。

3. Ⅲ区 即颈内静脉中组(颈深中)淋巴结,位于颈内静脉中1/3段周围,上界为舌骨下缘,下界为环状软骨下缘(相当于肩胛舌骨肌跨越颈内静脉之起点),前内侧界为胸骨舌骨肌外侧缘,后外侧界也为胸锁乳突肌后缘。

4. Ⅳ区 即颈内静脉下组(颈深下)淋巴结,位于颈内静脉下1/3段周围,上界为环状软骨下缘(相当于肩胛舌骨肌跨

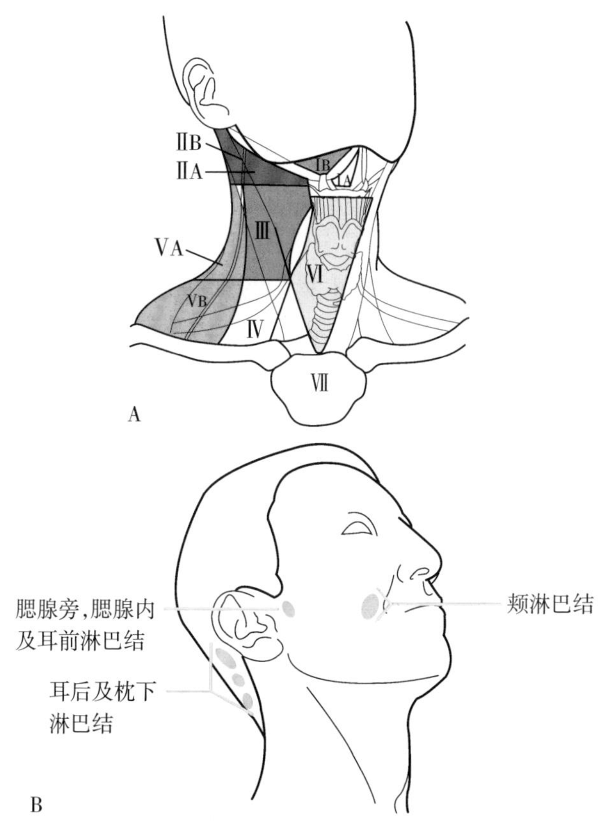

图 9-1　头颈部淋巴结 Level 分区

A. AJCC 的Ⅰ~Ⅶ区；B. AAO-HNS 的补充说明区域

越颈内静脉之起点)，下界为锁骨。

5. Ⅴ区　即颈后三角淋巴结，上界为胸锁乳突肌和斜方肌之交汇角，下界是锁骨，前内侧界为胸锁乳突肌后缘，后外侧界是斜方肌前缘。又以环状软骨下缘水平(相当于肩胛舌骨肌跨越颈内静脉之起点)为界，分为其上的ⅤA 和其下的ⅤB，分别代表副神经周围(脊副神经组)和颈横动脉周围的淋巴结，后者即为锁骨上淋巴结。

6. Ⅵ区　即颈前中央区淋巴结，包括喉前、气管前和气管旁淋巴结，上界为舌骨，下界为胸骨上切迹，外侧界为颈总动脉。

7. Ⅶ区 即前上纵隔淋巴结，包括气管前、气管旁和气管食管沟淋巴结，上界为胸骨上切迹，下界为无名动脉。

另一较广泛应用的美国耳鼻喉头颈外科学会（American Academy of Otolaryngology-Head and Neck Surgery，AAO-HNS）发布的头颈部淋巴结 Level 分区中，Ⅰ~Ⅵ区基本与 AJCC 之一致，但未专设Ⅶ区，而是将上纵隔与腮腺旁、腮腺内、耳前、耳后、枕下、颊及咽等淋巴结区域一起列为补充说明内容。咽部淋巴结一般超声难以显示。

（二）腋窝

AJCC 乳腺癌区域淋巴结分区（图 9-2）：

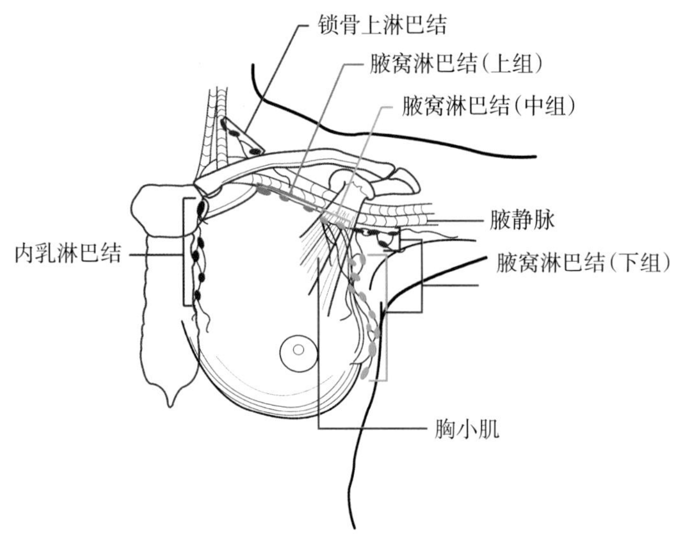

图 9-2 乳腺相关区域淋巴结

1. 腋窝淋巴结 即胸肌间（Rotter 淋巴结）和沿腋静脉及属支分布的淋巴结。可分为三个亚区，Ⅰ区（下组）位于胸小肌外侧缘；Ⅱ区（中组）位于胸小肌内外侧缘之间和胸肌间淋巴结（Rotter 淋巴结）；Ⅲ区（上组）位于胸小肌内侧缘，因位于锁骨（中外侧段）下方，故也称锁骨下淋巴结。

2. 内乳淋巴结　即沿胸骨旁、胸内筋膜分布的淋巴结。

3. 锁骨上淋巴结　即位于颈内静脉、肩胛舌骨肌、锁骨及锁骨下静脉围成的三角形区域内的淋巴结，与上述 Level 分区ⅤB 基本一致。

4. 乳腺内淋巴结　即位于乳腺内的淋巴结（分期时归属腋窝淋巴结）。

（三）腹股沟

腹股沟区淋巴结可分为浅、深两组（图 9-3）：

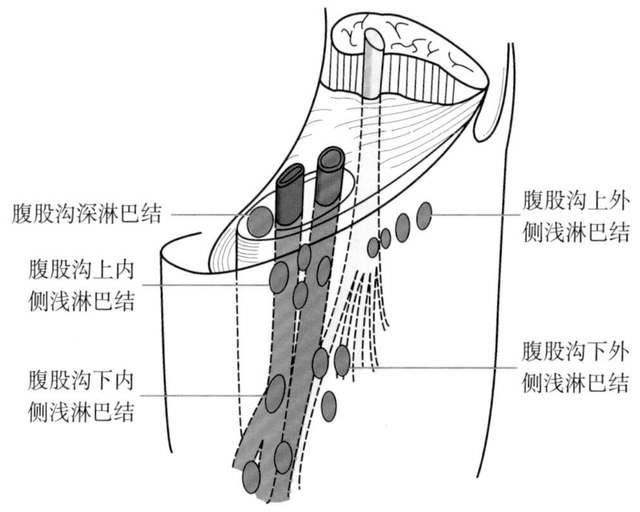

图 9-3　腹股沟淋巴结分区（“深、浅 - 四分法”）

1. 浅组　位于皮下浅筋膜内，又可将其分为上、下两群，上群分布于腹股沟韧带下方，收纳会阴部、外生殖器、臀部和腹壁下部的浅淋巴结输出管；下群沿大隐静脉近心端分布，收纳小腿前内侧和大腿的浅淋巴管，其输出管注入腹股沟深淋巴结。另外也可按方位分群，以隐 - 股静脉瓣处为中心将其分为内上、外上、内下、外下等四群，此法定位简单、便于描述。

2. 深组　位于深筋膜下、股静脉内侧，收纳腹股沟浅淋巴结、腘窝淋巴结的输出管以及大腿的深淋巴管，其输出管注入髂外淋巴结。

六、检查技术

(一) 仪器探头

宜选用中高档彩色多普勒超声诊断仪，一般选用高频线阵宽频带探头，频带宽度达3~18MHz，中心频率一般>10MHz为佳。

(二) 仪器调节

根据不同的深度、选用不同频带宽度的探头；调节时间增益补偿(TGC)，谐波和非谐波成像并用；单或双焦点，对应观察目标的水平；针对性应用复合成像和斑点噪声抑制等图像处理技术；适当放大(zoom)图像以察看细节。血流成像采用低血流预设模式，适当调高彩色血流增益以不出现噪声为佳，适度调节速度标尺或量程(scale)和线密度(density)等参数，在测量流速时校正取样角度(≤60°)。也可采用预设的小器官、甲状腺或乳腺等模式。

(三) 患者体位

颈部淋巴结检查时，患者取仰卧位。头部后仰充分暴露颈前区，在颈部较短或肥胖时，可在颈部或肩部垫枕，使头部适当后仰。检查一侧颈部淋巴结时，患者头部可稍向对侧偏转，便于充分暴露该侧扫查区域。

腋窝淋巴结检查时，患者取仰卧位或适当的斜卧位，待检侧手臂外展并适度上举，以利充分暴露腋窝。

腹股沟淋巴结检查时，患者取仰卧位，双腿伸直略外展，以利充分暴露腹股沟区域。

(四) 扫查方法

1. 顺序　颈部可参照Level分区采取自上而下、从左-中线-右的顺序扫查。首先从左腮腺(区)向颈后三角，再从左颌下至上-中-下颈及锁骨上，接着沿正中线从颏下、气管周围、甲状腺周围、达前上纵隔，随后从右颌下向上-中-下颈及锁骨上，并再由右腮腺(区)向颈后三角进行扫查，需要时检查其他头部区域(图 9-1)。

腋窝可采用从上臂上端到胸壁、从后缘到前缘,再到锁骨下的顺序检查,与乳腺癌区域淋巴结分区一致(图 9-2)。

腹股沟可依照从上到下,从外到内的顺序扫查(图 9-3)。

2. 切面　检查时纵、横及斜切面相结合,必要时重复 1~2 次,发现病变时再集中多切面观察。

3. 内容

(1) 观察肿大淋巴结与周围脏器和组织结构的解剖关系,从而对其部位(分区、分组或分群)作出准确判断。

(2) 观察肿大淋巴结数目、大小、长 / 短径比、形态、边界、皮质回声及均匀度、髓质 - 门回声及均匀度、皮髓质分界、高回声结构或钙化、内部囊变或坏死液化、周围软组织改变(增厚或水肿)、淋巴结相互融合、压迫或侵犯毗邻器官等特征。

(3) 观察淋巴结血流的分布类型:①无血流型;②髓质 - 门型(或中央型);③周围型;④混合型(髓质 – 门型 + 周围型)。必要时对肿大淋巴结行阻力指数(RI)和搏动指数(PI)的测量。

(五) 测量界值

在淋巴结本身的最大长轴切面,测量长径(L)与短径(S),并计算出 L/S 比值,通常良性淋巴结 L/S>2 为参考值。与甲状腺和乳腺相仿,微钙化的径线通常以≤1mm 为参考值。淋巴结的血流阻力也有一定的参考价值,一般良性者以 RI<0.8、PI<1.6 为参考值,而血流速度差异较大故意义不大。

(六) 图像记录

原则上对可疑或病变淋巴结,在其长、短轴切面,特别是最大长轴切面、显示髓质 - 门结构、微钙化、坏死液化、血流分型及测量等重要信息的切面,均应摄图并存储,推荐摄录、储存动态图像,提倡配备 PACS 系统。

七、正常超声表现

正常淋巴结形态呈长条、梭形、椭圆或类圆形,边界光滑清楚，髓质-门结构呈线样、索条样、带状、片状或团状高回声、并与一侧边缘相连，此处即淋巴结门，围绕髓质-门的皮质呈均匀的低回声，回声强度参照邻近肌肉组织为等回声为准；彩色多普勒显示淋巴结髓质-门区域可见2条左右的血流信号，或无明显血流信号(图9-4)。

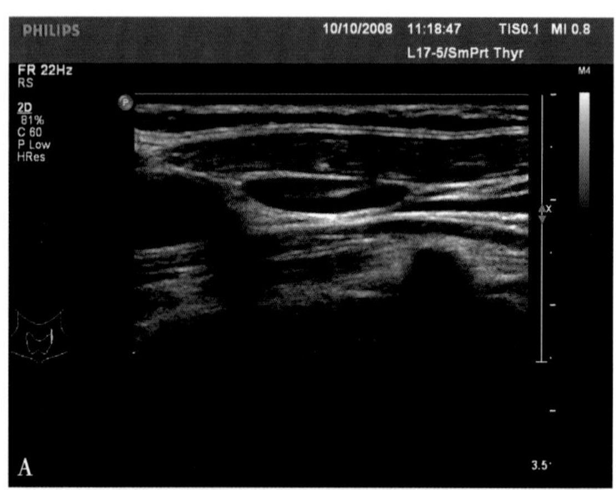

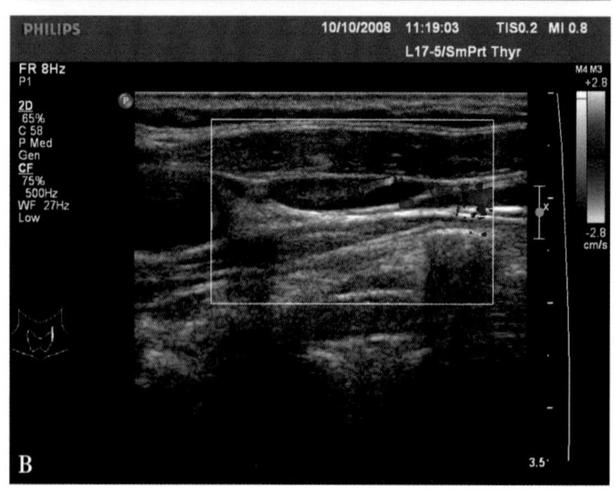

图 9-4 正常淋巴结(颈部Ⅲ区)

A. 灰阶超声；B. 彩色多普勒

在不同的解剖部位，正常浅表淋巴结的形态和内部结构有较大差异。一般上颈部淋巴结较大、较饱满(最大径线可达

15mm)；中颈部者较长，多呈梭形或椭圆形；下颈部、锁骨上及腋窝处者较小且偏圆(短径一般≤5mm)；腹股沟者较大、较长且髓质-门往往较皮质明显呈团状。超声显示中上颈部、腮腺、腹股沟淋巴结的概率较多，下颈部及锁骨上者较少，腋窝及滑车、腘窝处者更少。另有学者提出超声所显示的淋巴结均已属异常状态(如反应性增生)，而正常淋巴结均微小或扁平，超声影像的分辨率难以显示。

八、淋巴结常见病变的超声表现

(一) 淋巴结反应性增生

1. 灰阶超声 可发生在全身各浅表部位。肿大淋巴结呈单发或多发，多数呈椭圆形或扁圆形，L/S>2，但也可近似圆形，边界清晰，髓质-门结构除腹股沟淋巴结外均相对较窄，皮质均匀性增厚、呈均匀的低回声，皮髓质结构不紊乱(图9-5A)。

2. 彩色多普勒超声 显示为髓质-门型血流，血流信号不同程度增多，并向皮质发出诸多细小分支(图9-5B)，其特征是形态和走行均较规则。

(二) 结核性淋巴结炎

1. 灰阶超声 颈部为好发部位。肿大淋巴结常常堆积或较集中分布于一侧1~3个分区，外形呈圆形、椭圆形或不规则形，边界较清晰、部分也可模糊甚至结节间融合，L/S差异较大、其中较大的结节往往L/S≤2，高回声的髓质-门结构由于皮质肿胀受压移位、直至皮髓质结构消失使得内部回声弥漫减低，酷似转移性淋巴结，发生干酪样坏死液化时则变不均匀，液化时可见囊变区，探头加压内容物发生移动，少部分结节可见针尖样、点或斑点状甚至弧形高回声，代表钙化灶所致，结节周围软组织肿胀增厚、回声增高(图9-6A)。

2. 彩色多普勒超声 血流信号分布呈现多样性，部分较大的结节内部血流稀少或消失、仅周边有环绕的血流呈周边

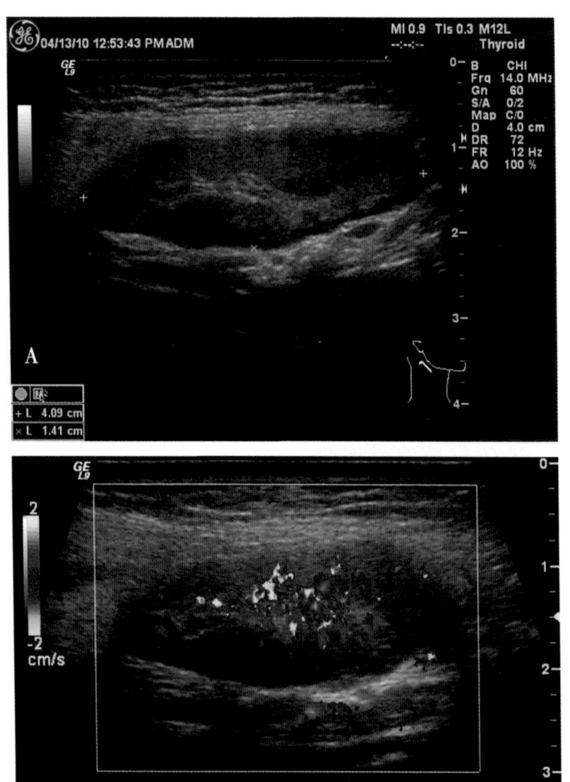

图 9-5 反应性增生淋巴结(右颈部Ⅱ区)

A. 灰阶超声;B. 彩色多普勒

型,较小的结节可见髓质 - 门型血流信号,时有被挤压征象,阻力通常减低(图 9-6B)。

(三) 淋巴瘤

1. 灰阶超声 可发生在身体任何浅表部位,上颈部和腹股沟区多见。多表现为一侧或一个解剖部位(如一侧腹股沟)多发淋巴结肿大,呈串珠状排列,椭圆形,L/S 同样多样、但部分肯定有 L/S<2 者,边界均较清晰、极少相互融合,高回声髓

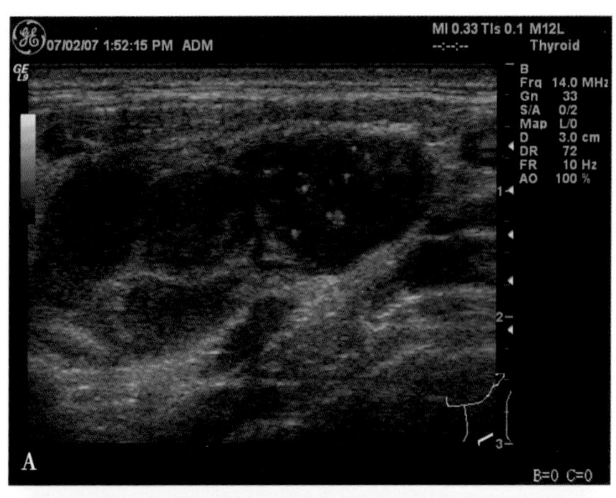

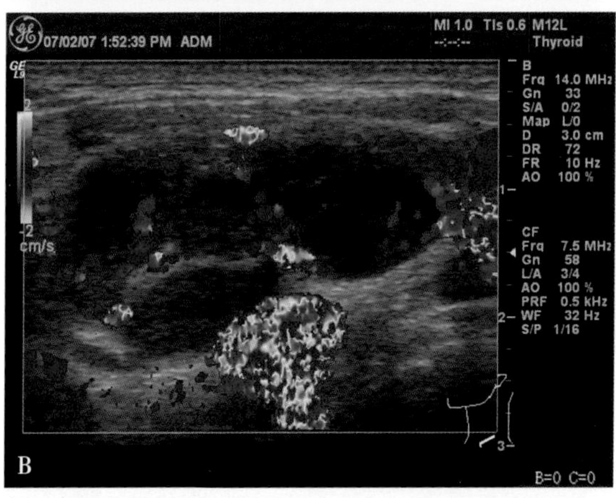

图 9-6 结核性淋巴结炎(右侧锁骨上)

A. 灰阶超声;B. 彩色多普勒

质 - 门明显受压变细甚或消失,受累及的髓质与皮质混合,呈现弥漫颗粒样改变,采用较高频率扫查时可见微细结节样或微小网格状改变(图 9-7A)。

2. 彩色多普勒超声 大都表现为髓质 - 门型血流,血流粗大,分支增多,内部血管大多走行规则,少数也可呈混合型或周边型血供(图 9-7B)。

(四) 转移性淋巴结

1. 灰阶超声 绝大多数出现在原发灶的区域淋巴结范

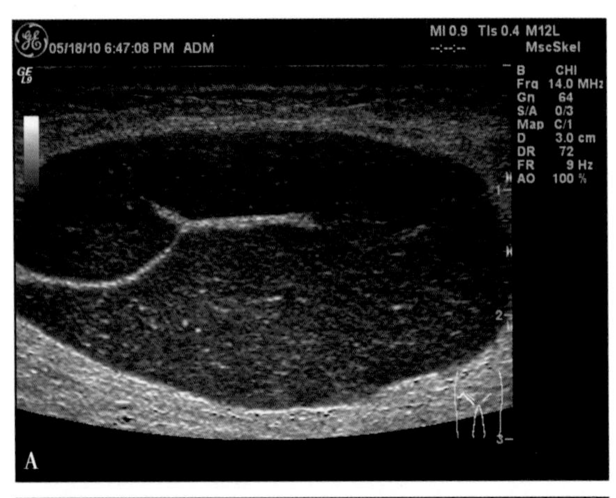

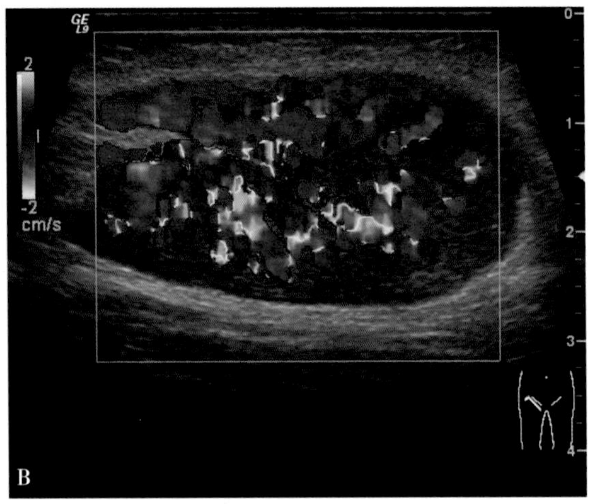

图 9-7 淋巴瘤（右侧腹股沟，弥漫大 B 细胞淋巴瘤）

A. 灰阶超声；B. 彩色多普勒

围内。常为多发，但数目较淋巴瘤少，形态呈圆形、类圆形或不规则形，L/S<2，边界清晰、如侵出被膜则呈模糊状，高回声髓质 - 门变窄、受压偏心甚至完全消失（图 9-8A），皮质不规则增厚，内部回声不均匀，可见点状或针尖样高回声，代表微钙化灶，有时此类高回声呈斑点或短条状，可能是微钙化聚集所致，多见于甲状腺乳头状癌或髓样癌所致的转移灶，也可见大小不等之囊变区，多见于鳞状细胞癌或肉瘤所致的转移灶，也

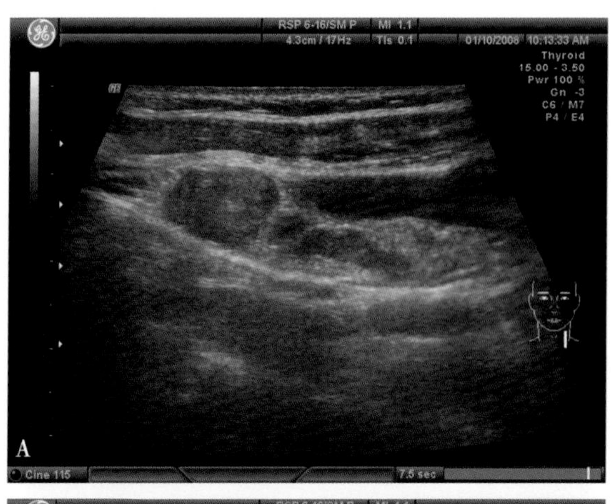

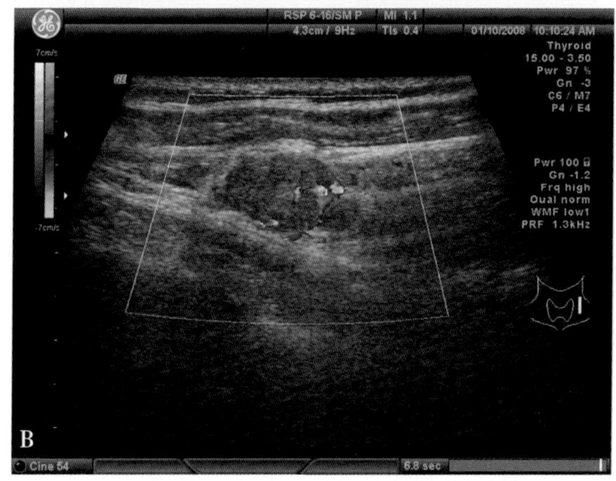

图 9-8 转移性淋巴结(右颈部Ⅲ区)

A. 灰阶超声;B. 彩色多普勒

可见于甲状腺乳头状癌。

2. 彩色多普勒超声 显示周边型或混合型血流的特点(图 9-8B),阻力升高。

九、诊 断 要 点

1. 确定病变淋巴结的部位(分区),单发或多发,单侧或双侧,全身或局部分布。

2. 根据淋巴结超声征象指标，鉴别良恶性，并进行分类诊断。

3. 拟诊转移性淋巴结时，需要进一步检查可能有原发灶的脏器。

4. 拟诊恶性或性质待定的结节，应建议行超声引导下穿刺活检。

5. 结合症状体征和实验室诊断，确认是否合并其他疾病，如肿瘤、免疫性疾病、血液系统疾病、肺结核等。

十、诊断报告

（一）超声报告图像部分

需随报告提供最有意义或最典型的图像1~4幅，图像应清晰可辨，体表图标明确。

（二）超声报告文字部分

由基本信息、超声描述部分、超声诊断和落款组成。

1. 基本信息　包括受检者的姓名、性别、年龄、申请科室、临床诊断、检查部位、超声号或其他可检索的登记号、超声仪器型号等。

2. 描述部分　应全面、客观，词句精炼，既要针对临床医师的专业性、又要强调病患的可读性。按照本章“六、检查技术”中的“扫查方法”相关内容，有重点地描述病变淋巴结。

3. 超声诊断　超声诊断是对所予图像和文字描述的总结与判断，通常包括如下：

（1）淋巴结有无肿大或病变。

（2）淋巴结的良恶性和疾病分类诊断。

（3）结合临床资料给出的判断。

（4）建议进一步的诊断检查、治疗方式和随访计划。

4. 落款　落款包括超声检查医师和上级审核医师的亲笔签名和检查时间。

参 考 文 献

1. Compton CC, Fritz AG. American Joint Committee on Cancer. Introduction to head and neck sites//Greene FL. AJCC cancer staging atlas. 2nd ed. New York: Springer, 2012.
2. Robbins KT, Clayman G, Levine PA, et al. Neck dissection classification update: Revisions proposed by the American Head and Neck Society and the American Academyof Otolaryngology-Head and Neck Surgery. Arch Otolaryngol Head Neck Surg, 2002, 128: 751-758.
3. Robbins KT, Shaha AR, Jesus E, et al. Consensus statement on the classification and terminology of neck dissection. Arch Otolaryngol Head Neck Surg, 2008, 134: 536-538.
4. Gregoire V, Ang K, Budach W, et al. Delineation of the neck node levels for head and neck tumors: A 2013 update. DAHANCA, EORTC, HKNPCSG, NCIC CTG, NCRI, RTOG, TROG consensus guidelines. RadiotherOncol, 2014, 110: 172-181.
5. Ahuja AT, Ying M, Ho SS, et al. Distribution of intranodal vessels in differentiating benign from metastatic neck nodes. Clin Radiol, 2001, 56: 197-201.
6. Tschammler A, Heuser B, Ott G, et al. Pathological angioarchitecture in lymphnodes: underlying histopathologic findings. Ultrasound in Med. &Biol, 2000, 26: 1089-1097.
7. DeCarvalho JP, Patrício BF, Medeiros J, et al. Anatomic aspects of inguinal lymph nodes applied to lymphadenectomy in penile cancer. AdvUrol, 2011, 2011(1): 952532.
8. Ahuja AT, Ying M. Sonographic evaluation of cervical lymph nodes. AJR Am J Roentgenol, 2005, 184: 1691-1699.
9. Ahuja A, Ying M. Ultrasound of malignant cervical lymph nodes. Cancer Imaging, 2008, 8: 48-56.
10. Ying M, Ahuja A. Ultrasound of neck lymph nodes: How to do it and how do they look? Radiography, 2006, 12: 105-117.

第十章 甲状腺结节超声引导下细针穿刺细胞学检查

一、检 查 目 的

1. 明确甲状腺结节的良恶性。

2. 协助评价甲状腺结节治疗后的疗效。

二、适 应 证

1. 超声检查发现的甲状腺内实性或囊实性结节，不能明确良恶性而诊断为性质待定或倾向于恶性者。

2. 临床怀疑恶性结节，如结节质地较硬、较为固定、生长较快，近期有声音嘶哑，颈部有可疑转移性淋巴结，有颈部暴露放射线的历史，有甲状腺癌家族史，多发性内分泌肿瘤Ⅱ型等患者。

3. 甲状腺癌手术切除后可疑复发病灶以及颈部可疑淋巴结转移灶。

4. 甲状腺结节消融治疗后评价结节的活性状态等。

5. 对于直径<1cm的甲状腺结节，不推荐常规进行FNAC，但如存在下述情况者则可考虑采用：

(1) 超声显示结节有较为典型恶性征象者（如微钙化、外侵状边界、质地偏硬、囊实性之实性部分不规则等）。

(2) 多灶且均可疑恶性。

(3) 颈部有可疑转移性淋巴结。

(4) 有颈部放射线照射史或辐射接触史。

(5) 甲状腺癌病史或家族史。

(6) 血清降钙素(CT)水平异常升高。

6. 在下述情况下,一般不需要做 FNAC:

(1) 超声显示为纯囊性的结节。

(2) 经甲状腺核素显像明确为热结节。

(3) 超声已高度怀疑为恶性的结节。

(4) 拟诊单灶的恶性结节,未紧贴或侵犯包膜,但直径<0.5cm,也可先行超声密切随访(6 个月左右一次)。

三、禁　忌　证

1. 出、凝血时间明显延长、凝血酶原活动度明显减低、血小板明显减低者(注:正常值请以各单位采用的方法而定)。

2. 穿刺针途径难以避开重要结构时,如颈动脉或颈静脉等。

3. 长期应用抗凝药。

4. 咳嗽等难以配合者。

5. 严重高血压、心肺疾病患者。

四、术 前 准 备

1. 患者一般不需要禁食。

2. 检查血小板和出凝血时间等,询问相关病史。

3. 必须由患者本人或委托的监护人签署知情同意书。

4. 向患者做必要的解释,说明 FNAC 的目的以及局麻、穿刺等步骤,消除紧张情绪。

5. 穿刺前仔细复习或复查超声,特别要观察靶病灶的大小、位置及与周围大血管的关系、血供、质地等情况。

五、操作方法

1. 一般采用高频线阵探头，对于位置较深、较小的病灶也可采用高频小凸阵探头，通常无需穿刺架。

2. 穿刺针采用 21G 及以上规格的抽吸负压穿刺针或毛细管针。

3. 患者一般取仰卧位，根据需要头部不同程度地偏向对侧，必要时患侧肩颈部还可用枕垫高，以取得持针的最大操作空间与最佳进针角度。

4. 对穿刺区域进行皮肤消毒、铺巾；使用手术无菌贴膜或无菌保护套包裹穿刺探头。

5. 扫查甲状腺靶病灶以确定穿刺进针点、进针方向及角度、穿刺切面；同时训练患者保持平顺呼吸，针吸操作时力求不发生吞咽和咳嗽动作。

6. 一般采用局部麻醉，可用 1%~2% 利多卡因溶液，根据进针方向对穿刺进针点皮肤和皮下进行局麻；在难以避开重要结构时，可用局部注射隔离液（生理盐水）的方式推开重要结构、构建安全进针路径。

7. 进针方向有“端进法”和“侧进法”两种，前者是在探头一端，与皮肤成角（一般 15°~45°为佳）倾斜进针，因其能显示穿刺针刺入部分的全长，从而安全掌控穿刺全程，故被较多采纳；后者则是在近探头中央的侧方略微倾斜进针，务必使穿刺针前端和针尖显示在穿刺切面内，但操作技巧要求高，一般仅用于前一种方法操作有难度时，如位置较深的结节或持针空间受限时。不管哪种穿刺方式均应避开腺体表面的血管。

8. 在超声引导下将细针经皮穿刺进入甲状腺结节实性部分；在结节的不同位置进行多方向短距离提插或抖动，用抽吸负压穿刺针则同时抽吸，每个结节一般可穿刺 1~3 次。

9. 提插或抖动时针尾一旦见有粉红或血性液体时应停止动作，用吸引针应停止抽吸，并迅速拔出穿刺针。

10. 用 5ml 或 10ml 普通注射器推出针芯内液体，进行涂片，置入相应固定液中，送检。一般推出的液体若具有一定的黏稠度、液体含量每次相当 2~3 颗大米粒，则取材满意的可能性较大，此时可减少穿刺次数。

11. 条件允许者可请细胞病理医师到场协助，取材涂片后即可镜下大致观察细胞及其大概数目，初判取材情况。

六、细胞病理学诊断结果及处理

1. 取材不成功　其中细胞成分不足或混有大量红细胞是主因，此时可建议 3 个月后再行 FNAC。

2. 良性　建议 6~12 个月后超声随访，如大小稳定无明显生长趋势（明显生长是指结节体积变化 >50%；或至少有 2 条径线增加 >20%）及无症状者，则可每年随访一次。

3. 不确定状态　即细胞增生较活跃或滤泡性肿瘤，如结节 <5mm，则可较为密切随访，每 6 个月左右复查超声一次直至 2 年，如大小和内部结构持续稳定，则延长至每年复查一次；如结节较大可改用组织学活检或 3 个月后再次 FNAC。

4. 恶性可能　除单发、未紧贴或侵犯包膜且径线 <5mm 的结节可根据情况选取密切复查之策外，原则上均建议手术治疗。

七、并发症及处理

1. 血肿　较常见，常因损伤甲状腺表面及实质内部血管所致，可在带状肌和甲状腺之间形成血肿，亦可在甲状腺实质内出现。若出血较少，不必停止穿刺操作，如果持续增多（包膜下血肿厚度 >1cm 或甲状腺实质内出血致甲状腺明显肿胀）则应暂停或终止穿刺，予适当按压止血；通常留观 30 分钟后，大部分患者在出血停止后血肿会自行吸收消失；少数持续加重者需住院止血或外科处理，条件允许时，也可在超声引导下予出血处注入止血药物或热消融治疗等方式止血。

2. 局部不适或疼痛 少数患者在穿刺后出现局部轻度疼痛或不适，有时可向耳后及颌下放射，一般不需要处理；极少数如疼痛明显者可用一般止痛药物对症处理。

3. 气管损伤 极少发生，为未显示清楚针尖，使其误入气管所致。可即刻引起咳嗽，甚至咯血，应嘱患者安静休息，避免紧张，如再无咯血或呼吸困难，可继续穿刺过程。

4. 感染 极少发生，应注意无菌操作，部分患者可应用抗菌药物。

5. 针道种植 极为罕见。

6. 死亡 罕见。

八、注 意 事 项

1. 提倡单人同时操作探头引导和穿刺过程。

2. 选择最短的穿刺距离，同时尽量选择甲状腺包膜与结节（尤其是可疑恶性者）之间有腺体组织的路径，同时又保持或接近横切面上进行穿刺。

3. 穿刺操作时必须清晰显示端进法穿刺针刺入部分全长直至针尖、侧进法穿刺针前端与针尖。

4. 穿刺时应尽量避开坏死区和液性区，针对伴有微钙化、实性感或弹性评分较高、有血流信号的实性区域进行针吸。

5. 严格无菌操作规程。

6. 多发结节时，应该针对高度可疑恶性的 1 个或数个（一般不超过 3 个）结节进行穿刺。

7. 穿刺后一般需留观 30 分钟左右，必要时再用超声观察穿刺局部情况，注意并发症延迟发生的可能。

8. 甲亢等伴有丰富血流或结节本身血流异常丰富时，穿刺应特别慎重，该情况下穿刺不但容易出血、且较易抽吸到多量血液而影响取材的成功率。

9. 甲状腺结节体积过小，严重钙化或质地较硬，亦可导致取材不良。

九、临 床 价 值

甲状腺 FNAC 主要的临床价值在于能鉴别出很多不需要治疗，特别是不必手术治疗的良性结节，其敏感性为 65%~98%，特异性 72%~100%，假阴性 1%~11%，假阳性 1%~8%。操作技术上相对组织学活检简单快捷，无明显不适，患者易接受。

然而，甲状腺 FNAC 也存在着局限性。首先，FNAC 仅获取细胞而无组织结构，难以分型诊断；其次，根据细胞成分不可避免会有一定的假阴性，对此目前可采取本章“六、细胞病理学诊断结果及处理”中介绍的“取材不成功”和“恶性可能”之策对应；再次，FNAC 结果的满意度与操作者技术熟练程度、甚至肉眼对取材的初步判断以及细胞病理医生的经验均有很大的关系，故不断实践与积累至关重要。

十、报 告 书 写

（一）图像部分

FNAC 过程的所有影像，尤其是最后的针尖提插或抖动过程须有动态图像的记录，并在主机或工作站上储存，条件允许应设置 PACS 系统保存完整的影像资料。

（二）文字部分

1. 一般项目　包括患者姓名、性别、年龄、申请科室、活检部位、超声仪器型号、探头型号或频率、各种登记号码（如身份证号、超声号、门诊号或住院号等）、临床诊断等。

2. 过程描述　应按全面、准确、精炼的原则书写。具体内容应包括患者体位、消毒铺巾、麻醉方法、进针部位、穿刺针型号与规格、引导方式、靶病灶位置、穿刺次数、获取标本性状

(如血性液体、黏液等)及数量估计、涂片情况、术中并发症(如出血等)、术后复查与观察的情况等。如近期(2周以内)未做常规超声检查,还需先行常规超声描述靶病变的具体情况。

3. 术后建议及注意事项 给出术后,特别是24~48小时以内的建议,如穿刺点避水,年老体弱者卧床休息,保持穿刺点干燥,避免剧烈运动或体力劳动等,并强调告知一旦出现并发症,如局部肿大、疼痛,咳血或咯血,呼吸困难等,应立即就医。

4. 签名 包括实施和协助操作医师的签名。

5. 操作时间 填写操作时间,建议精确到分钟。

参考文献

1. Gharib H, Papini E, Paschke R, et al. American Association of Clinical Endocrinologists, Associazione Medici Endocrinologi, and European Thyroid Association medical guidelines for clinical practice for the diagnosis and management of thyroid nodules: Executive summary of recommendations. J Endocrinol Invest, 2010, 33: 287-291.
2. 陈曼,何永刚,周建桥,等. 超声引导下甲状腺结节细针穿刺细胞学检查与超声评估的临床价值. 中国超声医学杂志,2011,27:888-890.
3. 中华医学会内分泌学分会,中华医学会外科学分会,中国抗癌协会头颈肿瘤专业委员会,中华医学会核医学分会. 甲状腺结节和分化型甲状腺癌诊治指南. 中国肿瘤临床,2012,39:1249-1272.
4. NCCN Clinical Practice Guidelines in Oncology (NCCN Guidelines®) Thyroid Carcinoma. Version2, 2015. http://www.nccn.org.
5. Lee YH, Baek JH, Jung SL, et al. Ultrasound-guided fine needle aspiration of thyroid nodules: A consensus statement by the Korean Society of Thyroid Radiology. Korean J Radiol, 2015, 16: 391-401.
6. American Thyroid Association. 2015 American Thyroid Association management guidelines for adult patients with thyroid nodules and differentiated thyroid cancer. Thyroid.DOI: 10.1089/thy.2015.0020.
7. 马腾,朱强,石文媛,等. 超声引导下细针抽吸细胞学检查对甲状腺结节的诊断价值. 中国耳鼻咽喉头颈外科,2015,22:507-509.

附录

《血管和浅表器官超声检查指南》(2011年)编写委员会

甲状腺组

组　长　詹维伟

副组长　李建初

秘　书　周建桥

编　者（按姓氏汉语拼音排序）

陈　文　北京大学第三医院
胡建群　江苏省人民医院
李建初　北京协和医院
刘学明　浙江大学医学院附属第二医院
王　怡　复旦大学附属华山医院
王知力　解放军总医院
詹维伟　上海交通大学医学院附属瑞金医院
周建桥　上海交通大学医学院附属瑞金医院

乳腺组

组　长　姜玉新

副组长　罗　燕　刘吉斌　戴　晴　郝玉芝

秘　书　彭玉兰

编　者（按姓氏汉语拼音排序）

戴　晴　北京协和医院
郝玉芝　北京协和医学院肿瘤医院
贾建文　北京大学第三医院
姜玉新　北京协和医院
李　锐　第三军医大学西南医院

李凤华　上海交通大学医学院附属仁济医院
李俊来　解放军总医院
李颖嘉　广州南方医院
刘吉斌　美国 Thomas Jefferson 大学医院超声研究所
罗　燕　四川大学华西医院
罗葆明　中山大学附属第二医院
彭玉兰　四川大学华西医院
严　昆　北京肿瘤医院
杨　斌　南京军医南京总医院
于国放　山东省立医院